Famille et société
au prisme du VIH/Sida au Viêt Nam

Populations

Collection dirigée par Yves Charbit,
Maria Eugenia Cosio-Zavala, Hervé Domenach

La démographie est au cœur des enjeux contemporains, qu'ils soient économiques, sociaux, environnementaux, culturels ou politiques. En témoigne le renouvellement récent des thématiques : développement durable, urbanisation et mobilités, statut de la femme et de l'enfant, dynamiques familiales, santé de la reproduction, politiques de population, etc.

Cette démographie contextuelle implique un renouvellement méthodologique et doit donc prendre en compte des variables en interaction, dans des espaces de nature diverse (physiques, institutionnels, sociaux).

La collection "Populations" privilégie les pays et les régions en développement sans pour autant oublier leurs liens avec les pays industrialisés et contribue à l'ouverture de la démographie aux autres disciplines. Elle est issue d'une collaboration entre les chercheurs de l'Institut de Recherche pour le Développement (IRD), de l'UMR CEPED (INED, IRD, Université Paris Descartes) et du Centre de Recherches Populations et Sociétés (Université Paris Ouest-Nanterre-La Défense).

Derniers parus

Marc-Antoine Pérouse de Montclos (dir.), *Crises et migrations dans les pays du Sud*, 2014.
Maryse Gaimard, *Population et santé dans les pays en développement,* 2011.
Aurélie Godard, *Le travail des femmes en Guinée maritime*, 2010,
Céline Clément, *La mère et ses enfants : devenir adulte et transmissions intergénérationnelles*, 2009.
Olivier Belbéoch, Yves Charbit, Souraya Hassan Houssein (dir.), *La population de Djibouti. Recherches sociodémographiques*, 2008.
Maryse Gaimard, *Goitre endémique et démographique en Afrique noire. L'exemple d'un village en Côte d'Ivoire*, 2008.
Mustapha Omrane, *Accès à la terre, dynamique démographique et ancestralité à Madagascar*, 2008.
Frédéric Sandron (dir.), *Population et développement dans les hautes terres de Madagascar, 2008.*
Lise Beck, *Contexte de paupérisation et mortalité des enfants ruraux au Rwanda, 1980-1994*, 2007.
Cédric Audebert, *L'insertion socio-spatiale des Haïtiens à Miami*, 2006.

Myriam de Loenzien

FAMILLE ET SOCIÉTÉ AU PRISME DU VIH/SIDA AU VIÊT NAM

Préface du Pr Trinh Van Thao

L'Harmattan

5-7, rue de l'Ecole-Polytechnique, 75005 Paris

http://www.harmattan.fr
diffusion.harmattan@wanadoo.fr
harmattan1@wanadoo.fr

ISBN : 978-2-343-02956-6
EAN : 9782343029566

REMERCIEMENTS

Je tiens à remercier le Pr Maria-Eugenia Cosio-Zavala (Université Paris Ouest Nanterre La Défense) pour ses multiples encouragements dans la préparation de ce travail et pour la confiance qu'elle m'a accordée. Ses remarques et son attention ont beaucoup contribué à l'accomplissement de cet ouvrage. Merci également à Jacques Véron (INED), Alain Jourdain (EHESP), Trịnh Văn Thảo (Aix-Marseille Université), Philippe Combessie (Université Paris Ouest Nanterre La Défense), Yves Charbit (CEPED-Université Paris René Descartes) pour leurs fructueuses remarques sur la version précédente de ce document et les moments de dialogue très enrichissants qui les ont accompagnés.

Je suis reconnaissante envers les membres du Centre de Recherche Populations et Sociétés (CERPOS) de l'Université Paris Ouest Nanterre la Défense et du Centre Population et Développement (CEPED) de l'Université Paris René Descartes, l'Institut National d'Etudes Démographiques (INED) et l'Institut de Recherche pour le Développement (IRD) pour leur accueil et leur aide. Cette recherche a été effectuée dans le cadre du programme du Fonds de Solidarité en Sciences Sociales (FSP 2S) du Viêt Nam mené par le ministère français des Affaires étrangères et l'Académie vietnamienne des Sciences sociales (VASS). Elle a bénéficié de l'aide de l'Institut de Recherche pour le Développement (IRD), de l'Agence Universitaire de la Francophonie (AUF) et du (CERPOS) de l'Université Paris Ouest Nanterre La Défense.

Je tiens à manifester ma gratitude aux habitants de la ville de Halong et de la commune rurale de Dông Triêu qui ont reçu notre groupe d'enquête avec beaucoup de générosité, se sont exprimés sur des sujets sensibles souvent douloureux et ont donné beaucoup d'eux-mêmes.

La préparation de cet ouvrage n'aurait pas été possible sans les membres de l'Institut de Recherche Populations et Sociétés (IPSS) de l'Université Nationale d'Economie (UNE) où j'ai pu travailler pendant les cinq années de mon affectation à Hanoi. J'ai également bénéficié de la participation de Trần Ngọc Yến (UNE) et Nguyễn Thị

Văn (Institut de Sociologie), d'échanges très riches avec le personnel de prise en charge des séropositifs à Hanoi, Haiphong et Quang Ninh, de réflexions développées avec des étudiants, chercheurs et enseignants. Merci à tous.

J'ai une pensée particulière pour Edwige Faydi qui a accompagné mes premiers pas à Hanoi et m'a fait partager au quotidien sa passion de médecin anthropologue. Son absence tranche avec sa jeunesse et cette soif de vivre qui l'animait.

Mes séjours au Viêt Nam m'ont donné l'occasion d'approfondir ma connaissance de ce pays que je désirais ardemment découvrir depuis longtemps. J'ai une dette spéciale envers Nguyễn Thị Thiềng, Phạm Thị Hương, Vũ Hoàng Ngân (UNE) qui ont guidé mes premières explorations. Merci aussi à ma cousine chị Hải avec qui j'ai pu prolonger ce voyage de multiples façons, à mes oncles et tantes bác Lạc et bác Loan, à mon grand-père ông Chất que j'ai souvent fait travailler bien malgré lui. Merci à mes professeurs cô Hà, cô Thúy. Merci à Ngọc Hân et RR. Le parcours continue.

SIGLES

AIDS : Acquired Immuno-deficiency Syndrome (Sida en français)

ASEAN : Association des Nations de l'Asie du Sud-Est

AUF : Agence Universitaire de la Francophonie

CEPED : Centre Population et Développement, Unité mixte de recherche qui regroupe l'Institut de Recherche pour le Développement (IRD, l'Université Paris René Descartes et l'Institut National d'Etudes Démographiques (INED)

CERPOS : Centre de Recherche Populations et Sociétés de l'Université Paris Ouest Nanterre la Défense

EHESP : Ecole des Hautes Etudes en Santé Publique

FSP 2S : Fonds de Solidarité en Sciences Sociales

GIPA : Implication des personnes vivant avec le VIH (Greater involvement of People living with HIV/AIDS)

HAART : Traitement antirétroviral hautement actif (highly active antiretroviral treatment)

INED : Institut National d'Etudes Démographiques

IRD : Institut de Recherche pour le Développement

JAHR: Rapport annuel conjoint sur la santé (Joint Annual Health Review)

LPED : Laboratoire Population, Environnement et Développement

OMD : Objectifs du millénaire pour le développement

OMS : Organisation mondiale de la santé

PEPFAR : Plan d'urgence du président des Etats Unis pour l'aide en matière de sida (U.S. President's emergency plan for AIDS relief)

SIDA : Syndrôme d'immuno-déficience acquise

UNE : Université Nationale d'Economie

UNESCO : Organisation des Nations unies pour l'éducation, la science et la culture

VASS : Académie Vietnamienne des Sciences sociales

VIH : Virus d'immuno-déficience humaine

VPAIS : Enquête Population et Indicateurs sida au Viêt Nam (Vietnam Population and AIDS Indicator Survey)

TRANSCRIPTION DES MOTS VIETNAMIENS

Pour faciliter la lecture, les noms propres vietnamiens placés dans le texte ne contiennent pas de signe diacritique comme il est d'usage en français. Seules les expressions citées pour le sens qu'elles détiennent ont gardé le mode de transcription adopté en vietnamien. Elles figurent entre parenthèse et en italique. De même, les références des documents en vietnamien, non traduits en français ou en anglais, sont données dans leur langue d'origine, avec une traduction entre crochets dans la bibliographie.

PRÉFACE

Myriam m'a gentiment demandé de préfacer son ouvrage à paraitre chez l'Harmattan. Et comme je n'ai pas l'habitude de présenter un livre sans connaitre son auteur, je lui ai proposé un petit entretien pour mieux la cerner et ce fut au cours d'une rencontre amicale dans un petit restaurant vietnamien de Belleville que je découvre, face à moi, une personne pleine de charme et d'entrain, un délicieux cocktail des cultures bretonne, flamande et vietnamienne. Contre les mondanités académiques, rien ne vaut un bol de bon « pho » pris dans la simple convivialité.

C'est au cours de cet échange amical que je comprends mieux le parcours de la chercheuse : de la Sorbonne où elle s'initiait à la démographie, à l'Institut National des Langues Orientales. Un itinéraire de recherche tourmenté au gré des projets d'étude qui jalonnent sa trajectoire scientifique et universitaire.

Tout se tient chez cette jeune démographe en quête d'une sorte d'équilibre entre les mathématiques et la philosophie, entre l'objectivation quantitative et l'introspection compréhensive.

Ses multiples enquêtes en Afrique et en Asie constituent autant d'illustrations de la règle d'unité entre le quantitatif et le qualitatif, entre réseaux transversaux du présent et perspectives dans la durée, le particulier et le général, recherche et action. Dans le contexte des études africaines et vietnamiennes, Myriam allie avec constance le traitement rigoureux des données épidémiologiques et les entretiens avec les acteurs. De sorte que le lecteur le plus pressé peut saisir, derrière la complexité du problème, le fil conducteur et la clé de compréhension du fait social

La recherche sur le sida au Viêt Nam constitue à ce propos un cas d'école. J'essaie de dégager quelques réflexions en guise de démonstration.

En premier lieu, cette étude est une synthèse du volume III de son dossier d'habilitation à diriger les recherches intitulé Famille, ménage et VIH au Viêt Nam (impact sociodémographique, vulnérabilités et mobilisations dans un contexte de faible prévalence), *soutenue en septembre 2012.*

D'abord dans leur austère sécheresse, les données sociales de l'épidémiologie du sida au Viêt Nam en 2010 : trois cent mille victimes à des stades divers dont 80% avaient entre 20 et 39 ans, forte endémie transmise majoritairement par l'homme. Comparé à d'autres pays émergents d'Asie et d'Afrique, le Viêt Nam fait partie des pays de faible prévalence en Asie du Sud-est.

L'auteure nous dresse le profil sociodémographique du séropositif vietnamien : célibataire ou jeune adulte, plutôt natif de son lieu de résidence, travailleur journalier ou petit commerçant, avec une moindre « fécondité » et un niveau de scolarité un peu plus bas que la moyenne, cohabitant avec ses parents, le tout placé sous le signe d'une grande disparité entre hommes et femmes. Certes, une comparaison épidémiologique entre le nord et le sud, entre les villes de Haiphong et Saigon où l'ouverture économique à l'étranger est plus précoce et plus rapide sur le reste du pays, permettrait de déceler les signes de la catastrophe annoncée en Thaïlande et d'autres paradis du sexe. Cela dit, rendons hommage à l'auteure qui ne manqua pas une occasion de souligner tout au long de ses enquêtes les particularités culturelles et régionales du Viêt Nam.

Reste le temps fort du basculement – la fameuse traverse qui caractérise son itinéraire – des chiffres aux hommes, de la démographie à l'histoire sociale. Partant de l'hypothèse toute foucaldienne que le sida constitue un excellent révélateur des dysfonctionnements sociaux et familiaux qui traversent la société vietnamienne depuis l'ouverture du pays à l'étranger et la modernisation de son économie, elle analyse avec rigueur et concision les clivages et fractures enclenchés par la migration et la restructuration de l'espace social. Elle pointe les multiples aspects de la douloureuse naissance d'une société de transition vers la globalisation avec la libération des forces productives, l'éclatement de la cellule familiale, l'affaiblissement des formes de solidarité traditionnelles.

Pour l'entreprendre, il fallait dépasser les pseudo-certitudes qu'inspirent des statistiques et le traitement informatique des questionnaires. Il est nécessaire d'aller plus loin et de prendre le détour anthropologique en accordant aux entretiens et témoignages directs avec les acteurs de tout bord toute l'importance qu'ils méritent.

La moisson est à la mesure des efforts d'investigation et de l'intelligence des choses humaines. Je note dans le désordre les acquis que comporte cette étude : l'émergence apparemment paradoxale du processus d'individualisation de la société nouvelle et la reconstitution des « féodalités » lignagères que l'on croyait enterrées à jamais lors des terribles campagnes de réforme agraire des années 1953 à 1956 au nord Viêt Nam dans le but de préparer la phase suivante de collectivisation à l'instar du modèle soviétique. Myriam pointe avec finesse ce double mouvement de l'histoire qui en dit long sur la complexité de l'âme humaine. Et les tensions internes entre un pouvoir politique figé et une société civile en effervescence à l'image de la Chine.
On ne peut s'empêcher de penser, la lisant, à Les mots et les choses *de Michel Foucault quand elle relève les variations sémantiques autour de la maladie, au détour de certains mots comme « trot » (attraper le mal) avec sa double connotation d'inadvertance et d'irréversibilité sous-tendue par l'idée de « faute » ou plus loin la notion de « co liên hê » (avoir des rapports) aux sens multiples. À travers le langage, la perception collective du sida traduit un sentiment mitigé entre l'ambiguïté et l'ambivalence, entre les réflexes de solidarité et d'exclusion, l'angélisme de principe et la stigmatisation pratique.*
Du côté de l'étatique et du sociétal, l'auteure relève avec la même efficacité le mode de gestion social du sida au niveau de la famille, des communautés villageoises et du parti-Etat. On retrouve à chaque palier de l'échelle les tensions entre volonté de dissimulation et esprit de tolérance, renforcement du contrôle social et invention des nouvelles formes de sociabilité. Voilà quelques mots pour résumer un travail de qualité et de modestie qui constitue l'essentiel de ce livre.
Que peut-on attendre de mieux dans une recherche universitaire sinon le désir de comprendre et d'agir ?

TRINH Van Thao

Professeur émérite

à Aix-Marseille Université

INTRODUCTION

La lutte contre le VIH/sida est généralement envisagée d'un point de vue individuel. Les données épidémiologiques fournissent régulièrement une mesure de la prévalence dans la population. Les messages diffusés pour favoriser les pratiques de dépistage insistent sur le caractère confidentiel du résultat du test. Les programmes de prise en charge gratuite organisent la distribution d'antirétroviraux sur la base de critères biomédicaux et sociodémographiques relatifs à chaque patient susceptible d'en bénéficier. À travers ces actions, la personne atteinte, supposée être ou avoir été exposée à une éventuelle transmission est ainsi mise en avant de façon souvent isolée. Dans les campagnes de sensibilisation, la plupart des affiches ou encarts figurent un couple ou une femme avec son enfant, mais l'intégration de l'environnement social reste très restreinte. Or une séropositivité VIH est d'abord vécue dans un contexte relationnel. C'est cette dimension qui nous intéresse ici.

L'analyse de la lutte contre le VIH doit prendre en compte la mise en œuvre de programmes adaptés coordonnés entre pays. Cette double dimension internationale et locale intervient dans de multiples enjeux démographiques et sociétaux. Aussi, même dans un environnement à faible prévalence comme le Viêt Nam et où l'épidémie reste concentrée, l'impact sur la société est significatif. Dans ce pays, les réformes du Renouveau (Dôi Moi) lancées pendant les années 1980 ont provoqué et accompagné une profonde mutation socioéconomique et culturelle. Celle-ci s'est produite à un moment d'ouverture du pays, avec le rattachement du Viêt Nam à l'ASEAN en 1995 et son entrée dans l'Organisation mondiale du commerce (OMC) en 2007. Au cours de cette période de transformations, la famille, qui occupait auparavant une place centrale et plus généralement proposait un modèle qui sous-tend l'ensemble des interactions, a été placée au centre d'enjeux sociopolitiques et économiques importants (Bélanger et coll. 2009). Dans ce contexte, comment les séropositifs, les membres de leurs familles et plus généralement les membres des ménages appréhendent-ils l'épidémie VIH/sida ? De quelle façon vivent-ils la séropositivité d'un proche ou leur propre séropositivité au sein de cet environnement ? Quelle est leur participation éventuelle à la prévention de la transmission du VIH et la prise en charge d'un apparenté ?

L'hypothèse au cœur de ce travail réside dans le rôle déterminant de la famille pour les pratiques et attitudes. Une attention particulière est portée à la situation de celle-ci en tant que recours social et sanitaire. La famille est mise en perspective avec deux autres ensembles d'institutions dont la place est importante dans la lutte contre le VIH/sida. Le premier est le secteur de la santé qui englobe les infrastructures publiques et privées. Le second est constitué du milieu associatif et plus largement de la « société civile » qui comprend essentiellement les organisations de masse rattachées au pouvoir central et les groupes de support aux personnes atteintes et à leurs proches. Certains sont issus d'initiatives de particuliers et leurs fonctionnements sont plus ou moins informels. Cette dimension familiale et sociale est complétée par une analyse des rapports de genre, car l'épidémie est marquée par un clivage entre hommes et femmes, qu'elle contribue à intensifier. Ce travail met l'accent sur les contraintes structurelles et les déterminants sociaux de la santé (Kawachi 2002). Cependant, sa finalité ne réside pas seulement dans la promotion d'un bien-être physique, mental et social, mais également dans la compréhension de dynamiques sociétales.

Pour appréhender celles-ci, nous nous appuyons sur les résultats d'une étude originale qualitative et quantitative réalisée en 2006 et 2008 sur le rôle de la famille dans la prévention du VIH/sida et la prise en charge des séropositifs. Menée dans la province de Quang Ninh au Nord Est du Viêt Nam, celle-ci porte sur la commune rurale de Dông Triêu et la ville de Halong. Ce centre urbain, devenu célèbre pour sa baie inscrite au patrimoine mondial de l'UNESCO est caractérisé par une prévalence relativement forte du VIH/sida dans un pays qui reste peu affecté[1] avec une épidémie concentrée. Cette situation rend pertinent le recours à une approche cas-témoin. Celui-ci permet en effet d'approfondir les conséquences et formes que prend l'épidémie dans un environnement où les procédures utilisées pour les

[1] L'adjectif « affecté » fait référence au fait de comprendre une ou plusieurs personnes séropositives ou d'en subir les conséquences. Lorsque la personne séropositive est toujours en vie, on parlera de foyer « infecté ». Ainsi, les foyers infectés sont tous affectés, mais le contraire n'est pas vrai. Nous pourrons donc faire la distinction entre les situations présente est passée.

grandes enquêtes classiques représentatives de la population échouent à recruter suffisamment d'unités résidentielles ou d'individus pour produire des conclusions significatives. La collecte que nous avons menée apparie donc des foyers[2] deux à deux, l'un incluant au moins une personne séropositive, l'autre n'en comportant pas. Ces données sont complétées de discussions de groupe avec des personnes vivant avec le VIH, de membres de leurs ménages et de leurs familles cohabitant ou non, de responsables communautaires. Aucun test de dépistage n'étant effectué, le statut VIH individuel correspond à celui qui a été déclaré. Ces informations sont mises en perspective avec l'Enquête nationale indicateurs sida réalisée en 2005 auprès d'un échantillon représentatif de la population du pays, mais également de la province de Quang Ninh et de chacun des milieux rural et urbain. Des techniques statistiques descriptives multivariées (analyse en composante principale) et explicatives (régression logistique) sont utilisées. Ces résultats sont complétés de l'analyse qualitative de discours. Ceux-ci apportent des éclaircissements sur les normes collectives relatives à la place qu'occupe la famille dans la recherche de solutions aux problèmes de santé, les clivages que l'épidémie VIH rend visibles et l'influence des politiques publiques.

La dimension familiale, sociale et genrée de l'épidémie est explorée ici sous plusieurs angles. Tout d'abord, les enjeux sociodémographiques du VIH/sida sont précisés en prenant en considération les spécificités du Viêt Nam. L'épidémie est située dans le contexte d'une restructuration caractérisée par le passage d'un système planifié vers une économie de marché sous direction de l'État (Beresford 2008). Cette politique a eu une profonde influence sur les infrastructures sanitaires, en particulier sur l'accessibilité aux soins (chapitre 1). Elle a aussi modifié la place de la famille et du ménage dans la gestion de la vie quotidienne. Dans ce domaine, les relations de genre jouent un rôle déterminant (chapitre 2). L'enquête que nous avons menée fournit des informations détaillées sur ces différents aspects en tenant compte de leurs interactions à une échelle locale. Elle permet notamment d'évaluer l'impact du VIH/sida et d'identifier des vulnérabilités relatives à une atteinte. Nous pouvons en effet dresser le profil des séropositifs et des membres de leurs ménages comparativement aux personnes des foyers non affectés. Il est également possible d'étudier le lien entre une séropositivité et la situation socio-économique, démographique et familiale (chapitre 3).

[2] Les termes de « foyer » et « ménage » sont utilisés indifféremment.

Cette influence concerne la composition du ménage, mais aussi les attitudes de ses membres. Elle renvoie aux normes collectives, notamment la valorisation de la solidarité et la recherche d'une cohésion contrecarrées par des tendances plus individualistes. Ces tensions internes sont exacerbées en cas de difficulté biomédicale par les limites d'un système de santé en crise (chapitre 4). En matière de lutte contre le VIH/sida, les interventions concernent essentiellement trois domaines. Le premier est constitué de la circulation de l'information et des pratiques de prévention de la transmission. La manière dont se déroule la sensibilisation au VIH/sida est tributaire d'un système de communication au sein duquel la famille ne parvient pas à exercer une influence efficiente en raison des contradictions inhérentes aux multiples rôles qu'elle joue auprès de ses membres (chapitre 5). Deuxième ensemble de phénomènes, le dépistage suivi de l'annonce du résultat du test VIH montre la diversité des types de positionnement de la famille à la fois vis-à-vis des autres acteurs, mais également en interne, dans les interactions entre ses membres (chapitre 6). Enfin, le mode de prise en charge des problèmes de santé liés à une séropositivité diffère de celui des séronégatifs en raison d'un double mouvement de recours aux parents et à la fratrie de la personne infectée ainsi qu'à un groupe familial élargi. Ces interventions s'articulent par ailleurs à celles de nombreux individus et groupes, notamment les associations et plus largement ce que l'on dénomme la « société civile » (chapitre 7). À travers ses dimensions épidémiologiques, sociodémographiques et normatives, le VIH/sida apparaît comme un phénomène associé à des clivages sociaux. Ceux-ci s'expriment entre autres par le biais du problème de l'injection de drogue, étroitement lié au VIH/sida sur le plan épidémiologique, mais aussi du point de vue de la gestion politique et sanitaire et des représentations (chapitre 8). La prise en compte de ces différents aspects permet de saisir les multiples enjeux du positionnement de la famille dans la lutte contre l'épidémie. Elle montre que la façon dont la famille perçoit, affronte et gère les difficultés inhérentes à une atteinte VIH, les interactions entre les membres affectés et ceux qui ne le sont pas sont significatives de dynamiques collectives qui traversent toute la société. Le VIH/sida peut ainsi être analysé comme un révélateur de comportements et attitudes d'une portée plus générale.

CHAPITRE 1

LE VIH DANS UN PAYS EN MUTATION

Le Viêt Nam, isolé d'une grande partie de la scène internationale jusqu'aux années 1990, a été caractérisé au cours des dernières décennies par une profonde transformation des conditions de vie accompagnant la poursuite de la transition démographique et la restructuration de l'ensemble du secteur socio-économique et politique. C'est dans ce contexte qu'est survenue en 1990 la première déclaration de séropositivité et que s'est propagée l'épidémie, avec une incidence accrue au début des années 2000.

UNE POPULATION EN TRANSITION

L'épidémie est survenue dans un contexte marqué par une baisse prononcée de la mortalité et une diminution rapide de la fécondité accompagnée de politiques volontaristes. Ces évolutions ont donné lieu à une forte croissance démographique plus modérée aujourd'hui. Au cours du XXe siècle, la population est passée d'environ 15 millions d'habitants en 1900 (Banens 2000) à 89 millions en 2010 (United Nations 2009). La hausse a fléchi de 2,3 % en 1980-1985 à 1,3 % en 2000-2005 (United Nations 2009 :550). Étant donné le déclin constant du taux de natalité, il est très probable que ce ralentissement se poursuive pendant les années à venir pour descendre à 0,1% en 2045-2050 (United Nations 2009 : 551). Le nombre d'habitants devrait donc atteindre 100 millions en 2020 et se stabiliser aux alentours de 120 millions après 2050 (United Nations 2009 : 497).

Forte baisse de la mortalité

La forte chute de la mortalité qui a touché l'ensemble de la région pendant les années 1960 (Attané et coll. 2009 : 67). De 1880 à 2100, le taux brut est passé d'environ 40 pour mille à une valeur variant de 5,2 à 7 pour mille selon les sources (Nations unies 2011, Merli 1998, Banens 2000). Sa baisse survenue à partir de la fin du 19e siècle et du début du 20e s'est accélérée dans les années 1930. Elle a été ralentie par la Première Guerre mondiale et surtout la famine de 1944-1945 qui a provoqué approximativement 1,13 million de morts. Elle s'est néanmoins poursuivie pendant la période suivant la Deuxième Guerre mondiale et le conflit contre les États-Unis. Celui-ci serait à l'origine de 1,4 à 1,8 million de décès. Cet effectif représente une forte proportion pour une population d'un peu plus de 30 millions d'habitants. Cependant, ces pertes n'ont pas annulé la tendance à la baisse (Banens 2000). La décennie 1979-89 a été marquée par des départs massifs, évalués à environ un million et demi. Pour les années récentes, l'évolution reconstituée par Banens (2000) est proche de celle du recensement de 1989 et des estimations de Merli pour 1979-1989. En raison du vieillissement de la population, les Nations Unies prévoient dans leur hypothèse médiane que le taux brut amorce une nouvelle hausse à partir de 2020 pour atteindre approximativement 15 pour mille entre 2070 et 2100.

Autre indicateur plus significatif des conditions de vie, le taux de mortalité infantile est évalué entre 16 et 18 pour mille. De 1975-1980 à 2005-2010, il a chuté de 83 à 20 pour mille (United Nations 2009) à cause entre autres du programme élargi de vaccination (Ministry of Health et coll. 2010). On est passé de 160 décès pour mille enfants en 1950 à un peu moins de 20 pour mille aujourd'hui (Nations Unies 2011, JAHR 2010, Banens 2000, Merli 1998). La perspective est à la poursuite de ce mouvement, mais à une vitesse décroissante à partir des années 2000. Le taux de mortalité infantile devrait atteindre 7 pour mille en 2090. Enfin, l'espérance de vie à la naissance était estimée à environ 30 ans en 1940. Elle a plus que doublé en 50 ans, jusqu'en 1990 où elle s'élève à 65 ans (Nations Unies 2011, JAHR 2010, Banens 2000, Merli 1998). La hausse s'est ralentie les années suivantes. Elle est passée de 55,8 ans en 1975-1980 à 74,4 ans en 2005-2010, soit une augmentation de 19 ans en 30 ans (United Nations 2009). Située entre 73 et 76 ans en 2011, elle est supérieure à celle de pays plus riches comme l'Indonésie ou les Philippines et proche de celle de la Thaïlande ou la Malaisie (Population Reference Bureau 2011).

Diminution rapide de la fécondité

La fécondité a fortement baissé à partir du début des années 70. Ce mouvement s'est produit d'abord dans le nord en raison des programmes de planification familiale mis en place, puis plus rapidement dans le sud favorisé par le développement économique qu'a connu cette région (Barbieri et coll. 1995). Depuis 2006, l'indice synthétique de fécondité est descendu sous le seuil de remplacement des générations. Il était estimé à 2,08 enfants par femme en 2005-2010, niveau inférieur à celui de l'ensemble de l'Asie du Sud-est (2,3) alors qu'il était de 7,25 en 1960-70 (United Nations 2009 :622). Il est marqué par des inégalités avec des taux plus bas en milieu rural qu'en zone urbaine (General Statistics Office 2008) et plus faibles dans les deltas densément peuplés que dans les régions montagneuses où vivent les ethnies minoritaires.

Cette baisse de la fécondité est liée à l'utilisation de la contraception, qui a connu une croissance continue depuis la fin des années 80. Aujourd'hui, le recours à des méthodes modernes est relativement élevé. Il concerne 79% des femmes mariées en âge de procréer (Committee for Population, Family and Children 2003 : 40) et a suivi une tendance à la hausse de 1998 à 2007. La méthode la plus répandue est le stérilet, porté par près de deux femmes sur cinq (38%, Committee for Population, Family and Children 2003 : 40). L'avortement « seule alternative encouragée au stérilet » (Barbieri et coll. 1995 : 632) occupe une place importante. Selon les estimations, chaque femme en subit en moyenne 1,3 pendant son existence (Haub et coll., 2003). Par ailleurs, la lutte contre le VIH/sida intervient dans un contexte où le préservatif reste peu utilisé (6% des femmes en union, Committee for Population, Family and Children 2003 : 40). En revanche, la fécondité est favorisée par un mariage presque universel (95% des femmes de 45-49 ans ont vécu cet événement au moins une fois[3]). Celui-ci est relativement précoce par rapport à d'autres pays d'Asie de l'Est et du Sud-est. L'âge moyen à l'entrée en union est de 23 ans pour les hommes et 25 ans pour les femmes avec des disparités selon la province. Le concubinage reste un phénomène marginal et

[3] National Committee for Population, Family and Children 2003:62.

dévalorisé. Dans la sous-région, le Viêt Nam se caractérise également par un taux brut de divortialité relativement faible (0,5 pour mille) (Attané et coll. 2009 :42).

Défis actuels : vieillissement, urbanisation, masculinité excessive

Le Viêt Nam doit faire face aujourd'hui à trois évolutions susceptibles de poser des problèmes : un vieillissement démographique, une urbanisation rapide et un déséquilibre croissant du rapport de masculinité à la naissance. La proportion des jeunes de moins de 15 ans reste relativement forte (25%, United Nations 2009) dans un contexte régional de vieillissement de la population (Attané et coll. : 2009 : 95). Elle suit néanmoins une tendance à la baisse et devrait représenter environ 15% des habitants en 2050. La part des personnes âgées de 64 ans et plus devrait augmenter de 6% à une valeur d'approximativement 20% au cours de cette période (United Nations 2009). Le rapport de dépendance a chuté de 92% en 1975 à 46% en 2010. Il devrait continuer sa progression pour descendre à 32% en 2050 (United Nations 2009), marquant un début de vieillissement de la population qui reste cependant modeste par rapport aux pays de la région. Cette évolution observée de 1950 à 2010 est due en partie à la baisse de la fécondité accentuée à partir de ceux qui ont atteint 10 à 14 ans en 2010, correspondant aux individus nés après 1995.

L'urbanisation présente un deuxième défi. Comme dans d'autres pays voisins ayant connu un régime communiste dans les années 1960 à 1980, la proportion de ruraux est forte. Elle est cependant en diminution. La part de ceux qui résident en ville est passée de 19% en 1975 à 26% en 2005 (United Nations 2008). Cette tendance pourrait se poursuivre étant donné la dynamique démographique et l'assouplissement des contraintes liées aux migrations internes. Elle est marquée par une croissance des deux principales métropoles, Hanoi au nord et Hô Chi Minh-Ville au sud. Parallèlement, la densité de certaines provinces demeure très élevée, notamment dans les grandes agglomérations (plus de 2000 habitants au km^2 à Hanoi et Hô Chi Minh-Ville). Elle l'est également dans le delta du Fleuve rouge (plus de 100 habitants au kilomètre carré dans la plupart des provinces, dont Haiphong) (Lê 2005 : 9).

Enfin, le Viêt Nam comme quelques autres pays de la zone connaissent une croissance des rapports de masculinité à la naissance, en partie liée à la baisse de la fécondité (Guilmoto 2012). La moyenne nationale était de 112 garçons pour 100 filles en 2008 avec des disparités géographiques. Dans la province du Thaï Nguyên par exemple, ce taux atteint des niveaux très élevés. Le nouveau recensement de 2009 fait apparaître un déséquilibre statistiquement significatif (UNFPA 2009) alors que jusqu'au début des années 2000, la différence ne pouvait être observée que sur le plan qualitatif (Bélanger 2006).

FAIBLE IMPACT DÉMOGRAPHIQUE DE L'ÉPIDÉMIE

L'épidémie VIH/sida a d'abord été émergente en Afrique subsaharienne puis en Asie du Sud-est, avec des calendriers très différents selon les pays (UNAIDS 2008). Au Viêt Nam, le premier cas de séropositivité déclarée date de 1990. La prévalence chez les adultes de 15 à 49 ans s'est ensuite accrue pour atteindre environ 0,5% en 2007 (WHO and al. 2008), correspondant à 300 000 cas estimés[4] en 2010.

Des prévalences variables selon le type de population

Les prévalences du VIH/sida varient fortement selon le type de population, signe d'une épidémie qui reste concentrée. Pour connaître cette situation, le Viêt Nam a mis en place de 1994 à 2000 dans l'ensemble des provinces un système de surveillance sentinelle fondé sur des enquêtes sérologiques annuelles. Ces collectes sont menées auprès de plusieurs groupes suivant leurs risques supposés d'infection VIH/sida. Le premier, pour lequel ce risque est réputé élevé inclut les

[4] Au niveau national du suivi sérologique de l'épidémie VIH, les deux principales sources de données sont constituées par les cas déclarés et les enquêtes sentinelles. Les cas déclarés ne représentent qu'une part des cas estimés de séropositivité. Celle-ci est évaluée à un cas sur cinq (20%) en 2002 et en 2010 (UNDP et coll. 2005), un peu plus d'un tiers (116 000 sur 300 000) en 2006. La surveillance sentinelle a commencé en 1994 dans 8 provinces puis a été étendue à 12 provinces en 1995 et 30 en 2001 (Nguyen et coll. 2004).

consommateurs de drogue par injection, les femmes exerçant une activité de commerce sexuel, les hommes en consultation pour une infection sexuellement transmissible et les patients atteints de tuberculose. Le deuxième dont les risques sont considérés comme moindres est constitué des femmes en consultation prénatale et des nouvelles recrues de l'armée soumises à un examen médical. La combinaison de ces données avec celles d'enquêtes sérologiques ponctuelles et de vastes opérations de collecte démographique permet d'obtenir un ordre de grandeur de la propagation du VIH dans la population générale et les différents groupes cibles.

Le niveau de prévalence atteint 0,44% pour les adultes âgés de 15 à 49 ans en 2010, date à laquelle les prévisions établissaient ce taux à 0,47% en 2012, signe d'une relative stabilité (Socialist Republic of Viet Nam 2010). La proportion de séropositives VIH chez les femmes enceintes de 0,38% en 2006 (Ministry of Health 2009) a également peu fluctué (Socialist Republic of Viet Nam 2010). La transmission sexuelle représente un pourcentage relativement faible des cas estimés (16% en 2006) (Vu et coll., 2008), mais en augmentation, dans un contexte où l'incidence est relativement élevée (1,4 pour mille en 2006 versus 0,2 pour mille en 1999, Vu et coll., 2008).

Les variations ont été plus marquées chez les femmes exerçant une activité de commerce sexuel, les utilisateurs de drogue par voie intraveineuse et les hommes homosexuels. Les premières ont connu de très forts accroissements de leurs effectifs au cours des années 1990 (Vu et coll. 2008). Les seconds constituent une part importante des cas déclarés (73% en 2006, Vu et coll. 2008). Celle-ci est cependant en décroissance (elle atteignait 53% en 2009, HIV and AIDS Datahub 2011). Cette prépondérance s'explique en partie par la proximité du pays avec le Triangle d'Or, zone majeure de production et d'échange de stupéfiants. En effet, les années 2000 ont connu un développement de l'injection d'héroïne, qui s'est substituée à l'opium fumé. Ainsi, des hausses très marquées de la prévalence du VIH au sein de la communauté des consommateurs de drogue ont été observées pendant les années 1990 (Vu et coll. 2008). Elles ont amorcé au cours des années 2000 une baisse, grâce notamment à la mise en place de programmes d'accès aux seringues stériles à partir de 1995 et la distribution de traitements gratuits à la méthadone depuis 2008 (Socialist Republic of Viet Nam 2010). La part des cas de séropositivité liés à une transmission homosexuelle est plus difficile à connaître en raison de l'absence de surveillance sentinelle spécifique et de la forte stigmatisation attachée à cette pratique. Plusieurs enquêtes ont permis cependant d'estimer la proportion de séropositifs parmi les hommes ayant eu des relations sexuelles avec d'autres hommes à un intervalle de l'ordre de 5 à 8% à Hô Chi Minh-Ville et à 9% à Hanoi en 2006 (Vu et coll. 2008). Contrairement aux deux autres populations dont les taux sont fortement corrélés et en baisse (Vu et coll. 2008), la prévalence du VIH chez les homosexuels s'est accrue au cours de ces dernières années. Elle s'établit à 17% en 2009 (HIV and AIDS Datahub 2011).

La population des séropositifs est plutôt masculine. Cette situation n'est pas spécifique au Viêt Nam. Alors qu'en Afrique subsaharienne les femmes représentent 60% des personnes atteintes (UNAIDS 2010 : 16), elles ne regroupaient en Asie que 35% des adultes séropositifs en 2008. De plus, l'épidémie est en voie de féminisation en raison de l'augmentation de la part de la transmission hétérosexuelle. Au Viêt Nam, la part des femmes parmi les séropositifs déclarés s'est accrue progressivement de 18% en 2002 à 24% en 2007 (Ministry of Planning and Investment 2008) puis 28% en 2009. Ce pourcentage semble être surestimé à cause des multiples obstacles au dépistage et à la prise en charge d'une infection VIH (Nguyen et coll. 2008). Autre caractéristique spécifique, les séropositifs forment une population relativement jeune et dont l'âge tend à diminuer. De 1993 à 2008, la proportion de personnes de 20 à 29 ans parmi les cas déclarés est passée d'environ 18% à plus de 50%. En 2009, plus de 80% avaient entre 20 et 39 ans (Socialist Republic of Viêt Nam 2010). Près des deux tiers des cas rapportés sont constitués d'hommes de moins de 29 ans (Vu et coll., 2008).

Des indicateurs peu changés, mais des zones d'ombre

En raison du caractère concentré de l'épidémie et du faible niveau de prévalence, l'impact du VIH sur les indicateurs démographiques de mortalité est minime. Il a été précisé en se fondant sur les résultats de la surveillance sentinelle menée par le U.S. Bureau of Census. Pour cela, Epstein (2004) a retenu les hypothèses de l'Organisation mondiale de la santé (OMS) et l'Onusida relatives aux distributions des cas de séropositivité selon l'âge et le sexe. Pour le Viêt Nam, la prévalence utilisée est de 0,4% chez les adultes fin 2003, ce qui correspond au niveau mentionné plus haut. Le modèle prévoit une baisse de l'incidence de la mortalité de 50% de 2004 à 2050. Les résultats de cette étude montrent qu'avec une proportion de personnes atteintes inférieure à 1%, le taux brut de mortalité n'augmente que légèrement à cause du sida. En 2005, il passe de 6,0 pour mille sans épidémie à 6,2 pour mille. Ces estimations sont cohérentes avec celles de l'OMS, l'Onusida, l'Unicef. Celles-ci évaluent à 20 000 l'effectif des décès dus au VIH/sida en 2007, ce qui entraîne un taux de mortalité lié au sida d'un peu plus de 0,2 pour mille (WHO et coll. 2008). L'influence du VIH/sida est très faible sur le taux brut de mortalité pour 2005 : celui-ci varie de 6,0 pour mille sans épidémie à 6,2 pour mille. Pour 2015, il est un peu plus important : on passe de 5,8 pour mille à 6,2 pour mille. Le modèle suppose cependant l'absence de traitement antirétroviral, ce qui est susceptible de conduire à une surestimation du nombre de cas. Le VIH/sida concerne surtout les jeunes adultes, d'où l'intérêt de mesurer son impact sur ce groupe d'âge. Quand on ne retient que les personnes de 15 à 49 ans, l'effet de l'épidémie est plus marqué que sur l'ensemble de la population (Epstein 2004).

Ces résultats sont relativement surprenants. D'une part, l'impact paraît plus fort en 2005 qu'en 2015, ce qui n'était pas vérifié. D'autre part, il semble plus important chez les femmes alors que les cas connus de séropositivité sont aux trois quarts des hommes. Ces divergences peuvent être dues à l'écart entre déclarations et estimations ainsi qu'à l'impact du VIH/sida sur des groupes non pris en compte ici, comme les enfants. Mais ces deux éléments paraissent difficilement pouvoir expliquer toutes les différences. Par conséquent, ces évaluations ne sont données qu'à titre indicatif. Pour ce qui concerne l'influence de l'épidémie sur l'espérance de vie, même avec une faible prévalence, le modèle aboutit à une perte de presque un an chez les hommes en 2005 et 2015 et d'un peu plus de la moitié d'une année chez les femmes (Epstein 2004). La réduction de la durée moyenne de vie qui est d'approximativement un an en 2005 est plus restreinte en 2015. Enfin, l'impact du VIH/sida sur le taux de mortalité infantile est peu marqué, environ 0,5 pour mille décès en 2005 et 2015 (Epstein 2004).

RESTRUCTURATION ET ADAPTATION DU SYSTÈME SANITAIRE

La crise politico-économique des années 1970-1980 a donné lieu à une série de réformes dans le cadre de la politique du Renouveau (Dôi Moi) initiée en 1986. Celles-ci se fixaient trois objectifs : passer d'un système centralisé et planifié à une économie de marché, élaborer un régime démocratique pour le peuple et par le peuple, et accentuer la coopération avec les autres nations. Cette orientation a conduit à une restructuration du système sanitaire qui s'est poursuivie avec la lutte contre l'épidémie VIH/sida.

Une longue phase de restructuration

Le niveau relativement faible de la mortalité au Viêt Nam s'explique en partie par la politique sanitaire. Celle-ci a soutenu la recherche d'une équité, d'un accès universel à la santé avec l'accent sur la prévention, l'hygiène, la vaccination, la mise en place d'un réseau d'infrastructures sanitaires (London 2008). Cette orientation entrait dans le cadre d'un programme favorisant les secteurs sociaux avec la promotion de l'alphabétisation, de l'éducation, du statut des femmes. Elle s'est heurtée à des obstacles économiques qui lui ont imposé une adaptation. L'enrichissement du pays[5] a permis d'éviter un écroulement du système sanitaire. Cependant, les écarts se sont creusés, d'un point de vue général[6], mais aussi sanitaire. Ces divergences socioéconomiques constituent un facteur d'inégalités de santé (Ministry of Health et coll. 2011:22).

Dès le début des années 1950 dans le nord et après la réunification dans le sud, le Viêt Nam a développé des services de santé primaire. Ceux-ci étaient financés par le gouvernement dans les zones urbaines et en partie par les coopératives en milieu rural (Zhang et coll. 2002).

[5] Avec une croissance de 6 à 7% par an au cours des dernières années de la décennie 2000, le produit national brut par tête est passé de 130$ en 1990 à 1010 dollars en 2009. Il a été multiplié par plus de 7 en à peine 20 ans. Les estimations pour 2009 sont de 1200 dollars (Ministry of Health et coll. 2011).
[6] Par exemple le revenu par tête du Sud-est représente plus du triple (3,1) de celui-ci du Nord-ouest (Ministry of Health et coll. 2008a).

Grâce à ce système comprenant des programmes assurant une bonne couverture vaccinale, un accent mis sur la médecine préventive et l'éducation pour la santé, le Viêt Nam a pu atteindre des niveaux de mortalité faible par rapport à son revenu (Barbieri et coll. 1995). Cependant, après la réunification en 1975, l'extension des soins de santé primaires au sud a constitué un poids dans la mesure où celui-ci disposait de peu d'équipements et manquait de personnel. Le pays a dû engager une libéralisation du secteur au cours des années 1980 pour faire face aux difficultés de financement de son système. Cette réforme a été marquée par l'introduction d'opérateurs privés en 1987, la rétribution des soins en 1989 et le lancement d'une assurance maladie obligatoire pour les employés en 1991.

À partir de cette période, la politique du gouvernement a consisté à promouvoir l'accumulation économique pour réduire sa dépendance à l'égard des finances de l'État. Elle a visé également à protéger la population des effets négatifs du paiement des soins (London 2008). Le personnel du secteur public a pu désormais obtenir une licence pour exercer en dehors de ses heures salariées (principalement le soir et la nuit). Il fallait pour cela qu'il ait acquis 5 ans d'expérience (World Bank et coll. 2001). De fait, nombreux sont les médecins qui travaillent dans les deux secteurs afin de pallier l'indigence des revenus versés par la fonction publique. Les opérateurs privés, qui ponctionnent ainsi une partie des ressources humaines du secteur public, constituent en même temps la condition de la survie de celui-ci. Les difficultés demeuraient considérables. Au début des années 1990, le Ministère de la Santé dans son évaluation des services de santé associés à la Planification familiale et la Santé reproductive indiquait que parmi les 10 000 communes, 600 n'avaient pas de centre de santé, 3000 n'avaient pas de sage femme et plus de 6000 avaient un besoin urgent d'améliorer leurs fournitures et équipements pour les services de planification familiale, santé maternelle et infantile dans les centres de santé (Nguyên 1993 cité par Zhang et coll. 2002).

Le transfert des coûts de l'État vers les foyers depuis 1989, avec l'introduction du paiement des soins a favorisé une réduction des budgets publics à un moment où le pays s'enrichissait. Il n'a été que partiellement compensé par une politique redistributive. En effet, deux régimes d'assurance ont été mis en place à partir de 1993. L'un est obligatoire pour les salariés de l'État et les entreprises d'au moins dix employés. L'autre repose sur le volontariat, mais a eu relativement peu de succès. Cette assurance maladie vise à une couverture universelle

(Ministry of Health et coll. 2011) mais reste pour l'instant limitée. Fin 2010, elle concernait seulement 58% de la population, notamment les employés du secteur public et d'entreprises. Elle bénéficie surtout aux habitants en zone urbaine et aux personnes qui travaillent dans le secteur formel. En 2009, elle ne finançait que 18% des frais de santé pris en charge à 50% par les ménages, 23% par l'État, dans une proportion mineure par d'autres sources privées (7%) ou par l'aide extérieure (2%) (Ministry of Health et coll. 2011 : 44). Ainsi, en 2006, la contribution directe des ménages aux soins de santé représentait 452 000 dôngs (27 dollars) par personne (Ministry of Health et coll. 2008b), soit environ un quart d'un revenu mensuel moyen. Les foyers les plus pauvres perçoivent par ailleurs des aides spécifiques. En 2002-2003, une aide a été créée pour les indigents. L'attribution de cartes spéciales pour les foyers identifiés comme les plus démunis permet à ceux-ci de recevoir gratuitement des traitements auprès du centre de santé communal avec un plafonnement des coûts des prescriptions. Cependant, la proportion des bénéficiaires de ce programme varie selon la province (UNDP et coll. 2005 :28). Ainsi, ceux qui ont le plus de difficultés sont les ménages hors des deux quintiles extrêmes de richesse (Ministry of Health et coll. 2011). Globalement, la conséquence de l'introduction de la rétribution des soins en matière d'un éventuel ralentissement de la baisse de la mortalité a fait l'objet de controverses (Banens 2000).

La réduction des interventions publiques et le développement du secteur privé se sont produits au moment même où l'État mettait en place une politique plus sévère et restrictive en matière de planification familiale (Deolalikar 2009) avec le lancement de la promotion du couple avec deux enfants en 1988 (Scornet 2009). Ainsi deux changements importants ont eu lieu au cours des deux dernières décennies. D'une part, « on est passé d'un modèle de médecine socialiste où l'État finançait et gérait les services de santé aux niveaux local et national à une situation de désengagement partiel » (Deolalikar 2009). D'autre part, « les données sur la composition des dépenses du gouvernement en matière de santé montrent une augmentation de la part consacrée à la planification familiale et à la santé de la reproduction depuis le Dôi Moi » (Deolalikar 2009). La politique du Renouveau a créé plus d'espace pour ces négociations, mais les services de santé reproductive sont caractérisés par plus de pluralisme, de commercialisation et des inégalités croissantes (Zhang et coll. 2002).

Aujourd'hui, le secteur sanitaire comme l'ensemble des infrastructures publiques poursuit un mouvement d'autonomisation visant à améliorer le recouvrement des coûts et à introduire de nouvelles pratiques de gestion. Cette approche impulsée d'abord au niveau central (41% des infrastructures autonomes en 2005, 100% en 2007) est progressivement utilisée par les infrastructures locales (46% étaient autonomes en 2005, 88% en 2007, Ministry of Health et coll. 2008b). Elle s'inscrit dans la continuité de la privatisation des soins et de l'adoption d'une logique managériale. Elle s'intègre dans un système fortement hiérarchisé, avec l'antenne de santé du hameau (*y tế thôn*) au niveau local, le poste de communal (*trạm y tế xã*) ou dispensaire (trạm xá), et plus en amont les hôpitaux départementaux (*bệnh viện huyện*), puis provinciaux et enfin centraux.

Développement rapide, mais partiel de la prise en charge

Au Viêt Nam, la politique de lutte contre l'épidémie a été marquée par un engagement fort et précoce du gouvernement (Khuât 2007, Loenzien 2009a). Les orientations adoptées ont permis un développement rapide des volets biomédicaux de la prise en charge. Cependant, leur efficacité a été entravée par la non-intégration d'aspects sociopsychologiques et organisationnels.

Avant même le commencement de l'épidémie, les centres de santé ont réalisé des dépistages à travers des dispositifs verticaux. Ceux-ci ont favorisé une diffusion de l'information sur le statut sérologique, mais ils se sont accompagnés de non-respect de la confidentialité des résultats, parfois communiqués à la famille ou l'entourage du patient (Khuât 2007 : 8). Les programmes de prévention de la transmission materno-infantile du VIH ont été lancés à la fin des années 1990. Leur objectif visait un dépistage de 60% des femmes enceintes pour la période 2006-2010. Cependant, des études ont révélé que celui-ci concernait surtout les hôpitaux centraux, n'incluait pas toujours la remise du résultat et ne reposait pas uniquement sur le volontariat (Khuât 2007). Les centres de dépistage anonymes et gratuits n'ont été établis qu'à partir des années 2000. Début 2006, ils étaient au nombre de 53 répartis dans 40 provinces sur 63 que compte le pays. Ils testaient 40 000 personnes par an (Khuât 2007 : 38) et constituent des points d'entrée pour le traitement.

Au sein des équipements sanitaires, des services spécialisés se sont développés progressivement. Certains hôpitaux publics ont été clairement dédiés au VIH/sida. Au début des années 2000, seul un tiers des séropositifs était pris en charge dans des infrastructures de santé (UNDP et coll. 2005 : 34). La hausse de leur nombre a été très forte à partir de 2004, date des premières distributions gratuites d'antirétroviraux. En effet, on estime qu'en 2003, 22 000 patients nécessitaient une telle prise en charge. Or, ils n'étaient que 300 à en bénéficier en 2004 (UNAIDS 2011). Hormis les femmes enceintes à qui une prophylaxie était proposée lorsqu'elles étaient dépistées à temps, il s'agissait en général de délivrances ponctuelles non gratuites sans programme de prise en charge globale. L'effectif rapporté des patients recevant un traitement antirétroviral a presque doublé de 2006-2007 à décembre 2008, passant de 14 969 à 27 100 (World Health Organization et coll. 2008) puis à près de 50 000 en 2010. Ils représentaient environ la moitié des individus ayant besoin d'un antirétroviral (UNAIDS 2011) et une proportion relativement faible des cas estimés (de l'ordre d'une personne sur six, Vietnam Commission for Population, Family and Children et coll. 2006 : 9, Socialist Republic of Viet Nam 2010: 28; UNAIDS 2011). L'accès restait encore restreint sur le plan géographique, les médicaments et infrastructures de prise en charge étant surtout disponibles dans les centres urbains. La part des femmes enceintes séropositives bénéficiant d'antirétroviraux pour la prévention de la transmission à leur enfant est moins bien connue. Elle est estimée en 2010 à environ un tiers, dans un intervalle variant d'un quart à près de la moitié (UNAIDS 2011). Cette proportion représente une forte hausse par rapport aux années précédentes puisqu'elle n'était que de 9% en 2006 (Socialist Republic of Viêt Nam 2010 : 24).

Jusqu'au début des années 2000, la prise en charge des séropositifs concernait essentiellement la lutte contre les infections opportunistes et l'utilisation de soins palliatifs. Les difficultés ne tenaient pas uniquement à l'augmentation de la quantité de personnes infectées ou atteintes de sida, mais également aux évolutions des modes de prise en charge. Le processus de décentralisation des soins et traitements mis en place à partir du milieu des années 2000 pour rendre plus accessibles les médicaments antirétroviraux s'est heurté au manque de matériel et de personnel dans les infrastructures de santé primaire. Il vise aussi à développer la coordination des interventions contre les différents problèmes de santé.

UNE MOBILISATION ÉLARGIE

La politique de lutte contre l'épidémie a été marquée par un changement radical d'orientation de pratiques répressives à des programmes plus participatifs influencés par une aide internationale massive et une forte intervention de la société civile.

Une orientation politique plus participative

Jusque fin 2003, le VIH était considéré et présenté par les pouvoirs publics comme un « fléau social » au même titre que la consommation de drogue ou la prostitution. Ces deux phénomènes sont liés à la transmission VIH/sida d'un point de vue biomédical et social, mais aussi historique. En effet, la propagation de l'épidémie VIH a coïncidé avec de fortes incidences de prise de drogue et de commerce sexuel (Khuât 2007). Ce lien entre la politique des « fléaux sociaux » déployée lors de la colonisation française (Proschan 2002) et la lutte contre le VIH/sida a été abandonné en 2004. Ce changement s'appuyait sur une argumentation selon laquelle un tel principe était nocif, notamment matière de stigmatisation et de discrimination. Des pratiques de rejet des séropositifs et de leurs proches ont effectivement été constatées dans plusieurs domaines. L'accès à certaines activités professionnelles[7] ainsi qu'à une assurance maladie ou à la scolarisation de leurs enfants pouvait se trouver restreint même lorsque ceux-ci étaient séronégatifs.

La « loi sur le VIH/sida » adoptée en juin 2006 et entrée en vigueur début 2007 préconise de nouvelles aides en faveur des séropositifs. Parmi celles-ci figurent des soins plus accessibles et une plus grande protection des personnes, avec des garanties de confidentialité et d'anonymat. On est ainsi passé d'une criminalisation des porteurs du VIH à la promotion de la santé et du bien-être. Outre cette loi spécifique sur le VIH/sida, l'évolution d'une politique répressive vers une approche plus participative apparaît dans les textes légaux en matière de santé et de population. C'est le cas notamment de la « Stratégie sur la santé de la reproduction » (2001-2010) et la

[7] La stigmatisation pouvait être indirecte et s'adresser aux membres d'une commune réputée à haute prévalence de VIH/sida qui se voyaient refuser un emploi en raison de leur provenance géographique (UNDP et coll. 2005 :27).

« Stratégie de lutte contre le VIH/sida pour 2010 avec une vision à 2020 ».

Ce mouvement vers des méthodes plus empathiques concerne aussi deux pratiques liées à la transmission du VIH/sida : l'usage de drogue et le commerce sexuel, pour lesquels ont été adoptés des programmes de réduction des dommages. Les personnes prises en situation de commerce sexuel également susceptibles d'être envoyées en centre de rééducation ont bénéficié de distribution de préservatifs à partir des années 2000 (Khuât 2007). Pour les consommateurs de stupéfiant, les « centres de réhabilitation » par le travail et l'éducation sociale consistant en une désintoxication obligatoire, une sensibilisation aux dangers de la drogue et l'exercice d'une activité pendant un séjour d'un à deux ans sont restés en vigueur. Parallèlement, des alternatives se sont progressivement ouvertes sur une approche moins répressive avec des mises à disposition gratuites de seringues au cours des années 1990 et le recours à des produits de substitution. La méthadone a été utilisée en 2008 à Haiphong à titre d'essai. Une clinique pour les personnes dépendantes à la drogue est entrée en fonction en 2009 à Hanoi (Socialist Republic of Vietnam 2010) et ce dispositif est en voie d'expansion dans plusieurs provinces. De plus, des actions de participation volontaire à un programme de post-réhabilitation de un à trois ans se sont développées. Ils permettent de proposer aux anciens pensionnaires des formations et emplois (Khuât 2007).

L'évolution suivie par le Viêt Nam correspond donc à celle mise en évidence par la Commission sur le Sida en Asie (Pham et col. 2010). En effet, les réponses au VIH ont d'abord été fondées sur la peur et le déni dans les années 1990 avec des mesures d'isolement des utilisateurs de drogue et des commerciales du sexe. À l'étape suivante dite ad hoc, des interventions ont été mises en place, notamment la promotion de préservatifs, le recours à la méthadone, la distribution de seringues propres et d'antirétroviraux au cours des années 2000. Enfin, la lutte contre l'épidémie s'est développée en s'appuyant sur des résultats scientifiques avant le prochain stade où elle pourrait atteindre une maturité caractérisée par le déploiement de moyens gouvernementaux conséquents pour une réponse durable et efficiente (Pham et col. 2010).

De multiples acteurs

Outre les équipements sanitaires, de multiples acteurs sont présents dans le champ de la santé, notamment des infrastructures privées et les membres de la société civile qui comprend principalement les organisations de masse, les associations professionnelles, les groupements communautaires et les fondations ou centres d'aide (Le et coll. 2002). L'une des spécificités du pays concerne l'effort que font les institutions publiques pour maintenir un encadrement et un contrôle de l'ensemble des activités[8] (Pham et col. 2010), mais également la relative autonomie des villages et la fonction de médiation accomplie par différents types d'agents entre la population et les organes gouvernementaux (Le et coll. 2002). Dans le domaine du VIH/sida, les trois principaux ministères impliqués dans la lutte multisectorielle contre l'épidémie (ministère de la Santé, ministère des Affaires sociales, des Invalides et du Travail et ministère de la Sécurité) revendiquent une collaboration avec les acteurs de la société civile suivant les résolutions prises par la Session spéciale sur le VIH/sida tenue par l'Assemblée générale des Nations Unies en juin 2001 dont le Viêt Nam est signataire (The Socialist Repubic of Viet Nam 2010).

Les organisations de masse, au nombre d'une trentaine, constituent un intermédiaire entre les organes centraux du Parti et les intérêts particuliers de groupes locaux (Le et coll. 2002). Elles sont placées sous la coordination du Front de la Patrie et reposent sur une mobilisation locale structurée en groupes. Parmi elles, l'Union des femmes joue un rôle prépondérant dans la lutte contre le VIH/sida comme cela a aussi été le cas pour d'autres actions de développement dans le passé (Schuler et coll. 2006), ainsi que l'Union des Jeunes. Les organisations professionnelles sont également présentes dans la lutte contre l'épidémie à travers l'Union des Associations pour la Science et la Technologie. Au sein de celle-ci, la plus grande est l'Association Générale de Médecine et de Pharmacie qui comprend une quarantaine

[8] J. Hannah (2007) propose pour cerner cette notion de « société civile » au Viêt Nam de recourir à une logique d'actions plutôt qu'à une logique d'acteur en la considérant comme un processus d'intervention qui s'inscrit dans un continuum d'interactions entre l'État et l'ensemble des autres acteurs. Pour une étude plus approfondie de la société civile au Viêt Nam, voir Norlund (2007) et Wells-Dang (2011) pour une comparaison avec le cas de la Chine.

d'associations. Le troisième type d'organisations de masse très impliqué dans la lutte contre le VIH/sida est constitué des groupements communautaires qui ont connu une extension importante au cours de ces dernières années. Une partie d'entre eux intervient à travers des programmes et projets, d'autres résultent d'initiatives plus spontanées et proposent des services. Certains de ces groupes sont peu visibles en raison d'un manque de moyen voire d'une absence de statut juridique officiel. Le cas de Pham Thi Huê, femme séropositive épouse d'un consommateur de drogue séropositif et mère d'un jeune enfant devenue militante contre le VIH/sida à Haiphong est à ce titre exemplaire du développement d'une initiative locale qui a acquis une légitimité et une reconnaissance de la part du Front de la patrie. Symboliquement, l'élévation en 2004 par le magazine Time de Pham Thi Huê comme « héroïne de l'Asie » a été ressentie comme un encouragement très fort et suivie d'une mobilisation accrue. Les clubs et associations de soutien aux séropositifs, de lutte contre le VIH se sont beaucoup multipliés et étendus. Ils ont participé de façon significative à l'évolution de la prise en charge, notamment à l'adoption de programmes de réduction des dommages dans le domaine de l'utilisation de drogue ou l'élaboration de la loi générale sur le VIH/sida de 2007. Ces nouveaux acteurs contribuent à modifier le mode de prise de décision en matière de santé.

Une forte influence des institutions internationales

Au Viêt Nam comme dans de nombreux pays, les services de santé reproductive ont été progressivement réorientés, tant du point de vue de leur organisation institutionnelle que de leurs objectifs pour donner lieu à deux dispositifs internationaux à partir du début des années 2000. D'une part, le Fonds Mondial de lutte contre le sida, la tuberculose et le paludisme a été créé en 2002 comme un partenariat entre les gouvernements, la société civile, le secteur privé et les communautés affectées pour financer les programmes. Il a concentré les actions de santé vers ces trois problèmes. D'autre part, en 2000 les États membres de l'ONU se sont fixé 8 buts pour 2015, dits Objectifs du millénaire pour le développement (OMD). De nature quantitative, ceux-ci sont considérés comme le « plus petit dénominateur commun » à atteindre par les différents pays (Sen 2009). Parmi eux 4 sont plus spécifiques à la santé de la reproduction : « promouvoir l'égalité et l'autonomisation des femmes », « réduire la mortalité infantile », « améliorer la santé maternelle », « combattre le VIH/sida, le paludisme et d'autres maladies » (Nations Unies 2010). La lutte contre le VIH/sida est mesurée par la progression de l'épidémie et l'accès aux traitements pour les personnes séropositives qui en ont besoin. Ces objectifs sont chiffrés et datés. Au sein de ce cadre, chaque pays se fixe des buts adaptés à sa situation.

Au Viêt Nam, le détachement de la lutte contre le VIH/sida d'avec la politique des fléaux sociaux correspond à une nouvelle orientation qui s'inscrit dans le programme des Objectifs du millénaire pour le développement. La « lutte contre le VIH/sida, le paludisme et les autres maladies » qui en constitue le 6e chapitre, vise à « arrêter et inverser la propagation du VIH/sida pour 2015 » (United Nations 2002). Cependant, contrairement au principe proposé[9], le Viêt Nam n'a pas inclus dans ses objectifs spécifiques l'accès universel au traitement des séropositifs qui en ont besoin. Les OMD adoptés en septembre 2000 ont été intégrés à la stratégie nationale de développement socio-économique 2001-2010. Celle-ci se donnait quatre finalités : sortir le pays de son statut de nation sous-développée, améliorer les conditions de vie de la population d'un point de vue physique, social et culturel, promouvoir une économie de marché à orientation socialiste, établir les fondements d'un pays industrialisé moderne pour 2020 (Socialist Republic of Vietnam 2005). Il s'agit donc d'une approche très englobante.

Les organisations de lutte contre l'épidémie, de même que le secteur de santé publique ont bénéficié d'un financement massif, essentiellement international (Pham et col. 2010). Le lancement de programmes financés principalement par le PEPFAR, le Fonds mondial, la Banque mondiale et l'Onusida a joué un rôle déterminant dans la prise en charge des séropositifs. Le budget national alloué à la lutte contre l'épidémie atteignait 5 millions de dollars en 2005 et 9 millions en 2007, auquel il faut ajouter 200 millions d'aide de 2004 à 2008 (Khuât 2007 :31) provenant d'agences de coopération bilatérale de divers pays et des fondations américaines. L'apport a été si massif et les infrastructures si peu préparées qu'au début des années 2000, les

[9] Le 6e OMD s'est donné entre autres 2 objectifs : arrêter voire inverser la progression de l'épidémie d'ici 2015 et atteindre l'accès universel aux traitements pour les personnes séropositives qui en ont besoin (United Nations 2010a).

institutions publiques de lutte contre le VIH/sida ne parvenaient pas toujours à absorber toutes les ressources mises à leur disposition[10].

Devant l'ampleur des besoins, l'implication des acteurs informels dans la lutte contre le VIH/sida a été spécifiquement encouragée dans les textes de loi. Les familles et communautés ont été appelées à agir contre la stigmatisation envers les personnes atteintes et leurs proches, à promouvoir l'accès aux soins et plus largement à se mobiliser. La famille a reçu une attention particulière (Socialist Republic of Vietnam 2005). Cette composante importante peut difficilement faire l'objet d'une mesure chiffrée. Elle constitue néanmoins un phénomène déterminant pour l'élaboration des politiques et l'évaluation de leur impact.

Quelle place pour l'individu ?

Sur le plan international, le domaine de la santé sexuelle et de la reproduction, résultat d'un processus historique relativement récent, a conduit à une formulation spécifique des problèmes relatifs au VIH/sida. Ceux-ci ont mis l'accent sur les droits des individus et la nécessité de contextualiser l'atteinte VIH en prenant en compte le rôle et la place des femmes. Or la notion d'individu fait l'objet de controverses au Viêt Nam.

Les débats mondiaux sur les interactions entre population et développement ont affecté de façon croissante les politiques nationales qui interviennent dans les aspects intimes des relations humaines sur la sexualité et la reproduction (Zhang et coll. 2002). Dans la plupart des pays du sud, les institutions gouvernementales ont été restructurées en fonction des recommandations qui ont découlé de la conférence de Bucarest (1974), puis de celle du Caire (1994). À l'issue de cette dernière, la « Santé de la reproduction » a été définie comme un « bien-être général, tant physique que mental et social » qui offre à chacun la possibilité de bénéficier d'une « vie sexuelle satisfaisante en toute sécurité » et d'une libre procréation. Des départements, de grands programmes et des centres de santé maternelle et infantile, de planification familiale ont été regroupés

[10] Pour la période 1996-2000, plus de la moitié des dépenses consacrées à la lutte contre le VIH/sida ont concerné l'achat de matériel (UNDP et coll. 2005 :32).

sous la mention « santé de la reproduction » et ont intégré des questions liées aux maladies sexuellement transmissibles y compris le VIH/sida.

Cette approche pose le problème de la place de l'individu. Or, y répondre soulève des interrogations complexes, en partie en raison de l'origine occidentale des conceptions auxquelles cette notion fait appel (Elias 1991). Les débats sur ce sujet dans le contexte de la société vietnamienne ont été nombreux depuis le début du XXe siècle. Certains auteurs affirment la primauté du groupe (Trần Đình Hượu, Nguyễn Văn Huyên cités par Nguyên 1995). Leurs arguments font référence entre autres au recours dans la vie courante à de multiples pseudonymes « antidotes à la valorisation de l'individu » (Chesneaux 1976 cité par Nguyen 1995), à l'influence d'une pratique ancienne qui consistait à appliquer une peine aux trois générations de la famille du contrevenant (*tru di tam tộc*), à la mise en avant du bien commun au moment des périodes féodale puis communiste (Nguyên 1995, Jamieson 1995) et plus largement à la nécessité d'une organisation collective dans un environnement hostile (Jamieson 1995). D'autres auteurs évoquent les nombreuses affirmations individuelles. Ils s'appuient sur l'utilisation privilégiée du prénom sur le nom de famille, des écrits littéraires (Tự Lực Văn Đoàn, Nguyễn Mạnh Tường cités par Nguyên 1995) et traditions musicales populaires (poésie chantée du *ca trù* et du *quan họ*) ou encore des personnages historiques ayant adopté des attitudes ou un comportement non conforme à ceux de leurs groupes d'appartenance (Cao Bá Quát, Nguyễn Công Trứ cités par Nguyên 1995).

Pour tenter de répondre à cette question, David Marr (2000) analyse les termes de la langue vietnamienne. En effet, la généralisation au début du 20e siècle de l'emploi du pronom exprimant la première personne du singulier hors de toute référence à la famille (*tôi*) a été considérée par certains auteurs comme la marque de l'irruption de l'individu dans la société. Cependant, la notion de personne est très ancienne. Elle s'inscrit dans les philosophies et religions qui ont profondément influencé le système de pensée populaire. L'accomplissement personnel a été mis en avant dans le bouddhisme. Le confucianisme conçoit les relations comme inégalitaires, mais ne nie pas l'individu. L'idée occidentale d'individu a circulé bien avant l'adoption du terme au début du 20e siècle, notamment à travers les interventions des missionnaires catholiques européens à partir du 17e siècle. Elle s'est répandue sous l'influence d'intellectuels européens et vietnamiens au service d'aspirations à une libération politique et d'un idéalisme universel. Le concept d'individualisme qui s'est développé au début du 20e siècle a par contre reçu une connotation plutôt péjorative, en référence à des risques inhérents à des tendances anarchistes, hédonistes, romantiques ou nihilistes (Marr 2000). Cependant, contrairement à ce que de nombreux auteurs ont déclaré, la Révolution de 1945 n'a pas marqué le triomphe du collectif. Elle a constitué un contexte dans lequel se sont affirmées des personnalités et se sont accomplis des individus, en même temps que ceux-ci s'étaient inscrits dans un système et participaient à une cause qui les dépassait. À partir des années 1950, les impératifs de la guerre et le contrôle par le parti ont exercé de puissantes pressions sur les velléités d'affirmation individuelles. Plutôt que de les faire disparaître, ils ont contribué à en changer ou en dissimuler l'expression. L'individualisme a donc été marqué par une évolution longue et de fortes critiques venant d'idéologies divergentes. Souvent présenté comme occidental, il a été opposé aux concepts de communauté ou de famille dont la prééminence serait une spécificité asiatique. Cependant, la Révolution de 1945 a promu la notion de droits et devoirs individuels. L'individu en fait n'est pas exclusif d'entités plus grandes, notamment la famille, mais celles-ci permettent de mieux le cerner. Si l'idéal d'affirmation personnelle reste très mesuré et la recherche du consensus primordiale, les comportements nouveaux favorisés par l'urbanisation posent des questions inédites en raison de l'affaiblissement des liens familiaux et du développement d'une autonomie individuelle (Marr 2000).

L'analyse de Jamieson (1995) sur le Vietminh dépasse l'antagonisme entre individu et collectivité. Selon cet auteur, « au niveau individuel, la conformité était une stratégie pour obtenir du respect, un statut, la coopération et l'assistance des membres du groupe. Au niveau du groupe, c'était une stratégie pour établir un équilibre et maintenir une stabilité. Le prix à payer était une autonomie de pensée et d'action réduite pour l'individu et une moindre flexibilité et des pertes de développement potentiel pour le groupe. On ne peut répondre au caractère désirable de cet échange qu'en référence à des valeurs » (Jamieson 1995 :218). C'est à ces valeurs que nous allons nous intéresser dans les chapitres suivants.

CONCLUSION

La population du Viêt Nam a connu de profondes transformations au cours du XXe siècle (United Nations 2011). Malgré un manque de données, les études réalisées font apparaître un processus de transition épidémiologique sur le long terme caractérisé par une baisse de la mortalité ainsi qu'un changement des causes de décès et de morbidité. Étant donné sa faible prévalence, le VIH/sida a un impact limité sur le plan des indicateurs démographiques. Il ne remet pas en cause cette évolution. En revanche, l'effectif élevé de la population du pays confère à l'épidémie un poids important. Par ailleurs, le VIH a favorisé l'introduction et le développement de pratiques novatrices. Il a renforcé le mouvement de restructuration du secteur sanitaire. Sa gestion illustre l'émergence de nouveaux acteurs, dans un contexte d'ouverture internationale. Dans cette étude, nous adoptons une perspective élargie du système de santé englobant non seulement le service public, mais aussi tous les agents, du niveau central à l'échelon local. Les institutions sociopolitiques communautaires qui comprennent les organisations de masse et les groupes de lutte contre le VIH/sida, le réseau d'acteurs informels présents au sein du quartier y sont inclus, ainsi que la famille étendue, le noyau nucléaire et en dernier ressort l'individu.

CHAPITRE 2

LA FAMILLE, ACTEUR CLÉ

Les liens entre famille et santé doivent être intégrés dans l'ensemble des relations sociales au sein desquelles les rapports de genre sont déterminants. Ce chapitre vise à expliciter la façon dont vont être analysées ces dimensions familiales et genrées de la santé, afin de mieux saisir les enjeux individuels et collectifs, médicaux et sociaux des problèmes posés par l'épidémie VIH/sida.

LE RÔLE CENTRAL DE LA FAMILLE

La famille considérée comme un tout en relation avec d'autres acteurs ou comme lieu d'interactions est souvent analysée à partir du ménage. La situation d'intermédiaire qu'occupent ces deux entités entre les individus et la collectivité favorise leur instrumentalisation par les politiques. Celle-ci est particulièrement visible dans le domaine de la santé de la reproduction et de la lutte contre le VIH/sida.

La famille au centre des enjeux posés par le VIH/sida

Dans les recherches sur l'épidémie VIH/sida, la famille a occupé très tôt une place importante. À titre d'exemple, le premier article paru sur le VIH/sida dans la revue *Population Studies* portait sur le lien entre famille, réseaux sexuels et transmission du VIH/sida en Afrique subsaharienne (Caldwell et coll. 1992). Des études traitant de la prise en charge d'adultes séropositifs VIH ont mis en évidence le rôle prépondérant que joue la famille dans des contextes où la prise en charge des séropositifs n'est pas assumée de façon continue par des institutions sanitaires. Le VIH/sida modifie les relations interpersonnelles. Entre autres, il entrave le renversement des liens de solidarité intergénérationnelle, car il provoque une inversion du sens de l'aide : en l'absence d'un système d'assistance sociale formelle, les jeunes adultes séropositifs deviennent dépendants de leurs parents âgés. Cette situation a été décrite pour divers pays d'Asie, notamment en Thaïlande (Kespichayawattana et coll. 2003).

Pour analyser la réaction à la survenue de l'épidémie, nous nous appuyons sur deux théories. La première étudie la famille comme remplissant des fonctions. Celles-ci consistent en l'assouvissement des besoins humains tels que les soins au même titre que la reproduction biologique et la socialisation des enfants, la satisfaction stable des désirs sexuels et affectifs. La famille lutte pour limiter le risque de maladie de ses membres, affaiblir la crise sanitaire et s'adapter aux difficultés sanitaires (Doherty et coll. 1985). Cette approche propose un modèle replaçant les attitudes et comportements de la famille en un cycle constitué de 6 phases : (1) la promotion de la santé et la réduction des risques avec la mise en œuvre de mesures de prévention (2) la vulnérabilité et l'arrivée de la maladie (3) la reconnaissance par la famille de l'existence d'un problème de santé auquel elle cherche à donner sens (4) la réponse aiguë apportée sous forme d'interventions émotionnelles et interpersonnelles (5) le choix critique opéré à travers le recours à une aide extérieure, enfin (6) l'adaptation à long terme (Doherty et coll. 1985). Cette première approche permet donc de situer les réactions de la famille par rapport au cycle qu'est susceptible de suivre le VIH en tant que problème de santé.

Elle est complétée par l'analyse de la cohésion et la flexibilité du groupe familial en référence à la théorie de la résilience familiale (Patterson 2002) dont les fondements sont issus de la théorie du stress familial. Celle-ci repose sur le principe de la recherche par la famille d'un équilibre entre utilisation des ressources et confrontation à des épreuves qui peuvent conduire à une désorganisation. Ce modèle fournit une explication à certains arbitrages de la famille, comme le rejet total ou partiel d'un de ses membres pour préserver d'autres liens. Dans le cadre des études sur la solidarité familiale, 6 dimensions de la cohésion familiale intergénérationnelle ont été identifiées. Il s'agit de (1) l'association qui exprime le partage d'activité (2) l'affection qui concerne les émotions (3) le consensus qui correspond à un accord sur des valeurs ou attitude (4) le partage des ressources (5) la force des normes familiales et (6) la structure d'opportunité des interactions qui favorise la disponibilité des individus aux contacts familiaux.

La famille, actrice d'un système social et lieu d'interactions

Au Viêt Nam, les systèmes de pensée fournissent des références aux relations familiales et sociales dans leur ensemble (Kleinen 2001). En retour, les liens familiaux constituent un modèle pour l'ensemble des interactions sociétales. Ce phénomène est tangible dans l'emploi des mots d'adresse[11]. En effet, selon leur niveau d'intimité, de respect, leurs rapports d'âge et de genre, l'existence de liens de parenté entre eux ou non, deux personnes choisissent pour se désigner des termes concernant des statuts familiaux (tels que « grand-père/mère », « petit-enfant », « oncle » ou « tante », « neveu » ou « nièce », « grand-frère » ou « grande-sœur », etc.). Le contexte démographique, socio-économique, politique et culturel dans lequel s'insère et auquel participe la famille est influencé par l'héritage du confucianisme, du taoïsme, du bouddhisme et des cultes antiques parmi lesquels le culte des ancêtres occupe une place prépondérante (Bélanger et coll. 2009).

Au-delà de ces principes généraux, la complexité des relations familiales tient à la coexistence de deux systèmes opposés et complémentaires dont l'importance relative varie selon la période (Luong 1989). Le premier « patrilinéaire » est orienté vers les hommes. La hiérarchie de genre et la division du travail y reflètent une domination caractérisée par des ressources destinées préférentiellement aux individus masculins dont dépend la continuité du lignage. Elle est renforcée par la propriété terrienne et la doctrine confucéenne. Le deuxième système, « bilatéral » est marqué par le maintien par l'épouse du contact avec sa famille d'origine auprès de laquelle elle accomplit les obligations rituelles. Il est favorisé par l'endogamie qui entraîne souvent une proximité géographique des apparentés paternels et maternels. Il est plus proche des idéaux du bouddhisme (Luong 1989). Ces deux systèmes coexistent au sein de chaque famille avec une prééminence du premier. Le premier a cependant été affaibli depuis les années 1950 au profit du deuxième, en partie en raison des transformations de l'appareil étatique idéologique, politique et légal (Luong 1989). La mise en avant de l'économie du foyer dans le cadre des réformes du Renouveau a renforcé le poids social de la famille, mais aussi l'autorité patrilinéaire (Werner et coll. 2006).

[11] Ce système a été décrit notamment dans Krowolski (1999).

Le ménage, partie visible de la famille

L'étude de la famille se fait souvent à travers le ménage qui renvoie à l'unité résidentielle et à partir duquel sont mesurés les phénomènes. Entité physique d'habitation dont les membres partagent en général les mêmes repas et mènent en commun un certain nombre d'activités quotidiennes, celui-ci[12] est en effet un central pour la collecte et l'analyse. La relation entre ménage et VIH a été abordée principalement par les économistes. Pour eux, la séropositivité VIH aggrave l'appauvrissement du foyer par le biais de l'augmentation des coûts, mais aussi de la baisse des recettes qu'elle entraîne. La personne atteinte est susceptible de travailler moins voire de perdre son emploi à cause de ses problèmes de santé, éventuellement accompagnés de tensions sociopsychologiques. Les stratégies pour surmonter les obstacles matériels qu'implique le VIH sont multiples : restriction des dépenses, mobilisation de l'épargne, vente de biens, emprunts à des particuliers, migration, recherche d'aide auprès de proches, d'associations. L'impact différentiel selon le revenu est plus nuancé. Si les ménages modestes éprouvent plus de difficulté à faire face aux paiements en raison de ressources limitées, les plus riches ont tendance à dédier beaucoup d'argent aux frais médicaux. Les coûts liés à une séropositivité VIH sont cependant réduits avec le développement des programmes de prise en charge.

Au Viêt Nam, le statut du ménage a varié selon les périodes. La fin de la collectivisation en 1988 l'a consacré comme unité économique (Kleinen 2001). Certains auteurs vont plus loin en affirmant qu'« en augmentant la portée économique du ménage, la rénovation économique a revitalisé les liens de parenté et les réseaux de lignages et leur a créé des champs d'action politiques et économiques » (Werner 2006). Dans ce pays où un foyer sur 60 comporte un séropositif (UNDP et coll., 2005), une évaluation de l'impact direct du VIH/sida sur le niveau de vie des ménages a été réalisée avant le lancement de l'accès gratuit aux traitements antirétroviraux. Elle a estimé que les dépenses en soins de santé pour un séropositif VIH équivalaient à 13 fois celles pour une personne séronégative, avec des variations en fonction du stade de la maladie (UNDP et coll.

[12] Cette définition est plus large que celle de textes législatifs vietnamiens d'après lesquels le ménage est une unité dont les membres partagent un bien commun pour leurs activités économiques, d'utilisation de la terre, de production, de commerce (Bộ luật Dân sự 2005).

2005 :19). En matière de prise en charge, la co-résidence des séropositifs et de leurs aidants est déterminante, ce qui confirme la pertinence d'une étude au niveau du ménage dans les familles en Afrique subsaharienne (Moore et coll. 2005, Zimmer et coll. 2003, Miller et coll. 1999), en Thailande (Knodel et coll. 2002), mais aussi en Asie, notamment au Cambodge (Williams et coll. 2008) et en Chine (Li et coll. 2006 et 2011).

La famille et le ménage instrumentalisés

Dans les études sur la famille au Viêt Nam, deux idéaux coexistent : celui de la famille patriarcale traditionnelle fondée sur la solidarité et l'obédience aux anciens et celui de la « famille moderne » interpellée dans la politique de développement. Selon ces programmes, les familles vont atteindre le « bonheur » en suivant la politique de l'État en matière de reproduction (Werner 2006). L'image de la « petite famille heureuse » définit ainsi le sujet national pendant le Renouveau (Werner 2006). Les « principes fondamentaux » de la loi sur la famille et le mariage de 2006 indiquent que « les époux ont pour devoir de réaliser la politique de population et de planification de la famille » (article 2). De même, depuis le lancement de la politique du Renouveau, « le ménage est utilisé pour mobiliser les citoyens pour la cause de l'État » (Werner et coll. 2006) dans diverses sphères (Bélanger et coll. 2009). Dans le domaine sanitaire, le transfert des frais de santé de l'État vers les ménages a été accompagné d'une rhétorique de la mobilisation sociale conduite par l'État (London 2008).

Les normes relatives à la famille inscrites dans les usages sont actualisées dans le droit. Ainsi, la loi sur le mariage et la famille de 2000 (Quôc Hôi 2000) énonce les obligations réciproques de chacun. L'entraide est primordiale (article 49 sur « les relations entre les membres de la famille »). La solidarité familiale est placée dans le contexte de la valorisation de la piété filiale. Celle-ci implique un dévouement à ses aînés. Elle est transmise à travers l'éducation et exprimée dans des ouvrages classiques de littérature abondamment enseignés, au premier rang desquels figure notamment le roman *Kim Vân Kiêu* de l'écrivain classique Nguyên Du (1765-1820). Inscrite dans la loi sur le mariage et la famille de 2000, elle concerne les droits et devoirs des parents envers leurs enfants dont ils doivent prendre soin (Article 34) et réciproquement ceux des adultes qui doivent assistance à leurs parents dans le besoin (Article 57). Cette même loi donne un champ relativement étendu à la solidarité entre frères et sœurs puisque celle-ci peut bénéficier également aux membres de la fratrie adultes majeurs en difficulté (Article 58 alinéa 1). Ces obligations s'appliquent même aux cadets à l'égard de leurs aînés (Article 58 alinéa 2).

De même, l'étude des textes de loi relatifs à la lutte contre le VIH/sida montre comment le législateur a progressivement disposé la famille au centre de la prévention de la transmission du VIH et la prise en charge des séropositifs (Loenzien 2009a). Dans le cadre du suivi des OMD, le besoin de développer la coordination entre les différents intervenants de la lutte contre le VIH/sida est mis en avant. Parmi ces acteurs, la famille est considérée comme un « participant clé » pour la mise à disposition de traitements de qualité en faveur des personnes vivant avec le VIH/sida (Ministry of Planning and Investment 2008). Il est prévu que le Ministère de la Santé coopère avec les agences gouvernementales centrales et locales pour l'accès aux diagnostics, traitements et conseils destinés aux individus séropositifs à leurs familles (Ministry of Planning and Investment 2008).

Cette situation est rappelée dans la loi de 2006 sur la lutte contre le VIH/sida adoptée par l'Assemblée nationale et entrée en vigueur début 2007 (article 5 alinéa 4). Quatre agents sont appelés à participer : les « établissements, organisations, forces armées » élaborent et mettent en œuvre les programmes, « le Front de la patrie et ses organisations membres » doivent sensibiliser, organiser, superviser et encourager la participation de chacun, « les établissements, organisations privés » mettent en œuvre les décisions prises, de même que la famille. Tous ont la charge de lutter contre le VIH/sida, mais en outre, les deux premières ont une responsabilité particulière : les instances officielles conçoivent les programmes, le Front de la patrie et les organisations de masse soutiennent matériellement et moralement les personnes séropositives (article 5). Ces quatre acteurs doivent agir de façon coordonnée. La structure pyramidale de la lutte contre le VIH/sida fait écho à la constitution sociopolitique du pays avec l'Etat qui impulse les actions et stimule la famille, celle-ci s'engageant à aider les séropositifs.

La famille est considérée comme prioritaire pour la réception d'informations sur l'épidémie (article 11). Viennent ensuite les autres types de population : « les utilisateurs de drogue et ceux qui font du commerce sexuel, les patients atteints de maladies sexuellement transmissibles, les homosexuels, les individus mobiles, les femmes enceintes puis les personnes vivant dans des zones reculées, isolées ou dont les conditions socioéconomiques sont particulièrement difficiles » (article 11 alinéa 2, loi de 2006 sur le VIH/sida). En effet, la famille est responsable « de la conduite d'actions de communication et d'éducation sur le VIH/sida ». Elle doit prendre des mesures proactives pour prévenir la transmission du VIH » (article 13 alinéa 1). Pour cela, l'État pousse les acteurs de la lutte contre le VIH/sida à « organiser des formations et sensibilisations des personnes séropositives et des membres de leurs familles » (article 6). Par ailleurs, l'État encourage les initiatives locales et les soins autodispensés (article 6 alinéa 1).

La loi de 2006 (Quôc Hôi 2006) met également l'accent sur le rôle que joue la famille dans la lutte contre la stigmatisation et la discrimination à l'égard des séropositifs et des membres de leurs familles afin de favoriser une mobilisation collective contre l'épidémie (chapitre 1 sur les règles générales article 3 alinéa 4). Les membres de la famille participent donc avec les personnes séropositives à la lutte contre le VIH/sida en tant que victimes et acteurs. L'absence de stigmatisation renvoie à un droit fondamental : elle doit permettre aux séropositifs de « vivre de façon intégrée à la communauté et la société » (article 4 sur les droits et devoirs des personnes séropositives). Les personnes séropositives ont d'autres droits, notamment ceux de : « bénéficier d'un traitement et d'une prise en charge sanitaire », de « faire des études classiques ou professionnelles, travailler », de « bénéficier du respect de la confidentialité de ce qui a trait au VIH/sida », de « refuser les consultations sanitaires, les soins lors du traitement de la phase terminale du sida » et de « bénéficier du respect des autres droits selon les règles de cette loi et des lois qui lui sont liées » (article 4). Elles ont également des devoirs : « Mettre en œuvre les règles de prévention de la transmission du VIH à d'autres personnes, informer leur époux(se) actuel ou futur(e) du résultat positif de leur test VIH, mettre en œuvre les décisions relatives au traitement antirétroviral, respecter les devoirs institués par cette loi et par les autres lois qui lui sont liées » (article 4). Plus largement, chacun doit participer à la lutte contre l'épidémie

> « L'État encourage les lignages, le voisinage, les amis des personnes séropositives à les mobiliser moralement, à les prendre

en charge, à les aider et à créer les conditions pour que les personnes séropositives s'intègrent à la vie de la communauté et de la société » (article 17).

Les responsabilités de la famille dans la lutte contre le VIH/sida en son sein sont spécifiées :

> « La famille a la responsabilité de sensibiliser, éduquer ses membres sur la lutte contre le VIH/sida, d'appliquer de sa propre initiative les règles de prévention de la transmission du VIH, d'encourager le test volontaire du VIH par les futurs mariés, ceux qui prévoient d'avoir un enfant et les femmes enceintes. Les familles des personnes séropositives ont la responsabilité de nourrir, prendre en charge, stimuler, aider moralement les personnes séropositives à s'intégrer à la famille, à la communauté et à la société, en coordination avec les établissements, organisations et la communauté dans la lutte contre le VIH/sida » (article 13).

INTÉGRER FAMILLE, RELATIONS DE GENRE ET VIH

Les liens entre famille et relation de genre sont étroits. L'épidémie VIH/sida en offre une illustration particulière. Au Viêt Nam, les relations de genre au Viêt Nam sont marquées par des ambivalences. D'une part, les garçons sont fortement valorisés et bénéficient de règles de comportement plus permissives que celles des femmes. D'autre part, une relative égalité entre hommes et femmes existe dans certains domaines. Des contradictions s'expriment de façon croissante entre normes et comportements sexuels, laissant place au développement d'une forme d'émancipation féminine avec pour contrepartie l'instrumentalisation de celle-ci.

Les relations de genre, dimension transversale

L'étude du VIH/sida doit tenir compte des rapports de genre dans une perspective d'intersectionalité, c'est-à-dire d'interactions entre genre et famille, comme proposé dans le schéma des déterminants sociaux de la santé (Sen et coll. 2010, Bates et coll. 2009). Les relations de genre sont conceptualisées comme un « ensemble de pratiques, de sens, de symboles fondés sur des différences de sexe, qui s'expriment ou se manifestent de façon congruente avec certains locus de la matrice institutionnelle sociétale. » (Werner et coll. 2006). Leur prise en compte s'articule aux relations familiales et sociales dans la mesure où la réflexion relative au genre se situe « au niveau microsocial des relations familiales et au niveau macrosocial des normes et valeurs élaborées dans chaque société » (Labourie-Racapé 1999). Leur champ va donc au-delà d'un ensemble de normes, de valeurs, de rôles et de comportements prescrits. Il renvoie à un phénomène structurel ancré dans des relations sociales de pouvoir. Car on ne peut pas traiter isolément les catégories qui fondent les hiérarchies sociales. Il faut au contraire examiner les interactions entre elles (Bates et coll. 2009). Analyser le lien entre les relations de genre et la santé implique de prendre en compte le système que forment les hommes et les femmes (Bates et coll. 2009) et de s'interroger sur les normes sociales et les attentes culturelles liées à la masculinité. Les hommes et les femmes négocient leurs statuts sociaux et leurs relations de pouvoirs, ce qui rend complexe l'étude (Bates et coll. 2009).

Le schéma élaboré dans le cadre des déterminants sociaux de la santé permet une appréhension synthétique de l'influence des relations de genre et de leur caractère systémique (Sen et coll. 2009). Résultat d'un effort international et pluridisciplinaire pour comprendre les inégalités sociales de santé dans le monde, il sert de référence pour la mise en place d'actions (OMS 2008). Il propose une approche explicative identifiant des facteurs hiérarchisés selon leur proximité avec le phénomène étudié comme le fait le schéma des variables intermédiaires de la fécondité (Davis et coll. 1956) et présente l'intérêt de mettre en évidence les déterminants structurels. D'après ce cadre conceptuel, les résultats sanitaires et leurs conséquences sociales et économiques sont liés à 4 facteurs intermédiaires. Les premiers sont constitués par les valeurs, normes, pratiques et comportements discriminatoires à l'égard des femmes et des filles. Ils consistent par exemple en une moindre attention à la santé d'une fille par rapport à celle du garçon ou dans le fait de ne faire faire des activités sportives qu'aux garçons. Une deuxième série de facteurs d'inégalités résident dans les différentiels d'exposition et de vulnérabilité aux maladies, infirmités et blessures. Le troisième type de facteur comprend les biais du système de santé. Par exemple, les femmes interviennent fortement dans les soins informels lorsque le patient est un conjoint, un fils, mais cette contribution n'est pas reconnue. Enfin, elles pâtissent de biais dans la recherche sur la santé, tant sur le plan du contenu des études que de la façon dont celles-ci sont menées. En amont, les déterminants structurels concernent entre autres l'accès à la propriété, les règles d'héritage, le partage des tâches ou les différences de participation aux prises de décisions nationales, locales voire au sein du foyer entre les hommes et les femmes. Ils résident également dans les stratifications sociales (Sen et coll. 2010).

Dans le schéma des déterminants sociaux de la santé, les rapports de genre agissent en amont comme c'est le cas dans des études récentes sur les facteurs proches et distants de la vulnérabilité au VIH/sida pour les femmes (Underwood et coll. 2011). Cependant, ils supposent une appréhension holistique : les relations comprennent des effets retour qui évitent une causalité simpliste. Cette perspective systémique fait apparaître les liens entre phénomènes et entre acteurs ainsi que deux types d'influences peu mentionnées : les effets de rétroaction des phénomènes dépendants vers les déterminants considérés comme verticaux ascendants, et les liens horizontaux entre événements conjointement expliqués (Sen et coll. 2010). Ce principe de rétroaction permet de mettre en évidence des interdépendances et d'aboutir à la formalisation de systèmes d'acteurs, notamment dans le domaine des soins, de la famille, de réseaux d'intervenants pour la prise en charge des problèmes sanitaires, mais aussi sociopsychologiques. Il ouvre la possibilité de préciser les facteurs sociaux et structurels qui contraignent ou conditionnent le comportement individuel, peu pris en considération dans les études et les interventions relatives à la lutte contre le VIH/sida (Dean et coll. 2010).

Valorisation des hommes et instrumentalisation des femmes

Au Viêt Nam, les études de genre se sont développées à partir des années 1960. Elles sont essentiellement focalisées sur la situation des femmes. Peu de recherches prennent en compte la place des hommes, si ce n'est de façon ponctuelle sur des sujets spécifiques tels que l'avortement (Johansson et coll. 1998). Après le lancement des réformes du Renouveau dans les années 1980, les études de genre ont adopté une orientation plus microsociologique, utilisant le ménage comme unité d'analyse (Werner et coll. 2006). Ces évolutions se sont accompagnées de changements des rôles dans la famille (Knodel et coll. 2005). Aujourd'hui, malgré un idéal égalitariste, des inégalités de fait entre hommes et femmes subsistent. Elles sont abordées ici selon trois angles : la place des femmes dans la société, leur rôle au sein du foyer, les normes de comportements sociaux et sexuels.

Ces études indiquent qu'au Viêt Nam, les femmes bénéficient d'un statut relativement valorisé par rapport à celles de pays voisins, avec un plus grand accès à la scolarisation et à des postes de responsabilité. Ceci s'explique entre autres par leur implication pendant les conflits qu'a traversé le pays au cours du XXe siècle (1945-1975), l'ambition de libération de la femme et l'idéologie communiste d'égalitarisme portée par la révolution d'octobre puis l'avènement du socialisme (Werner 2006) ainsi qu'antérieurement l'héritage d'un système familial en partie matrilinéaire (Marr 1981). Sur le plan légal, le Viêt Nam a adopté des politiques qui répondent à la Convention des Nations Unies pour l'Élimination de toute forme de discrimination envers les femmes (CEDAW). La loi sur l'égalité de genre approuvée par l'Assemblée nationale en 2006 est le premier texte offrant une régulation complète concernant ce sujet. Elle définit l'égalité de genre dans la vie sociale et familiale avec des mesures pour y parvenir (Ministry of Planning and Investment 2008). Cependant, les disparités entre hommes et femmes constituent une des faiblesses des OMD. Alors que l'égalité dans le travail et le revenu est censée favoriser l'égalité entre les sexes, les femmes continuent de se charger de la plus grande partie des tâches domestique et des soins aux enfants (Werner et coll. 2006). De plus, leur situation est instrumentalisée. Si depuis le Renouveau, « les ménages portent d'importantes responsabilités (...) L'État concentre son intervention sur les corps des femmes et la maternité. Il considère les femmes comme des membres de familles liées à des fins économiques et politiques » (Werner et coll. 2006). Dans les études au Viêt Nam, les relations de genre sont ainsi conçues comme une construction sociale et un concept ou un outil utilisé par l'État à des fins politiques, économiques, idéologiques (Werner et coll. 2006).

On retrouve là le positionnement mentionné plus haut sur les ménages, car cette instrumentalisation des femmes passe par la famille et le ménage. La loi sur le mariage et la famille de 1959 révisée en 1986 a porté l'accent sur le libre choix du conjoint, l'égalité entre hommes et femmes dans le domaine des règles de propriété et d'héritage, le droit des femmes au divorce et à la garde des enfants.

Elle interdit la polygamie et reconnaît le caractère productif du travail domestique. Elle met en avant la responsabilité du père dans l'éducation des enfants (Zhang et coll. 2002). La Stratégie nationale en matière de reproduction (2000) pour 2001-2010 promeut l'égalité entre les sexes en tant que facteur déterminant pour une fécondité de niveau de remplacement, une amélioration de la qualité de la vie et un développement durable (Chinh Phu 2000). La femme est néanmoins la maîtresse de maison, « ministre de l'intérieur », soumise à sa belle-mère en cas de cohabitation avec elle. L'inégalité entre homme et femme relativement forte au moment de l'entrée en couple a tendance à s'estomper quand l'épouse acquiert un statut de mère et devient plus âgée (Werner 2004). De plus, on observe une évolution vers une moindre importance de la belle-famille au bénéfice de l'attention accordée aux enfants avec la réduction de la taille du foyer (Long et coll. 2000). « La femme occupe un rôle significatif dans le processus de prise de décision, de l'utilisation du budget à l'éducation des enfants et aux arrangements relatifs au mariage » (Luong 1989). Cependant, la résidence des conjoints est majoritairement virilocale, avec dans certains cas la présence de membres de la famille de l'époux. Inversement, l'installation d'un homme au sein de sa belle-famille est rare et dévalorisante, car il est alors perçu comme « un chien réduit à rester tapi sous le garde-manger » (proverbe) autrement dit un étranger dans une maison où il ne peut exercer aucun pouvoir. Or, c'est lui perpétue le lignage et assure le culte des ancêtres de sa famille d'origine, ce qui conditionne fortement la structure familiale et son organisation (Nguyen 1981). L'homme est généralement considéré comme le chef de ménage. Dans la tradition formée entre autres des écrits confucianistes, la femme est soumise au cours de sa vie à son père pendant son enfance, à son mari quand elle vit en union, à son fils aîné après son veuvage (Marr 1981). Ainsi, la réponse à la question de l'égalité entre les sexes est en général tranchée par une ambivalence : une relative égalité dans les activités extérieures, mais un écart beaucoup plus conséquent au détriment des femmes dans la sphère domestique.

De façon plus générale, les normes sociales sont clairement définies, et ceci de manière plus marquée pour les femmes que pour les hommes (Go et coll. 2002). Les quatre vertus cardinales de celles-ci sont le travail, une apparence physique soignée, une parole châtiée, un comportement décent (Marr 1981). L'homme doit se cultiver, s'occuper de sa famille, gérer son pays et pacifier le monde. En milieu rural, un caractère masculin est « espiègle », « turbulent », « dissipé »,

« actif », « dynamique », « difficile à contrôler » alors qu'une fille est censée être « douce », « sage », « obéissante », « facile à contrôler » (Rydstrom 2004). Les inégalités de genre sont très prégnantes dans les relations intimes où les règles sont plus sévères pour la femme, notamment concernant la fidélité et la planification des naissances. Selon les textes dogmatiques, la femme doit être chaste avant le mariage, fidèle à son conjoint que celui-ci soit en vie ou décédé, et d'un esprit dégagé des désirs terrestres (Marr 1981). Le célibat prolongé est pour elle problématique (Bélanger 2004). L'expression de la sexualité reste conçue comme plus légitime et naturelle de la part des hommes (Ghuman 2005) qui bénéficient de jugements plus permissifs en matière de rapports sexuels extra-conjugaux (Go et coll. 2002). Cependant, de nouvelles pratiques d'exercice d'un pouvoir ou d'une autonomie accrue des femmes se développent chez les célibataires en milieu rural, et dans le sens d'une plus grande liberté des jeunes dans les décisions relatives au mariage et à la sexualité prémaritale en zone urbaine (Werner et coll. 2006). L'idéal de virginité avant le mariage a tendance à être de plus en plus démenti par les faits.

La dimension genrée de l'épidémie VIH/sida

Dans le cadre de l'étude du VIH/sida, des clivages importants entre hommes et femmes ont été soulignés en lien avec les situations de risque en matière de transmission du VIH, la répartition des tâches concernant la prise en charge des séropositifs et les conséquences à long terme de l'épidémie. Au Viêt Nam, un hiatus a été mis en évidence entre d'une part les messages diffusés par les médias pour la lutte contre le VIH/sida et plus généralement la promotion de la santé de la reproduction (valorisation de la famille de taille réduite, fidélité à un partenaire) et d'autre part les opportunités créées et valeurs véhiculées à travers les dispositifs de gratification depuis les réformes sociopolitiques et économiques de libéralisation et d'ouverture internationale (Phinney 2008). En effet, ces opportunités et l'idéologie qui les accompagne ont eu pour effet non désiré de favoriser et de structurer les possibilités de rapports sexuels extraconjugaux des hommes, tout en incitant leurs épouses à accepter ces comportements (Phinney 2008). Ainsi, les slogans provenant de ce que Howard Becker dans son analyse de la déviance appelle les « entrepreneurs de morale », ceux qui établissent et tentent de faire appliquer les normes » (Becker 1985) restent inopérants du point de vue de la prévention du VIH/sida. Ils contribuent à accroître la vulnérabilité des femmes à la transmission du VIH.

Parmi les sujets abordés sur la place des relations de genre, les travaux traitant de la transmission de l'épidémie aux femmes posent la question de la pertinence de la notion de couple pour l'étude de l'épidémie dans les pays du sud. Pour le Viêt Nam, une recherche portant sur « la dynamique du risque vis-à-vis du sida et les relations de genre entre les utilisateurs de drogue par injection au Nord Viêt Nam » fournit un exemple qui montre l'intérêt de prendre en compte le couple et non simplement l'individu (Nguyên 2003). Fondée sur une collecte de terrain, elle indique que les relations intimes au sein du couple comprenant un utilisateur de drogue par injection jouent un rôle important dans la décision d'utiliser un préservatif et de partager une seringue. Par exemple, lorsque celui ou celle qui consomme de la drogue tire un profit économique de sa relation avec son ou sa partenaire et que celle-ci s'inscrit dans la durée, la probabilité que le préservatif soit rejeté est forte. Par ailleurs, le type de risque pris vis-à-vis du sida confère un sens particulier à cette relation qui ne peut être saisie qu'en analysant ce comportement. Ainsi, le risque vis-à-vis d'une éventuelle transmission est un aspect de la relation et dépasse la question de la protection individuelle. Il existe en effet une interaction entre la relation au sein du couple et le sens donné au risque pris. Cette connaissance du risque prend sens dans un ensemble complexe d'émotions, d'éléments personnels de la vie des membres du couple. Dans cette perspective, les campagnes d'information, d'éducation et de communication sont inadaptées, car elles reposent sur un principe de décisions individuelles. Par ailleurs, le contexte spécifique de l'injection de drogue qui contribue au Viêt Nam à une part importante de l'épidémie, mais reste très limité quant à son impact sur la population féminine, montre l'influence négative du statut de cadette sociale des femmes : elles passent après leurs homologues masculins lors du partage d'une seringue, accroissant leur exposition à une infection voire une réinfection. Elles doivent en outre faire face à l'éventualité d'une grossesse (El Bassel et coll. 2010).

Au Viêt Nam étant donnée l'importance des hommes pour la reproduction du groupe familial et la perpétuation du lignage, la séropositivité d'un homme pose des problèmes cruciaux à la famille. Un indicateur significatif de cette valorisation relative, qui nécessiterait une analyse plus détaillée, réside dans le fait que les dépenses pour les obsèques d'un homme séropositif représentent le double de celles engagées pour son homologue féminin (UNDP et coll. 2005). De plus, les études sur les conséquences de l'épidémie indiquent que les femmes, en particulier les mères et les épouses sont très impliquées dans la prise en charge des séropositifs (UNDP et coll. 2005). Autre conséquence de l'épidémie, la virulence des messages concernant une atteinte VIH/sida lancés avant 2004 au Viêt Nam explique en partie la stigmatisation différentielle selon le sexe à l'égard des personnes séropositives, associées à des consommateurs de drogue injectable pour les hommes, des prostituées pour les femmes. La plus forte stigmatisation des femmes a également été observée dans d'autres pays d'Asie, notamment en Chine (Reid et coll. 2002). Ces clivages entraînent des prises en charge contrastées comme nous le verrons plus loin.

DONNÉES NATIONALES ET ENQUÊTE LOCALE

Quelles conséquences l'épidémie VIH/sida a-t-elle sur le fonctionnement familial ? Comment s'expriment les relations de genre au sein de la famille en cas de séropositivité d'un membre ? Dans un contexte de basse prévalence, répondre à ces questions par une enquête auprès de la population générale pose problème étant donné la faiblesse des effectifs des séropositifs. La solution que nous avons adoptée consiste à utiliser une approche cas-témoin. Celle-ci conduit en effet à sélectionner spécifiquement des ménages comportant une personne atteinte de VIH tout en autorisant des comparaisons. Pour préciser l'influence du milieu d'habitat, nous avons réalisé cette étude[13] dans deux sites de la province de Quang Ninh : la ville de Halong et la commune rurale de Dông Triêu. Dans ces deux zones, une collecte quantitative et qualitative a été menée. Elle permet de compléter les données disponibles aux niveaux national et provincial.

Développement récent d'un système d'information

Les grandes enquêtes sociodémographiques incluant des questions relatives au VIH/sida sont peu nombreuses. Elles s'insèrent dans un effort récent de collecte de données sur la population. Depuis la

[13] L'acronyme de cette étude est FAVIHVIET : étude sur la famille et le VIH/sida au Viêt Nam.

réunification du pays en 1975, le Viêt Nam a réalisé beaucoup d'opérations nationales dans ce domaine, notamment 4 recensements (1979, 1989, 1999, 2009), 3 Enquêtes démographiques santé (EDS 1988, 1997, 2002). Il dispose de 3 enquêtes à indicateurs multiples (MICS 2000, 2006, 2011), de nombreuses enquêtes sur le niveau de vie des ménages (VHLSS Vietnam Living Standard survey 1992-93, 1997-98, 2002, 2004, 2006, VLSS 2008 et 2010), une enquête sur la santé de la reproduction (Population et planification familiale 2007), des enquêtes intercensitaires, des enquêtes démographiques annuelles, une enquête mondiale santé conçue par l'OMS (2002), deux enquête sur la santé de la reproduction des jeunes (Jeunes et adolescents Savy 2003, 2008). De nombreuses recherches concernent des zones géographiques situées dans le delta du Fleuve Rouge et du Mekong, deux régions qui concentrent 42% des habitants sur 17% du territoire (General Statistics Office 2008). Cependant, l'établissement du système de collecte de données démographiques est récent et les problèmes de qualité des informations recueillies ne permettent pas d'analyse très précise avant les années 1980 (Banens 2000, Barbieri 2007). C'est seulement dans les années 1990 que des normes scientifiques internationales ont été adoptées. À titre d'exemple, le recensement de 1989 est relativement fiable, mais les décès survenus au cours des 12 derniers mois seraient sous-déclarés à hauteur d'environ 50% (Merli 1998).

Dans le cadre des protocoles standardisés du programme Measure DHS, le Viêt Nam a réalisé en 2005 une enquête nationale Indicateurs Sida (VPAIS). Comme pour l'ensemble de ces opérations, l'échantillon est statistiquement représentatif du pays. Il l'est aussi à des niveaux subrégionaux, notamment les grandes régions (Nord, Centre, Sud), les quatre provinces cibles (Hanoi, Haiphong, Quang Ninh et Hô-Chi-Minh ville) et les milieux (zones rurales et urbaines). Cette enquête fournit des informations sur les caractéristiques sociodémographiques et économiques des personnes interrogées ainsi que sur des sujets plus ciblés concernant les relations sexuelles, les connaissances, attitudes et pratiques relatives au VIH/sida, les infections sexuellement transmissibles, les injections et la sexualité au sein du couple. Des dépistages VIH ont été effectués, mais seulement pour la ville de Haiphong, avec 1791 questionnaires individuels (General Statistics Office et coll. 2006). Les résultats indiquent que pour 6,5% de ces tests, le statut sérologique n'est pas disponible. Le taux de prévalence observé est de 0,5%, soit 9 séropositifs, dont 7 hommes et deux femmes répartis dans 7 foyers (General Statistics

Office et coll. 2006). Ces effectifs liés en partie à la faible prévalence du pays ne permettent pas de tirer de conclusion sur l'influence du VIH.

Quelques études ponctuelles et spécifiques ont été réalisées sur l'impact du VIH/sida sur les ménages et familles. Deux d'entre elles peuvent être citées en raison des possibilités de comparaison qu'elles offrent avec les données que nous avons collectées. La première est entièrement qualitative. Elle détaille les attitudes de personnes vivant avec le VIH/sida, de membres de leurs familles, de participants à des groupes de support communautaires et d'infrastructures sanitaires à Hô Chi Minh-Ville et à Quang Ninh. Elle est fondée sur l'analyse thématique de 152 entretiens individuels approfondis (Unesco 2003). Les résultats mettent en avant les difficultés auxquelles se heurtent les séropositifs sur le plan du suivi sociosanitaire. L'aide apportée par leurs familles est centrale, mais celles-ci sont elles-mêmes confrontées à des épreuves psychologiques et économiques considérables. Ce soutien permettait de compenser les lacunes du système de santé trop coûteux, peu équipé, non adapté à leurs attentes. Il est marqué par la forte participation des femmes. La recherche mentionne la volonté de certaines personnes atteintes asymptomatiques de travailler. Elle souligne la situation d'épouses de consommateurs de drogue par voie intraveineuse séropositifs devenues séropositives à leur tour. Elle évoque la quasi-absence de support de la part des groupes communautaires et leur exposition à des attitudes de stigmatisation (Unesco 2003).

La deuxième étude porte sur l'impact de l'épidémie VIH/sida sur la vulnérabilité et la pauvreté des foyers au Viêt Nam (UNDP et coll. 2005). Elle utilise une approche socio-économique quantitative menée auprès de 129 individus vivant avec le VIH/sida appartenant à 125 ménages. Ceux-ci sont répartis dans quatre provinces du pays, dont la ville de Halong à Quang Ninh (Hô Chi Minh-Ville, Thai Binh au Nord et An Giang au Sud sont également incluses). Ce travail a été complété par une étude de cas sur les services ambulatoires et les hospitalisations destinés aux séropositifs. Ce deuxième volet a été réalisé à l'hôpital municipal Dông Da spécialisé dans l'accueil des séropositifs à Hanoi. Les résultats de cette recherche montrent que les coûts matériels et financiers d'une infection VIH/sida sont extrêmement élevés pour les ménages, sans compter les dépenses faites après le décès de la personne atteinte. Non seulement les proches doivent engager de nombreux frais, mais les contraintes posées par la prise en charge constituent une entrave significative à leurs activités économiques. Les femmes supportent une grosse part de ce fardeau, notamment les mères qui contribuent de façon importante aux soins de santé. Au niveau du ménage, la séropositivité entraîne également un moindre investissement dans l'éducation des plus jeunes. Au sein des services hospitaliers, les ressources sont très limitées et le personnel adopte des attitudes et comportements stigmatisants et discriminatoires à l'égard des patients séropositifs. Ces obstacles découragent le recours à ces infrastructures (UNDP et coll. 2005). Ces deux recherches permettent de connaître la situation des séropositifs et de leurs familles avant l'arrivée des antirétroviraux. Elles présentent l'avantage d'avoir été réalisées toutes deux en partie dans la province de Quang Ninh à une période antérieure au démarrage du premier programme gratuit de prise en charge à visée thérapeutique intervenu en 2004.

Parallèlement, au cours de ces dernières années, des travaux sur la sexualité ont été menés et le Viêt Nam occupe une place importante dans ce domaine, comme l'a montré la tenue d'une conférence sur ce sujet à Hanoi en 2009 sous la responsabilité de l'Association Internationale pour l'Étude de la Sexualité, la Culture et la Société (IASSCS) coorganisée par l'Institut d'Étude sur le Développement Social (ISDS) à Hanoi, l'Institut des Études sur la Santé, la Sexualité et le Développement Humain (IESSDEH) à Lima, le Conseil pour l'Investissement dans la Promotion de la Santé (CIHP) à Hanoi et financée par la fondation Ford et l'Union vietnamienne pour l'Association de la Science et la Technologie.

Comparaison de ménages affectés et non affectés par le VIH

L'étude que nous avons réalisée fait suite à un projet initial sur la prise en charge des séropositifs en milieu hospitalier. Il s'agissait d'une recherche menée à Hanoi et Haiphong en lien avec l'initiative pilote franco-vietnamienne de prise en charge globale par antirétroviraux prévoyant la mise en traitement antirétroviral et le suivi d'environ 200 patients en 2004, avec une augmentation subséquente progressive. L'objectif consistait à analyser les conditions et besoins d'accompagnement psychosocial des séropositifs VIH/sida dans une optique de continuité des soins, en distinguant le rôle de l'hôpital, des groupes d'aide, de l'entourage de la personne atteinte (famille et proches). Les résultats avaient fait apparaître l'obstacle que constituent les attitudes de stigmatisation, en partie liées aux campagnes de lutte contre l'épidémie fondées sur la peur. Ils ont mis en évidence le rôle prépondérant de la famille dans la prise en charge et la place grandissante des associations. Ces observations ont montré que la famille représente un recours essentiel, mais ambivalent (Loenzien 2009a). Celle-ci permet l'accès aux soins et aux organisations de support aux séropositifs, mais peut également opposer une barrière à certains contacts. Elle protège de la communauté, des voisins, mais est aussi un lieu d'exposition à des comportements de discrimination. En effet, elle est susceptible de subir une stigmatisation quand la séropositivité d'un de ses membres est connue, mais peut à son tour faire preuve de rejet total ou partiel de son membre séropositif (Luu 2010, UNDP et coll. 2005). Elle procure un soutien économique, mais contrôle le pouvoir de ceux qui dépendent d'elle. Elle ancre les individus dans des rôles, mais doit assumer l'évolution de ceux-ci et les tensions qui surgissent en cas d'écueil majeur, par exemple lorsque la séropositivité d'un homme compromet la possibilité d'envisager de perpétuer la lignée familiale. À la suite de cette étude menée en milieu hospitalier, où les séropositifs se rendaient fréquemment accompagnés d'un ou plusieurs membres de leurs familles, nous avons souhaité faire une observation directement au sein des ménages.

Pour cela, devant la faible prévalence de l'épidémie dans le pays, nous avons choisi une méthodologie d'enquête cas-témoin. Celle-ci vise à comparer deux à deux des ménages comportant au moins une personne séropositive et n'en comportant pas, de façon à identifier les spécificités de chacun. En l'absence de test, le statut sérologique d'un individu correspond à celui qui a été déclaré par l'intéressé. Ainsi, on ne prend pas en compte l'atteinte VIH en tant que pathologie, mais les discours relatifs à celle-ci et aux attitudes qu'elle entraîne. Chaque ménage cas, défini comme comportant au moins un adulte (se déclarant) séropositif a été apparié à un ménage témoin sur la base de deux critères[14]. Les niveaux de vie devaient être similaires, les deux habitations devaient être distantes d'une dizaine de logements l'une de l'autre et appartenir à un même ensemble résidentiel. Cette démarche repose sur l'hypothèse d'un lien entre niveau économique du ménage et atteinte VIH susceptible de faire du niveau de vie un facteur de

[14] Tous les ménages étudiés comportent au moins un membre ayant répondu au questionnaire individuel. Les ménages cas comportent au moins une personne séropositive ayant répondu au questionnaire individuel.

confusion. Le niveau de vie du ménage a été évalué par les enquêteurs au moyen d'observations puis contrôlé par la collecte d'informations sur les matériaux de construction de l'habitation et la disposition d'équipements.

Étude en milieux urbain et rural

L'étude a été réalisée à Quang Ninh en raison d'un taux de prévalence VIH relativement élevé (Viet Nam Commission for Population, Family and Children et coll. 2006 :15). Avec un taux de 1,15%, la côte septentrionale à laquelle cette province est rattachée, atteint le plus haut niveau de prévalence du VIH chez les personnes âgées de 15 à 49 ans après la capitale économique Hô Chi Minh-Ville au sud (1,25%). Cette situation s'explique en partie par les mouvements de population. Située au Nord-Ouest, Quang Ninh partage 130 kilomètres de frontières avec la Chine. Bordée par 250 kilomètres de côtes, elle développe d'intenses activités touristiques dans la baie d'Halong, d'importantes exploitations minières et de nombreux liens commerciaux avec son voisin. Elle constitue une zone de transit à proximité du port de Haiphong à une vingtaine de kilomètres au Sud et de la capitale politico-administrative Hanoi à 160 kilomètres à l'ouest. C'est également un lieu de circulation de la drogue, près du Triangle d'or. Fin 2002 parmi les 5 954 cas de séropositivité détectés dans cette province, 92% étaient des hommes et 70% renvoyaient à l'utilisation de stupéfiant par voie intraveineuse (UNDP et coll. 2005 :46).

Cette province comptait un peu plus d'un million d'habitants en 2006, sur un territoire moins densément peuplé que l'ensemble du pays[15]. Le milieu urbain où vivent la moitié des individus (48% selon l'enquête VPAIS, 46% selon le recensement de 1999, General Statistics Office 2001 :3) regroupe davantage de cas. Le niveau de connaissance de la population concernant le VIH/sida est relativement élevé, les interventions de lutte nombreuses et les études menées fréquentes. La mobilité spatiale contribue à atténuer les contrastes entre milieux rural et urbain. En effet, les routiers et migrants saisonniers participent à la diffusion l'épidémie. Sur le plan de la santé, la zone urbaine est en général mieux équipée. Cette tendance est

[15] En 2004, la densité moyenne était en 1999 de 249 habitants au km2 dans l'ensemble du pays et 182 à Quang Ninh (Le 2005)

également valable pour les mises en traitement antirétroviral : une des conditions d'accès aux programmes gratuits réside dans le fait de résider dans la ville de prise en charge. Cette restriction est néanmoins appelée à s'assouplir avec la décentralisation progressive des soins.

La collecte des données s'est tenue dans la ville de Halong (2006) puis dans la commune rurale de Dông Triêu (2008) où le même protocole a été utilisé. Elle a consisté en trois types d'opérations. Tout d'abord, nous avons recensés tous les membres des ménages sélectionnés. Puis nous avons interrogé les personnes âgées de 15 à 59 ans de façon individuelle. Au total, nous avons effectué la passation de 1023 questionnaires individuels (825 à Halong, 198 à Dông Triêu) et 414 questionnaires ménage (326 à Halong, 88 à Dông Triêu). Enfin, les participants aux discussions de groupe ont été identifiés parmi les personnes interrogées, mais aussi parmi d'autres habitants du site. Au total, 21 groupes sont pris en compte dans l'analyse des résultats, totalisant 129 participants. Parmi eux, 12 ont été réalisés avec des membres de ménages témoins dont 6 à Halong et 6 à Dông Triêu, 9 se sont déroulés avec des membres de ménages témoins dont 5 à Halong et 4 à Dông Triêu. Dans chaque site, nous avons mené des discussions avec au moins deux groupes de parents de séropositifs et un groupe de personnes membres de fratries comprenant un séropositif. À Dông Triêu en outre, nous avons pu interroger un groupe d'épouses de séropositifs.

Les aléas de la recherche ont allongé les délais de déroulement de la collecte. Près de deux ans séparent l'enquête effectuée à Halong en novembre 2006 de celle réalisée à Dông Triêu en août 2008. Étant donné la dynamique de l'épidémie et la mobilisation pour la lutte contre le VIH/sida, le contexte a évolué pendant cet intervalle. L'année 2006 a vu notamment le lancement de la loi relative à la lutte contre le VIH/sida. Ainsi, le compte-rendu des résultats tend à minimiser l'écart entre les deux milieux puisque la décentralisation des soins a progressé entre les deux dates et le milieu rural généralement défavorisé bénéficie deux ans plus tard d'un dispositif institutionnel plus complet que deux années auparavant. Cette situation est perceptible dans la prise en charge par antirétroviraux. Ceux qui y avaient accès paraissent proportionnellement moins nombreux en 2006 à Halong qu'à Dông Triêu en 2008, ce qui présente une tendance inverse des disparités habituelles entre les deux milieux. Il n'en est pas de même des associations de lutte contre le VIH/sida qui restaient en 2008 à Dông Triêu relativement peu présentes et peu visibles en comparaison avec Halong en 2006. Ainsi, l'analyse des deux sites doit tenir compte de l'évolution qui a eu lieu au cours de la période qui a séparé les deux enquêtes. Malgré cette contrainte, étant donné la mise en œuvre d'une méthodologie commune aux deux phases, le rapprochement des deux sites paraît plus intéressant que l'étude disjointe des deux terrains. L'échantillon a été redressé pour assurer la qualité de l'appariement des ménages[16]. Nous avons donc utilisé[17] les données issues de la passation de 398 questionnaires ménages (310 à Halong, 88 à Dông Triêu) correspondant à 977 questionnaires individuels (779 à Halong et 198 à Dông Triêu).

Diversification des sources d'information

L'identification des personnes séropositives a été réalisée avec l'aide du Comité local de lutte contre le VIH/sida. Celui-ci nous a permis d'identifier plus de la moitié des ménages cas à Halong (60%) et la quasi-totalité des ménages cas à Dông Triêu (98%). Afin de diversifier les types de ménages recrutés, nous nous sommes également adressés aux associations de lutte contre le VIH/sida grâce auxquelles nous avons pu obtenir la participation de ménages à Halong (12%). Enfin, plus d'un quart des ménages retenus à Halong (28%) et une minorité à Dông Triêu (2%) nous ont été présentés par des personnes qui avaient été précédemment interrogées. Les caractéristiques des ménages diffèrent selon la source de recrutement, ce qui montre l'intérêt de varier les points de contact[18].

---

[16] À partir d'une analyse de l'équipement et des caractéristiques des ménages interrogés au moyen d'une approche multivariée, 8 paires de cas-témoins ont été éliminées en raison de leur hétérogénéité interne : les disparités entre ménages cas et témoins étaient trop grandes. C'est sur les 310 paires restantes que porte ce travail.

17 Dans les analyses qui suivent, toutes les différences mentionnées sont statistiquement significatives au seuil de 5% (test du chi-deux). Pour une partie des analyses statistiques, seules les données sur Halong sont détaillées, les effectifs ne permettant pas toujours de déterminer le caractère significatif des écarts observés à Dông Triêu.

[18] Les ménages identifiés via le comité sida ont tendance à être mieux équipés que les ménages identifiés via le réseau des connaissances et les associations, mais ces écarts sont peu marqués. En terme de situation géographique, dans la ville de Halong, le comité sida nous a mis en relation

Les discussions avec la population générale se tenaient en général au domicile d'une des personnes interrogées, ce qui présente l'avantage d'un lieu de rendez-vous proche du lieu d'habitation des participants, mais l'inconvénient d'un contrôle par l'un d'eux. Certaines discussions se sont déroulées au centre de santé, notamment avec les jeunes femmes d'un quartier de Halong. Ce lieu permet d'échapper au contrôle parental, mais est en revanche intimidant en raison de sa place dans la communauté. Pour les discussions de groupe nécessitant d'identifier l'intervenant, l'équipe d'enquête était constituée de 2 personnes : le modérateur qui animait la discussion et l'observateur qui notait les événements qui survenaient, les attitudes et comportements des participants, l'identité des intervenants pour chaque prise de parole. Légèrement en retrait du groupe, il n'intervenait pas pendant la discussion. Pour certaines discussions, un troisième membre de l'équipe effectuait une observation complémentaire et posait des questions en fin de discussion selon les objectifs de la recherche et son état d'avancement. Cette troisième personne était membre de la composante française de l'équipe d'enquête et était parfois accompagnée d'une interprète. Chaque session, d'une durée d'une heure trente à deux heures était enregistrée sur magnétophone. Les entretiens ont été retranscrits en vietnamien et analysés à l'aide d'une approche thématique.

La mise en perspective de nos résultats[19] avec ceux de l'enquête nationale VPAIS permet de situer la population de notre échantillon. Dans le cadre de cette dernière, 7289 femmes et 6707 hommes ont été interrogés par questionnaire individuel (General Statistics Office et coll. 2006). Ils appartenaient à 6337 ménages (General Statistics Office et coll. 2006). Tous les membres des foyers sélectionnés âgés de 15 à 49 ans étaient éligibles (General Statistics Office et coll. 2006). La comparaison des deux enquêtes doit tenir compte de

essentiellement avec des quartiers centraux tandis que les réseaux nous ont donné accès à des quartiers plus distants du centre de la ville et de l'hôpital provincial. Passer par les réseaux induit davantage de contacts avec les personnes non impliquées dans des associations d'aide aux séropositifs. Les effectifs ne permettent pas de conclure quant au lien entre la prise actuelle d'un traitement antirétroviral et le mode d'identification. Par contre, la présence dans le ménage d'une personne participant à une association est liée à la prise actuelle d'antirétroviraux.

[19] L'analyse a été réalisée au moyen des logiciels d'analyse statistique SAS et SPSS.

quelques différences entre les deux opérations. Alors que l'enquête nationale VPAIS collectait de nombreuses informations sur les relations sexuelles (circonstances des rapports, caractéristiques du partenaire, atteinte d'IST) pour mieux comprendre la dynamique de la transmission de l'épidémie, l'enquête FAVIHVIET porte davantage sur la prise en charge du VIH/sida. Elle ne concerne que Quang Ninh tandis que VPAIS a vocation à représenter quelques villes et provinces telles que Hanoi, Haiphong, Quang Ninh, Hô Chi Minh-Ville, mais aussi l'ensemble du pays et les milieux rural et urbain. Par ailleurs, l'enquête VPAIS a recueilli le statut VIH des participants interrogés à Haiphong par le biais de la réalisation de tests VIH alors que l'enquête FAVIHVIET repose sur les déclarations. Étant donné la faible prévalence de l'épidémie dans la région, les données fournies par FAVIHVIET sur les foyers comportant un séropositif sont beaucoup plus détaillées et approfondies. En effet, seules quelques personnes se sont avérées porteuses du virus dans le cadre de l'enquête VPAIS.

Des familles diversement affectées

Les personnes interrogées comprennent plus de la moitié des individus recensés au sein des ménages avec une proportion plus forte à Halong (63%) qu'à Dông Triêu (56%). Dans les deux sites, la moitié des personnes interrogées vit dans un foyer témoin (51%), l'autre se partage de façon relativement équilibrée entre séronégatifs et séropositifs, les premiers étant un peu plus nombreux (27% versus 23%). Dans les deux sites, les hommes constituent un peu moins de la moitié des membres recensées (49%) et des personnes interrogées (48%), proportions identiques à celles de l'enquête nationale (General Statistics Office 2006). En raison de la méthode utilisée, l'échantillon n'est pas statistiquement représentatif des populations des ménages comportant une personne séropositive de chaque site, mais il permet d'en connaître les spécificités. On pourrait supposer que le fait de s'intéresser aux séropositifs au sein de leurs foyers entraîne une sous-représentation des séropositifs isolés, ces derniers étant moins disponibles et probablement moins disposés à s'exposer. Cependant, à Halong quatre ménages (sur 170) étaient composés d'une personne séropositive seule[20], ce qui montre que ces situations ont pu être prises en compte de façon significative dans le contexte du Viêt Nam.

Les membres des foyers cas participant aux groupes de discussion font souvent partie de familles lourdement affectées par le VIH/sida. Certains pères ont eu plusieurs enfants séropositifs. Ceux-ci étaient parfois à la fois séropositifs et consommateurs de drogue. Beaucoup de mères sont engagées dans des associations de lutte contre le VIH/sida. Cette tendance a peut-être été favorisée par le mode de recrutement et de passation des discussions de groupe : nous avons travaillé avec des personnes acceptant de parler ouvertement des problèmes liés au VIH/sida internes à leur foyer, circonstances dans lesquelles le maintien de l'anonymat est presque impossible étant donné le caractère retreint des communautés étudiées et la portée symbolique d'une atteinte. Par conséquent, les propos recueillis sont pour la plupart ceux de personnes appartenant à des familles ayant une expérience relativement longue, une infection ancienne donc des types de prise en charge qui font référence à des pratiques ne correspondant pas toujours aux préconisations actuelles, car l'évolution des réglementations est rapide. Ceci n'exclut pas la participation de familles pour lesquelles la confrontation au VIH/sida est plus récente. Nous disposons ainsi d'un recul historique.

CONCLUSION

La famille en tant qu'entité sociologique centrale et les relations de genre comme perspective transversale proposent deux orientations heuristiques liées entre elles. Au Viêt Nam où deux modèles familiaux constituent les fondements de la formation du ménage et des relations de genre (Luong 2002), la prégnance du rôle de la famille dans les comportements sociodémographiques a été renforcée par la politique de « Renouveau » qui a conduit à son instrumentalisation explicite dans les textes de loi récents. Ces dimensions suggèrent une interprétation spécifique des phénomènes de santé de la reproduction et plus particulièrement de l'épidémie VIH/sida. La famille est en effet perçue comme un lieu problématique et complexe où coexistent aide,

[20] Cette proportion de 2,4% est supérieure à celle des ménages témoins comportant une seule personne au nombre de 7 sur 393, soit 1,8% des ménages témoins.

mais aussi conflits entre générations, harmonie et tensions dans les relations de genre, support et parallèlement affrontement. Ces interactions ont pour enjeu l'accès à des ressources telles que les traitements et les revendications identitaires en relation avec le VIH/sida.

CHAPITRE 3

LE VIH, FACTEUR D'HÉTÉROGÉNÉITÉ

Dans quelle mesure la séropositivité VIH et l'appartenance à un ménage comprenant une personne atteinte sont-elles associées à des situations et comportements spécifiques ? Autrement dit, le VIH constitue-t-il un marqueur sociodémographique ? Pour répondre à cette question, nous dressons dans ce chapitre le profil des personnes séropositives et de leurs foyers à partir de l'étude que nous avons menée. Ces résultats sont mis en perspectives avec ceux de l'enquête nationale (VPAIS) relative à la province de Quang Ninh.

DES POPULATIONS DISTINCTES

Les principales caractéristiques sociodémographiques sont explorées ici : âge, état matrimonial, fécondité, niveau d'éducation et migration. En raison d'une relative homogénéité[21] de la population et par choix, nous n'avons pas recueilli d'information systématique sur la pratique religieuse et l'appartenance ethnique.

---

[21] Dans l'enquête nationale (VPAIS), la quasi-totalité des personnes interrogées se déclarent sans religion (96%) et d'ethnie vietnamienne (84%). La population rurale apparaît plus hétérogène que celle du milieu urbain : les personnes d'ethnies minoritaires y sont plus nombreuses (27% versus 5%). A Quang Ninh, la proportion de membres d'une minorité ethnique est un peu plus faible que la moyenne nationale (11% versus 14%, General Statistics Office 2001).

Les séropositifs : une population de jeunes adultes

Dans un contexte proche de celui de l'ensemble de la province, le VIH contribue à une bipolarisation de la distribution des âges, distinguant des séropositifs relativement jeunes des membres de leurs ménages plus âgés. Dans nos deux sites, on retrouve chez les personnes interrogées les mêmes écarts que pour la population recensée[22], avec une population plus jeune à Dông Triêu qu'à Halong, (en moyenne 30 ans versus 33 ans) correspondant à une différence classique entre milieux rural et urbain. De même, la répartition dans la province est similaire à celle de la commune rurale de Dông Triêu. Par contre, à Halong la part des individus de 50 ans est plus grande (26%) que celle des jeunes (19%). Comme cela était prévisible en raison des divergences dans les critères de recrutement des deux enquêtes[23], la distribution est affectée d'une plus forte variabilité dans notre échantillon que dans l'enquête nationale[24]. Par ailleurs, à Halong les membres des ménages cas ont un âge moyen plus élevé (35,2 ans) que ceux des ménages témoins (32,7 ans), avec une relative jeunesse des séropositifs dont les âges sont concentrés autour de 31 ans[25]. Les séronégatifs ont environ dix ans de plus que ces derniers, avec une variabilité relativement forte. Il s'agit surtout des parents, frères et sœurs ou enfants de séropositifs.

---

[22] Le terme de population « recensée » fait référence aux personnes identifiées grâce au questionnaire ménage dans le cadre de notre enquête.

[23] Les limites d'âge étaient 15-49 ans pour l'enquête VPAIS et 15-60 ans pour notre enquête.

[24] Malgré l'adoption de bornes d'âge différentes entre les deux enquêtes, les données initiales sont conservées afin de préserver la représentativité de la population de la province pour l'enquête nationale et le travail d'appariement pour notre enquête. Par conséquent, les personnes interrogées individuellement par questionnaire individuel lors de notre enquête sont un peu plus âgées que celles de l'enquête nationale.

[25] Cet âge est similaire à celui qui a été mesuré dans le cadre de l'étude sur l'impact du VIH/sida effectuée auprès des ménages du Viêt Nam, où la moyenne d'âge était de 31,5 ans (UNDP et coll. 2005 :48).

Des types d'activité économique liés au statut VIH

La séropositivité et le fait d'appartenir à un ménage comportant une personne séropositive ne sont pas liés à des niveaux mais à des types d'activité différents. Halong et Dông Triêu représentent deux zones géographiques peu éloignées (environ 60 kilomètres) très contrastées sur le plan économique. Le tourisme constitue la principale source de revenus de la ville de Halong qui comprend une baie maritime classée au patrimoine mondial de l'UNESCO. Les autres secteurs prédominants incluent le commerce, les activités portuaires, l'industrie du charbon, la pêche, l'élaboration de matériaux de construction, la transformation d'articles aquatiques. L'économie de Dông Triêu est fondée sur l'agriculture notamment la culture de céréales, la foresterie et l'industrie, mais également l'extraction de minerais et la production de céramique.

Dans notre enquête la répartition de la population recensée diffère selon le site, ce qui est cohérent avec la relative jeunesse de Dông Triêu. Les personnes d'âge actif sont présentes dans des proportions semblables dans les deux sites (54% et 55%) à un niveau inférieur à l'ensemble de la province (66%). Par conséquent, les rapports de dépendance sont relativement élevés et proches bien qu'un peu plus faibles à Halong (81%) qu'à Dông Triêu (86%). De même, les personnes qui déclarent exercer une activité économique représentent une part moindre de celle de la province, similaire dans les deux milieux (82%). L'enquête nationale a mis en œuvre une série de questions posées aux femmes pour les encourager à évoquer toute activité même minime en plus de leur travail à domicile, pour laquelle elles recevraient une contrepartie monétaire ou en nature. Cette méthodologie a pu favoriser les déclarations.

Parmi les personnes se déclarant actives à Quang Ninh, celles du milieu urbain exercent surtout comme travailleurs qualifiés (32%), commerçants (28%), professeurs, techniciens ou gestionnaires (24%). En milieu rural près des deux tiers des actifs sont agriculteurs et indépendants (63%). Les travailleurs qualifiés et commerçants ne représentent qu'une proportion plus faible (14% et 13%). Cette distribution est relativement proche de celle de Halong où les personnes qui se déclarent actives font du petit commerce[26] (40%), travaillent en entreprise (22%), sont journalières[27] (19%) ou employées dans une institution publique (15%) mais peu sont agricultrices (5%). A Dông Triêu, elles exercent plutôt une activité de petit commerce (25%) ou dans l'agriculture (25%), travaillent comme journalières (23%), en entreprise (20%) ou dans une institution publique (8%). Ainsi, les divergences entre les deux sites, semblables à celles que l'on observe pour les milieux rural et urbain reflètent les différences d'industrialisation, d'urbanisation, de densité de population et de type d'activité. Le secteur informel recouvre une grande partie de ces activités et les frontières entre les catégories sont ténues. En milieu rural nombreux sont les habitants qui maintiennent une activité agricole même restreinte parallèlement à un petit commerce. A Halong, les participants aux groupes de discussion ont insisté sur la forte proportion de jeunes sans travail et la difficulté éprouvée pour trouver un emploi. La pêche et les départs en mer sont considérés comme risqués et peu lucratifs. Les jeunes à Dông Triêu ont évoqué la place prépondérante de l'agriculture et l'élevage (porcs, poulets notamment). De façon générale, les sujets économiques constituent une préoccupation importante. Au moment du démarrage des discussions, en réponse à la question très large sur l'environnement de vie quotidienne, la plupart des membres des ménages témoins abordaient la nécessité de gagner sa vie pour se nourrir, la contrainte de moyens financiers « très limités ».

Les rapports de dépendance sont plus faibles dans les foyers témoins que dans les foyers cas à Halong (74% versus 89%) et de manière plus marquée à Dông Triêu (72% versus 102%) en raison de disparités dans la structure[28] des populations. Ceci peut être dû à la difficulté qu'éprouvent les personnes séropositives de subvenir aux besoins d'enfants ou d'aînés plus âgés, voire à la nécessité de faire appel à quelqu'un pour leur subsistance.

---

[26] Les petits commerçants tiennent des échoppes d'alimentation sur un marché ou au rez-de-chaussée du domicile. Certains sont tailleurs, coiffeurs ou taxis-motos (*xe ôm*).

[27] Les journaliers travaillent dans le secteur agricole, mais aussi dans des secteurs tels que la construction.

[28] Comme nous l'avons vu plus haut, la population est plus âgée à Halong qu'à Dông Triêu.

Le type d'activité exercée diffère selon le statut VIH individuel et du ménage d'appartenance. A Halong, les séropositifs actifs travaillent plutôt comme journaliers (43%) ou dans le petit commerce (40%, figure 3.1).

FIGURE 3.1- DOMAINE D'ACTIVITÉ ÉCONOMIQUE DES PERSONNES ACTIVES SELON LEUR STATUT VIH ET CELUI DE LEUR MÉNAGE À HALONG (%)

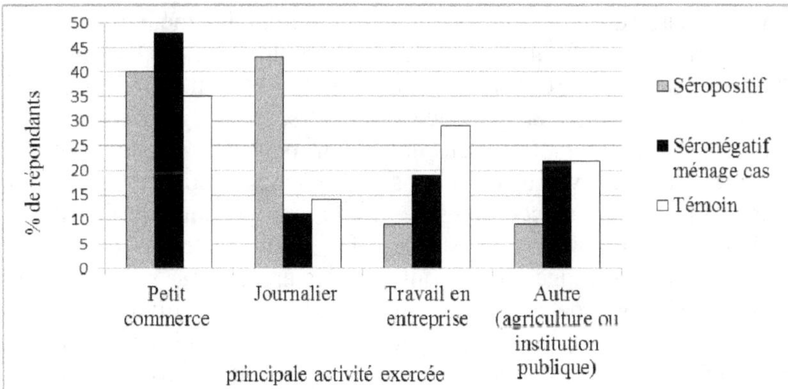

Source : enquête FAVIHVIET Halong 2006

En effet, ces activités peuvent être exercées en indépendant, ce qui évite les difficultés liées à la stigmatisation. Une partie d'entre elles, notamment le commerce, ne demandent pas un effort physique intense comme l'agriculture où les séropositifs sont peu présents. Cependant, elles sont caractérisées par une relative précarité par rapport au travail en entreprise où les séropositifs sont également peu nombreux (9% versus 19% des séronégatifs des ménages cas et 29% des membres des ménages témoin). Par ailleurs, les séronégatifs des ménages cas travaillent souvent dans le petit commerce (48%) mais mènent aussi une activité autre, dans l'agriculture ou dans une institution publique (22%), de même que les personnes des ménages témoins (22%). Cette pluriactivité qui concerne les différents types d'individu rend complexe la saisie de la profession.

Les séropositifs et leurs proches : plus souvent hors union

La séropositivité et le fait d'appartenir à un ménage comportant une personne séropositive sont liés à de plus forts taux de rupture d'union. A Halong les ménages infectés comprennent une proportion plus faible de personnes[29] en union[30] (52% versus 63% pour les ménages témoins). Inversement, les personnes veuves, divorcées ou séparées sont plus nombreuses (22% versus 10%). Ces résultats sont cohérents avec une épidémie facteur de rupture d'union, ou encore avec une association entre multipartenariat, vie hors union et séropositivité. L'étude sur l'impact du VIH sur les ménages au Viêt Nam mentionne les multiples personnes abandonnées par leur conjoint en raison de leur séropositivité VIH (UNDP et coll. 2005 : 48). De manière surprenante, la tendance est inverse à Dông Triêu avec un pourcentage de personnes en union un peu plus élevé dans les ménages cas (72% versus 66% dans les ménages témoins). Cependant, cette différence s'accompagne d'une proportion moindre de célibataires (10% versus 23%). En effet, de même qu'à Halong, les membres des ménages cas sont aussi caractérisés par une part relativement forte de personnes veuves, séparées ou divorcées (18% versus 11%). Ainsi, le célibat n'occupe pas la même place dans les deux milieux : il est plus répandu et davantage associé à une séropositivité dans le site urbain. Cet écart ne reflète pas l'ampleur des différences selon le milieu, moins marquées.

La distribution selon le statut sérologique individuel permet de préciser cette situation. A Halong, les séropositifs se répartissent de façon équilibrée entre célibataires (34%), personnes mariées (34%) ou veuves, divorcées, séparées (32%, figure 3.2). Par contre, les séronégatifs de leurs ménages sont majoritairement mariés (59%), dans une proportion cependant inférieure à celle des membres des ménages témoins (64%). En effet, ils sont plus souvent veufs, divorcés ou séparés que ces derniers (12% versus 7%). A Dông Triêu, la séropositivité comme le fait de vivre dans un ménage cas est davantage associée aux ruptures d'union. Les séropositifs sont moins

[29] Il s'agit des personnes âgées de 15 ans et plus.

[30] Il s'agit de la situation déclarée, pertinente dans le cadre d'un travail sur la prévention du VIH et la prise en charge des séropositifs. Dans l'enquête nationale, la nuance entre les unions formelle et informelle a été faite, mais la proportion de concubins est quasi-nulle (0,3%). Elle ne sera donc pas maintenue dans la suite des analyses.

souvent en union (63%) que les membres des ménages témoins (71%) et les séronégatifs de leurs ménages (85%). Ils sont aussi plus fréquemment divorcés, séparés ou veufs (25%) que les membres séronégatifs de leurs ménages (6%) et les membres des ménages témoins (7%). Par conséquent, si les ménages cas sont caractérisés par une plus forte proportion de personnes hors union, c'est d'une part parce que la séropositivité est liée au célibat et aux ruptures d'union, d'autre part parce que ceux qui cohabitent avec les séropositifs sont également plus fréquemment hors union. C'est le cas notamment de parents âgés veufs.

FIGURE 3.2- ETAT MATRIMONIAL DES PERSONNES INTERROGÉES À HALONG SELON LEUR STATUT VIH (%)

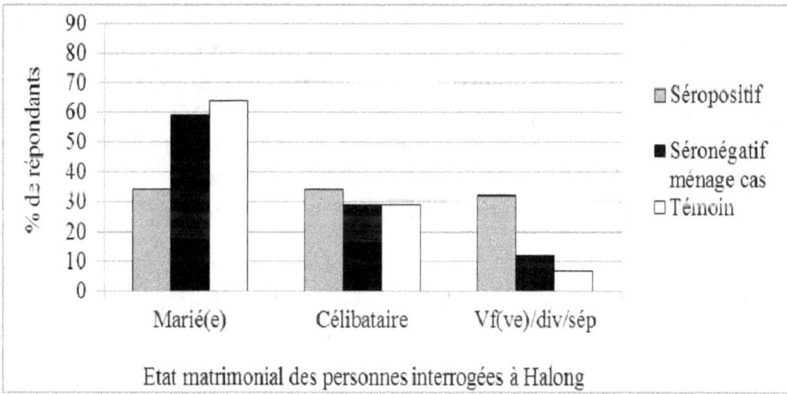

Source : enquête FAVIHVIET 2006-2008 (questionnaires individuels)

Ces tendances expliquent en partie le fait que la part de personnes veuves, séparées ou divorcées soit particulièrement élevée dans les deux sites en comparaison avec l'ensemble de la province. Ce fort taux est essentiellement dû au veuvage. A Halong, plus des trois quarts des personnes ayant subi une rupture d'union sont veuves (78%) tandis que les divorces et séparations occupent une place moins importante (22%). Cette prépondérance du veuvage est également observée à Dông Triêu (81% des ruptures d'union sont des veuvages).

Moindre fécondité[31] *des séropositifs*

La fécondité est plus faible chez les membres des ménages cas non seulement en raison de la proportion plus basse de personnes fécondes, mais aussi à cause d'une moindre fécondité des individus donnant naissance à un enfant. Dans la province de Quang Ninh, deux tiers des personnes interrogées ont donné naissance à au moins un enfant. L'absence de différence selon le milieu de résidence est à mettre en relation avec une tendance à un resserrement des écarts entre milieux rural et urbain en Asie depuis les années 1990 (Attané et coll. 2009 :56). Ces pourcentages sont similaires à ce que nous avons obtenu à Halong (66%) mais en deçà de celui observé à Dông Triêu (82%). Cette divergence correspond à une situation très courante d'une fécondité plus forte en milieu rural. Elle s'explique en partie par la forte présence du mariage. En effet, nous avons vu plus haut que les personnes en union sont plus nombreuses à Dông Triêu qu'à Halong. Or, la quasi-totalité des personnes en union (96%) ou ayant rompu une union (92%) ont déclaré avoir au moins un enfant vivant alors que ce n'est le cas de presque aucun célibataire (une seule personne parmi 263). Dans l'enquête nationale, les résultats sont semblables : la quasi-totalité des individus en union ont au moins un enfant vivant (96%) ainsi que ceux qui ont rompu une union (90%), par contre ceux qui n'ont jamais été mariés sont sans enfant, sauf exception (2 personnes parmi 356).

Au sein des personnes ayant au moins un enfant vivant dans la province de Quang Ninh, la fécondité est plus élevée en milieu rural. Le pourcentage de ceux qui ont eu un seul enfant est plus faible qu'en milieu urbain (respectivement 20% et 33%), de même que la proportion de ceux qui en ont eu deux (respectivement 44% et 55%). La tendance s'inverse à partir de 3 enfants. Ces niveaux sont supérieurs à ceux de Halong et Dông Triêu où le nombre moyen d'enfants par personne féconde est de 1,9. Ils sont proches du celui de l'ensemble de la province de Quang Ninh pour le milieu urbain (1,8) par contraste avec le milieu rural (2,4) où l'on observe une plus grande variabilité du nombre d'enfants par personne. Par conséquent, l'écart

[31] Cette étude prend en compte le fait d'avoir un enfant vivant au moment de l'enquête. Elle dépend donc la mortalité infanto-juvénile, relativement faible (23 pour mille en 2005-2010, United Nations, 2009 :705). Ceci peut induire une ambigüité en cas d'adoption ou de confiage d'enfants. Cependant, ces pratiques restent très rares.

entre les deux sites étudiés va dans le même sens que la distinction entre milieux de résidence, mais il s'explique différemment, avec une influence plus forte de la proportion de personnes qui ont un enfant par rapport au nombre d'enfants par individu.

A Halong, les séropositifs sont moins nombreux à avoir des enfants (58%) que les membres séronégatifs de leurs ménages et les membres des ménages témoins (68%). De plus parmi les personnes fécondes, dans les deux sites l'effectif moyen d'enfants est plus faible chez les séropositifs (1,3 enfant) que chez les membres des ménages témoins (1,9) et chez les séronégatifs des ménages cas (plus de 2). La majorité des séropositifs ayant eu au moins un enfant en ont un seul à Halong (69%) et Dông Triêu (75%) tandis que la plus forte proportion des autres membres de leurs foyers en ont 3 à 6 à Halong (41%) et à Dông Triêu (32%). Ainsi la fécondité est moindre chez les membres des ménages cas non seulement en raison de la moindre proportion de personnes fécondes (à Halong) mais aussi à cause d'une fécondité inférieure des individus donnant naissance à un enfant (dans les deux sites). Ce résultat peut s'expliquer par un effet des conditions de santé des séropositifs. Il correspond aux recommandations en matière de prévention de la transmission du VIH de la mère à l'enfant.

Un niveau de scolarisation un peu plus faible

L'atteinte VIH est liée à un niveau un peu plus faible de d'éducation, dans un contexte de scolarisation quasi généralisée. Parmi les personnes scolarisées, les deux sites se caractérisent par des niveaux d'instruction concentrés dans le secondaire (79%) par rapport au supérieur (4%). De plus, de façon surprenante, la proportion de personnes ayant été scolarisées est plus élevée dans la commune rurale de Dông Triêu (98%) que dans la ville de Halong (93%). Ainsi, le niveau d'instruction à Dông Triêu apparaît relativement élevé par rapport à celui de l'ensemble du milieu rural. A Quang Ninh en effet, non seulement le pourcentage de personnes scolarisées est plus faible en milieu rural qu'en milieu urbain (respectivement 91% et 98%) mais le niveau de scolarisation des personnes scolarisées est plus bas. Il faut tenir compte du fait ici que Dông Triêu est non enclavée et relativement bien équipée contrairement à certaines zones situées près de la frontière, dans des régions montagneuses ou habitées par des minorités ethniques. Ce résultat est à replacer dans le contexte de Quang Ninh où la quasi-totalité des individus âgés de 6 ans ou plus a été scolarisée. De ce point de vue, la situation des deux sites correspond à celui de la province.

A Halong, la proportion de personnes scolarisées parmi les personnes de 6 ans ou plus est plus faible dans les ménages cas (91%) que dans les ménages témoins (96%). De plus, le niveau atteint par les personnes recensées ayant été scolarisées y est plus bas. La différence tient à une part plus faible de personnes ayant suivi des études supérieures (respectivement 2% et 7%) ainsi qu'à une plus forte proportion de celles qui n'ont pas dépassé le primaire (respectivement 22% et 15%). Parmi les personnes interrogées, beaucoup ont été scolarisées. A Halong, la quasi-totalité des séropositifs (92%) a fréquenté le secondaire. Cette proportion est un peu plus faible parmi les séronégatifs des ménages cas (82%) qui comprennent aussi des membres de générations plus anciennes, comme nous l'avons vu plus haut. Au sein des ménages cas, les séronégatifs ont davantage fréquenté le niveau supérieur que les séropositifs (respectivement 4% et 1%) mais se sont également plus souvent arrêtés en primaire (respectivement 15% et 7%). Cela révèle une hétérogénéité de ce groupe.

Une résidence plus fréquente sur son lieu de naissance

Les liens entre séropositivité VIH et mobilité spatiale sont complexes. Les contraintes induites par des problèmes de santé dus à une séropositivité ou à la prise en charge d'une personne séropositive constituent des obstacles potentiels à la migration, notamment dans le cadre des programmes gratuits. Ils peuvent au contraire induire une mobilité spatiale lors de la recherche de recours thérapeutiques. En sens inverse, la migration a été identifiée comme un facteur pouvant favoriser la séropositivité (UNDP et coll. 2005 :8) et une personne séropositive victime de stigmatisation et de discrimination peut être amenée à se déplacer davantage quand elle parvient à recouvrer un bon état de santé, pour retrouver du travail. De plus, l'interprétation des résultats doit tenir compte du contexte de forte urbanisation, de développement de migrations essentiellement internes et soumises à un contrôle au moyen de cartes de résident qui conditionnent l'accès aux services publics dans le pays, mais s'assouplit progressivement. Enfin, plusieurs indicateurs de mobilité spatiale peuvent être utilisés. L'un d'eux concerne le statut de résidence. A Quang Ninh, la plupart des habitants demeurent de manière permanente chez eux, et ceci plus fortement en milieu rural (99%) qu'en milieu urbain (97%). Ces tendances sont similaires dans les sites que nous avons étudiés avec une sédentarité plus grande dans la commune de Dông Triêu que dans la ville de Halong (94%). Très peu d'individus sont présents de façon temporaire (4% à Halong, 1% à Dông Triêu). Deuxième indicateur, la proportion de personnes ayant effectué un déplacement de plus d'un mois hors de son lieu habituel de résidence similaire dans les deux milieux, est relativement faible (13%). Par contre, le pourcentage de ceux qui ont dormi au moins une nuit à l'extérieur de leur domicile au cours des douze derniers mois est plus élevé en milieu urbain (45% versus 25% en milieu rural), avec un nombre moyen de déplacements identique dans les deux zones (5). Ainsi, les habitants du milieu urbain sont plus nombreux à se déplacer, mais les durées des mobilités sont similaires. Enfin, troisième indicateur, le fait d'être natif de son lieu de résidence montre pour les deux sites un niveau de migration particulièrement bas. Sur l'ensemble de la province, les personnes natives de leur lieu de résidence représentent à peine la moitié des habitants en milieu rural (47%) et plus d'un quart en milieu urbain (27%). Ces proportions sont beaucoup plus fortes à Dông Triêu et à Halong où plus des trois quarts des personnes interrogées n'ont jamais changé de commune (respectivement 87% et 78%). De plus, dans l'ensemble de la province, les personnes non natives ont en moyenne un niveau d'ancienneté un peu plus élevé en milieu rural (13,8 ans versus 11,5 ans en milieu urbain) alors que celui-ci est le même dans les deux sites et se situe à un niveau élevé (19 ans). Ainsi, les deux sites étudiés sont caractérisés par des migrations moindres tant du point de vue de leur fréquence que de leur durée. Par ailleurs, les informations sur la provenance géographique des non-natifs confirment l'hypothèse d'une mobilité plus forte du milieu rural vers la ville que dans le sens contraire.

A Halong, le fait d'être séropositif ou d'appartenir à un ménage infecté n'est pas lié à un statut spécifique d'occupation du logement (permanent, temporaire ou souvent absent). Par contre, les séropositifs sont natifs de leur lieu de domicile dans une proportion plus élevée (89%) que les séronégatifs de leurs ménages (69%) et les membres des ménages témoins (77%). Parmi les non natifs de leur lieu d'habitation, les personnes séropositives ont une ancienneté moyenne relativement faible (11,6 ans) par rapport aux autres membres de leurs ménages (14,7 ans) et aux membres des ménages témoins (12,9 ans). Ainsi, elles sont généralement moins nombreuses à avoir migré, mais lorsqu'elles l'ont fait, cette mobilité est plus récente. Cet écart est à mettre en relation avec le fait qu'il s'agisse d'une population plus jeune. Concernant la migration exprimée selon le lieu de résidence et le lieu de naissance, la population des ménages témoins occupe une place intermédiaire.

Le VIH associé à des disparités entre hommes et femmes

La séropositivité et dans une moindre mesure l'appartenance à un ménage cas contribuent à une différenciation accrue entre hommes et femmes. Comme nous l'avons vu, l'épidémie VIH au Viêt Nam est caractérisée par une forte proportion d'hommes parmi les personnes séropositives. A titre d'exemple, dans l'enquête sur l'impact du VIH/sida effectuée en 2003, les trois quarts des 129 séropositifs dans 125 foyers étaient des hommes (UNDP et coll. 2005 :47). Nous avons obtenu le même type de distribution. A Halong, les séropositifs sont majoritairement des hommes (64%) tandis que les autres membres de leurs ménages sont plutôt des femmes (62%). La répartition des membres des ménages témoins est plus équilibrée avec une majorité de femmes (54%). Les caractéristiques sociodémographiques diffèrent selon le sexe, à l'exception de l'âge et du niveau d'instruction. En effet, les femmes sont plus nombreuses à exercer une activité (70% versus 61% pour les hommes), ce qui paraît surprenant. Cet écart n'est pas présent dans les ménages témoins où la proportion d'actifs est relativement forte (70%). Ainsi, la séropositivité VIH et l'appartenance à un ménage cas sont associées à deux situations contrastées (figure 3.3). Chez les séropositifs, les femmes ont un taux d'activité plus élevé que les hommes (respectivement 82% et 48%). L'écart est moins important, mais dans le même sens et statistiquement significatif chez les séronégatifs des ménages cas (respectivement 75% et 62%). Si la proportion d'actifs est plus élevée chez les ménages cas, c'est donc en raison de l'activité des individus non séropositifs, mais également à cause du niveau élevé d'activité des femmes séropositives.

Ceci renvoie, comme nous le verrons plus loin au fait que les hommes vont se faire dépister en général lorsqu'ils ont un problème grave de santé ou d'utilisation de stupéfiant entravant toute possibilité d'activité économique, contrairement aux femmes pour lesquelles le test est davantage lié au statut sérologique du conjoint ou aux grossesses. Ce facteur est important, car notre étude repose sur l'autodéclaration par les personnes interrogées de leur sérologie VIH.

De même, l'enquête menée sur l'impact du VIH sur les ménages au Viêt Nam indique qu'environ la moitié des séropositifs sont inactifs[32]. Cependant, la plupart d'entre eux sont également consommateurs de drogue par voie intraveineuse, ce qui rend difficile d'isoler l'effet de chaque phénomène (UNDP et coll. 2005 :49). Cette interaction, qui concerne plutôt les hommes, explique en partie ce moindre taux d'activité de la population masculine séropositive. Au contraire, une séropositivité semble induire une plus forte activité des femmes soucieuses de faire face à des problèmes de santé éventuels ou à venir, d'elles-mêmes et parfois de leurs enfants. Ceci est à mettre en relation avec le statut matrimonial et la fécondité des personnes séropositives et des membres séronégatifs des ménages cas (voir ci-dessus).

FIGURE 3.3- PROPORTION D'ACTIFS SELON LE SEXE ET LE STATUT VIH À HALONG (%)

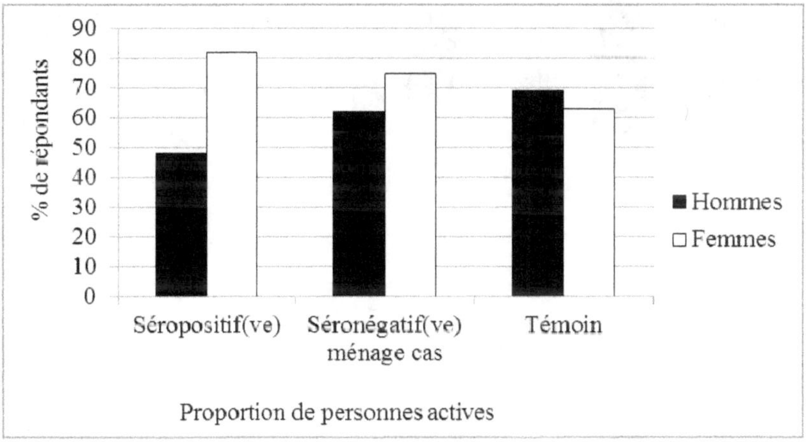

Source : enquête FAVIHVIET Halong 2006

En effet, parmi les séropositifs plus de la moitié des hommes sont célibataires (52%) tandis que ce n'est le cas que d'une minorité de femmes (3%, figure 3.4). Inversement, les hommes séropositifs ayant connu une rupture d'union sont peu nombreux (13%) alors que c'est le cas d'un pourcentage élevé de femmes séropositives (66%).

---

[32] Les trois quarts des enquêtés sont des hommes.

FIGURE 3.4- ETAT MATRIMONIAL DES HOMMES ET FEMMES INTERROGÉS À HALONG SELON LEUR STATUT VIH (%)

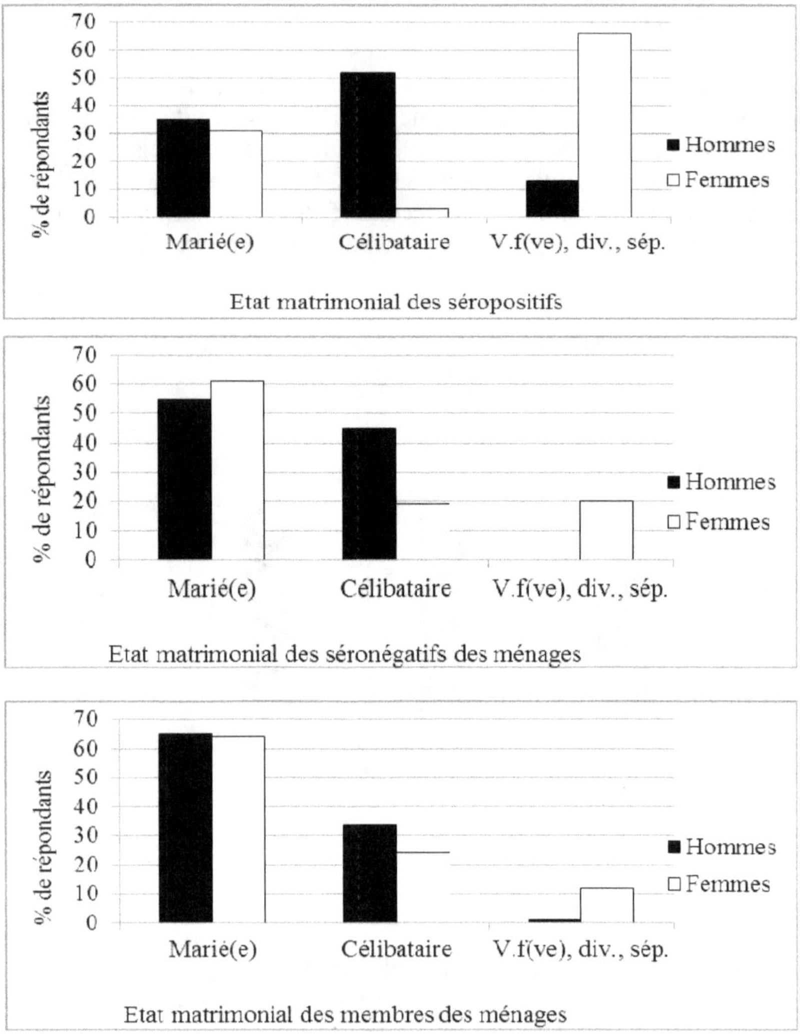

Source : enquête FAVIHVIET Halong 2006

Les séronégatifs des ménages cas sont également marqués par un contraste selon le sexe puisque parmi eux, les hommes hors union sont tous célibataires (45% d'entre eux) alors qu'une proportion relativement importante de femmes sont séparées, veuves ou divorcées

(20%). Ainsi deux profils sont très présents chez les séropositifs : les hommes célibataires et les femmes ayant rompu une union tandis que les membres séronégatifs des ménages cas sont surtout des mariés ou célibataires pour les hommes, des célibataires ou personnes et ayant vécu une rupture d'union pour les femmes.

De façon cohérente avec le plus fort célibat des hommes à Halong, la proportion d'individus ayant un enfant vivant est plus élevée chez les femmes (76% versus 56% chez les hommes). De plus, à l'intérieur de chaque groupe défini par le statut VIH du ménage et le statut sérologique personnel, la différence selon le sexe est très forte (figure 3.5).

FIGURE 3.5- FÉCONDITÉ DES HOMMES ET FEMMES INTERROGÉS À HALONG SELON LEUR STATUT VIH (%)

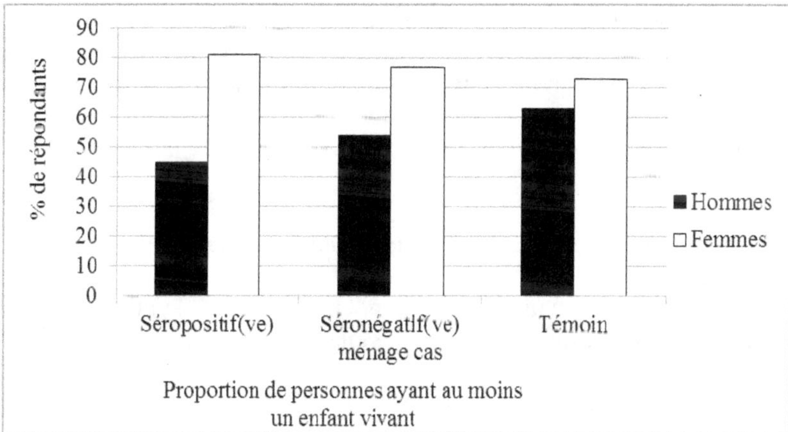

Source : enquête FAVIHVIET Halong 2006

Chez les séronégatifs des ménages cas (54% des hommes, 77% des femmes ont au moins un enfant vivant), elle est plus grande que chez les membres des ménages témoins (63% des hommes, 73% des femmes). Elle est encore plus marquée chez les séropositifs (81% des femmes, 45% des hommes). Ce creusement des disparités est lié principalement au lien entre fécondité et VIH chez les hommes. Selon le sens de la causalité, la séropositivité peut constituer pour eux un obstacle à la fécondité ou inversement une vie en union stable avec enfant pourrait être associée à un moindre risque de séropositivité que le célibat. Le fait que ce principe ne soit pas opérant pour les femmes est à rapprocher du moment du dépistage : consécutif à des problèmes de santé ou lors d'une grossesse, il est relativement tardif par rapport au test effectué lors d'un recrutement, beaucoup plus rare. Par ailleurs, les tendances relatives au nombre d'enfants des individus féconds ne sont marquées par aucune différence selon le sexe.

Enfin, comme on pouvait s'y attendre en raison des règles de résidence virilocale, la proportion de personnes natives de leur commune d'habitation est plus élevée chez les hommes (82%) que chez les femmes (74%). Ceci est vrai pour les séropositifs (94% des hommes et 82% des femmes) mais ne l'est pas pour les séronégatifs des ménages cas ni pour les membres des ménages témoins. Ainsi, la séropositivité est liée à une plus forte proportion de natifs. Cet effet est à mettre en relation avec le statut matrimonial, puisque le pourcentage d'hommes natifs de leur commune est plus élevé chez les célibataires (91%) que parmi ceux qui ont vécu en union (76%). Il en est de même chez les femmes où cet écart est plus marqué entre célibataires (91%) et personnes vivant ou ayant vécu en union (69%) qu'elle ne l'est chez leurs homologues masculins. Ainsi, la séropositivité VIH contribue à créer un clivage entre hommes et femmes en matière de migration en interaction avec le mariage.

Mise en perspective : la situation de dépendance des séropositifs

Il s'agit maintenant d'appréhender de façon synthétique les différentes populations et préciser les places respectives des individus séropositifs, infectés et témoins en identifiant les proximités et clivages entre eux[33]. La figure ci-dessous en propose une représentation pour Halong (figure 3.6).

Le premier axe caractérise les personnes selon leur situation familiale. Il oppose celles sans enfant, cohabitant avec leurs parents, vivant hors union, que l'on peut résumer par l'expression « sous tutelle », aux individus âgés de 50 ans et plus, non-natifs de leur lieu de résidence marqués par une émancipation à l'égard de leur milieu familial d'origine. Le deuxième axe distingue des personnes d'un niveau de scolarité moindre, d'un âge relativement élevé (50 ans et

[33] Un découpage en catégories dichotomiques a été adopté pour éviter des distorsions des résultats dus à l'hétérogénéité du nombre de modalités.

plus), inactives, que l'on peut considérer comme faiblement investies dans des activités socioprofessionnelles extérieures à leur foyer, à des individus actifs. La notion d'investissement socioprofessionnel comprend ici les situations présentes et passées, à travers la prise en compte du niveau de scolarité atteint et de l'activité actuelle.

FIGURE 3.6- REPRÉSENTATION DES INDIVIDUS SELON LEURS CARACTÉRISTIQUES SOCIODÉMOGRAPHIQUES ET LEUR STATUT VIH À HALONG (ANALYSE EN COMPOSANTES MULTIPLES)[34]

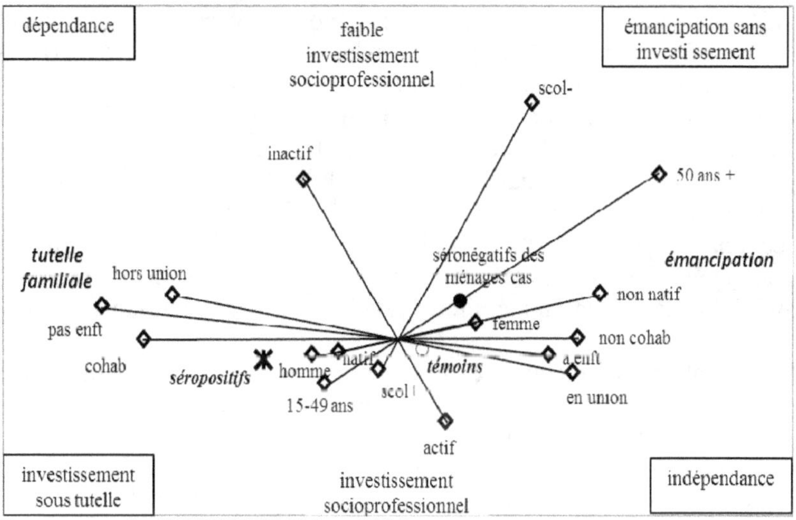

Source : enquête FAVIHVIET Halong 2006

Le croisement de ces deux axes permet d'identifier quatre types de populations correspondant aux quatre quadrants. En haut à gauche, se trouvent les personnes dépendant de leur famille et peu dotées ou investies sur le plan socioprofessionnel. Elles se caractérisent par une dépendance. En bas à droite, leur opposé est constitué des personnes émancipées de leur famille d'origine, ayant créé elles-mêmes une famille, dotées d'une activité ou d'un capital socioprofessionnel. Ce groupe est marqué par son indépendance. Les deux autres quadrants représentent des individus dont la situation est mitigée. Les unes, en

[34] Le premier axe factoriel explique une part importante de l'inertie du nuage (35%) tandis que la part expliquée par le deuxième axe est beaucoup plus faible (16%). Ainsi, le premier plan factoriel comprend plus de la moitié de l'inertie (51%,) avec une prépondérance du premier axe.

bas à gauche vivent dans une dépendance relativement forte à l'égard de leur famille d'origine, mais sont ou ont été investies dans des activités socioprofessionnelles. Enfin, en haut à droite les dernières sont sorties de leur milieu familial d'origine, mais sont peu investies ou peu dotées sur le plan des activités ou attributs socioprofessionnels.

Le centre de gravité des séropositifs se trouve parmi les personnes dépendant de leur famille d'origine bénéficiant d'un investissement socioprofessionnel relativement important en raison de leur activité économique et leur niveau de scolarisation. Les membres séronégatifs des ménages cas sont localisés à l'inverse parmi les personnes indépendantes, peu investies ou peu dotées sur le plan socioprofessionnel et plus âgées. Ces deux populations se caractérisent chacune par une forme de dépendance. La population des ménages témoins se place plus au centre, dans une position intermédiaire. Les autres dimensions (non représentées ici) précisent que le genre en premier lieu, mais également la mobilité spatiale et le niveau d'instruction constituent des critères discriminants, bien que secondaires par rapport aux indicateurs qui renvoient à une situation d'émancipation versus de tutelle familiale. Le facteur déterminant lié au VIH à Halong fait donc référence à la dépendance familiale.

L'application de cette même méthode pour Dông Triêu montre une dépendance plus socio-économique des séropositifs à l'égard de leur famille. Si le premier axe met en évidence la situation familiale, notamment l'attachement à la famille d'origine versus celle que l'on fonde, le deuxième axe est marqué par la contribution de modalités relatives au fait de ne pas résider dans sa commune d'origine, d'avoir 50 ans ou plus et d'être inactif (figure 3.7). Comme pour Halong, le croisement des deux axes permet de distinguer quatre types de populations. En haut à droite, les personnes dans une situation de dépendance à l'égard de leur famille avec une relative extériorité liée à leur moindre investissement socioprofessionnel et leur caractère allochtone, s'apparentent à un milieu peu ouvert similaire à un fonctionnement en « ghetto ». Leur opposé, en bas à gauche composé de personnes indépendantes de leur milieu familial d'origine et engagées dans des activités socioéconomiques est marquée par une intégration dans une société après un départ du milieu d'origine. En haut à gauche, les individus émancipés de leur milieu familial participant peu à la vie socioéconomique apparaissent en position périphérique. Enfin, les personnes en bas à droite qui leur sont opposées, se caractérisent par leur dépendance à l'égard de leur milieu familial d'origine et une participation à la vie socioéconomique. Elles occupent une place centrale dans la mesure où elles vivent dans le milieu dont elles sont issues et contribuent aux activités extérieures. Comme pour Halong, le troisième axe (non représenté ici) est particulièrement pertinent pour les différences entre hommes et femmes tandis que le quatrième met en évidence l'influence de la scolarité.

FIGURE 3.7- REPRÉSENTATION DES INDIVIDUS SELON LEURS CARACTÉRISTIQUES SOCIODÉMOGRAPHIQUES ET LEUR STATUT VIH À DÔNG TRIÊU (ANALYSE EN COMPOSANTE MULTIPLES)[35]

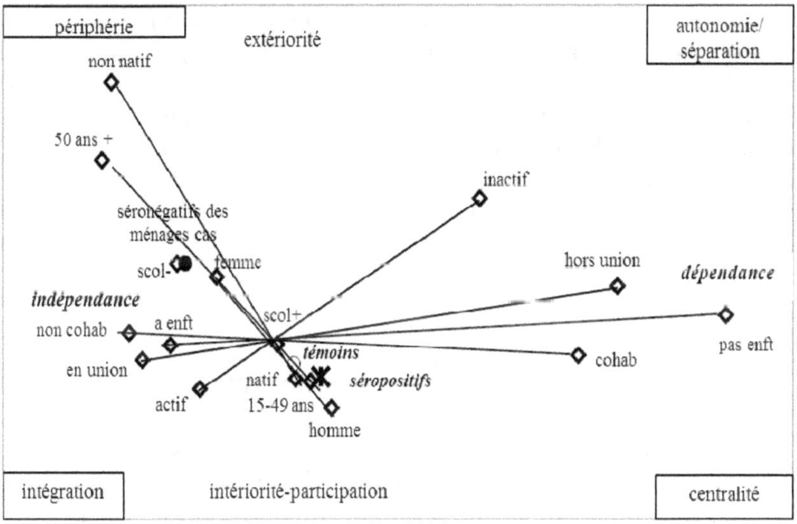

Source : enquête FAVIHVIET Dông Triêu 2008

Le graphique fait apparaître une relative proximité des séropositifs avec les membres des ménages témoins et l'ensemble de la population, ce qui peut paraître surprenant. Au contraire, les séronégatifs des ménages infectés se distinguent par un positionnement plus proche des individus de statut social moins central (moindre niveau d'instruction, âge plus élevé, inactivité économique). Contrairement au message véhiculé par la politique des

[35] Le premier axe factoriel explique une part importante de l'inertie du nuage (33%) tandis que cette part chute dès le deuxième axe (16%), avec une prise en compte par le premier plan factoriel d'un peu moins de la moitié de l'inertie totale (46%).

fléaux sociaux, ce résultat montre que le VIH/sida atteint des personnes caractérisées par un statut valorisé et une plus grande centralité (hommes, jeunes, actifs, natifs de leur lieu de résidence, plutôt instruits).

Ainsi, en milieu rural, le fait d'être natif de son lieu de résidence prend une place plus importante qu'en milieu urbain. La dépendance acquiert également une dimension plus clairement socioéconomique en comparaison avec le milieu urbain où elle reste essentiellement familiale. Cette différence peut être liée à des conditions de travail et plus généralement de vie physiquement plus exigeantes en milieu rural. Elle peut aussi s'expliquer par un retour des migrants séropositifs dans leur ménage familial d'origine ou par l'obstacle que peut constituer la séropositivité à une autonomisation. Ceci est à mettre en relation avec des difficultés médicales, mais aussi sociales de stigmatisation et d'autostigmatisation. Cette analyse montre clairement l'importance de la dimension familiale dans l'étude de la situation des personnes selon leur statut VIH. Elle fait également apparaître un clivage entre hommes et femmes, les premiers étant placés à proximité des séropositifs, les secondes plus proches des membres des foyers infectés.

DES FOYERS PLUS COMPOSITES ET VULNÉRABLES

L'hétérogénéité associée à la séropositivité VIH pose la question des liens entre personnes d'un même ménage. Aussi, cette partie traite des caractéristiques des foyers selon qu'ils comportent ou non un membre séropositif. La comparaison porte en particulier sur la composition et la structure familiale ainsi que sur le profil du chef de ménage. Elle permet de dresser une typologie des ménages.

Des tailles extrêmes et une plus forte cohabitation des générations

Les ménages cas sont marqués par une plus forte cohabitation des générations et des tailles extrêmes plus fréquentes. Sur l'ensemble de la province, le nombre d'individus par ménage varie de 1 à 12. Les tailles moyenne, modale et médiane sont de 4,5 personnes et ne changent pas selon le milieu de résidence. Les résultats obtenus dans le cadre de notre enquête sont similaires et cette taille moyenne ne diffère pas selon que les ménages incluent un séropositif ou non. Par contre, à Halong les ménages cas sont plus souvent d'une taille extrême que les ménages témoins : ceux d'un à trois membres sont plus fréquents (46% versus 35%) de même que ceux comportant 5 personnes ou plus (30% versus 21%). Ainsi, la distribution des ménages témoins est plus concentrée. Les ménages qui comptent 4 personnes regroupent près de la moitié des ménages témoins (45%) mais seulement un quart des ménages cas (25%).

Plus de trois quarts des ménages (78%) dans la province de Quang Ninh incluent une à deux générations, sans différence selon le milieu de résidence. Par contre, notre échantillon est caractérisé par une cohabitation relativement forte puisque les ménages d'une à deux générations n'y représentent que les deux tiers, sans écart selon le site[36]. En effet, la proportion de ceux ne comptant qu'une ou deux générations est plus faible parmi les ménages cas que parmi les ménages témoins (respectivement 62% et 72% à Halong, 57% et 80% à Dông Triêu). Ainsi, les membres des ménages témoins vivent dans des unités plus restreintes. Cette situation correspond en grande partie à la cohabitation d'adultes avec leurs parents. A Halong, c'est le cas des deux tiers des séropositifs, mais seulement d'un tiers des séronégatifs des ménages cas et des membres des ménages témoins. Les écarts sont là aussi moins prononcés à Dông Triêu avec un peu moins de la moitié des séropositifs cohabitant avec au moins un de leurs parents alors que ce n'est le cas que d'un cinquième des séronégatifs de leurs ménages et un tiers des membres des ménages témoins.

[36] Deux générations au sein d'un ménage peuvent être disjointes, comportant par exemple un grand-parent et son ou ses petits-enfants sans présence des parents de ces derniers. Cette configuration est cependant rare. Elle regroupe moins de 1% des ménages que nous avons enquêtés (2 sur 414) et 1% de ceux de la province de Quang Ninh (1 ménage sur 92).

Elargissement des liens et moindre leadership

La présence d'une personne séropositive dans un ménage est associée à un élargissement des liens tandis que la séropositivité VIH individuelle coïncide avec un moindre leadership au sein du ménage. Dans l'ensemble de la province comme dans notre échantillon, les fils et filles de chef de ménage[37] constituent la catégorie la plus nombreuse. Ils regroupent un cinquième des membres. Les chefs de ménage en représentent un quart et leurs conjoints un cinquième. Les autres parents et non apparentés sont moins nombreux. Dans l'ensemble de la province, le lien avec le chef de ménage ne varie pas selon le milieu. Par contre au sein de notre échantillon de personnes interrogées individuellement, les fils et filles forment la population la plus nombreuse à Halong, tandis que celle des chefs de ménage et dans une moindre mesure de leurs conjoints est plus représentée à Dông Triêu. Ce résultat paraît surprenant, car comme nous l'avons vu plus haut, la taille des ménages ne diffère pas selon le site et le niveau de fécondité est plus élevé à Dông Triêu. Il peut s'expliquer de plusieurs façons, notamment par la présence de chefs de ménage plus âgés à Halong qui n'ont donc pas été enquêtés par questionnaire en raison de la limite d'âge fixée. La corrélation entre le statut dans le ménage, l'âge et le sexe est en effet forte[38].

Pour les personnes recensées, le fait d'appartenir à un ménage infecté a un effet significatif sur la distribution des individus selon leur statut familial uniquement à Dông Triêu. Dans ce site, les ménages cas sont caractérisés par une plus faible proportion de fils et filles au profit d'une parenté plus élargie, comprenant essentiellement les parents, petits-enfants et neveux, nièces. Si l'on prend en compte

---

[37] Pour l'ensemble de la province, les enfants confiés ou adoptés ont été considérés comme des autres parents et non des fils ou filles du chef de ménage. Cette décision a peu d'impact sur les analyses quantitatives, car les enfants confiés ou adoptés sont des exceptions (ils ne sont présents que dans un ménage sur 92).

[38] La proportion de femmes est particulièrement élevée chez les conjoints de chefs de ménage (88%), mais aussi les autres parents ou non-apparentés (79%), inversement les hommes sont majoritaires parmi les enfants de chefs de ménage (66%) et leurs enfants (64%). La quasi-totalité des enfants de chefs de ménage a moins de 49 ans (99%) ainsi que les autres parents ou non-apparentés (94%) tandis que la majorité des chefs de ménage ont 50 ans ou plus (59%) de même que leurs épouses (56%).

les individus, à Halong la proportion de chefs de ménage est maximum pour les ménages témoins (29%). Elle est plus faible chez les séronégatifs des ménages cas (25%) et plus faible encore chez les séropositifs (22%). Par contre, les séropositifs se distinguent par un pourcentage particulièrement faible du statut de conjoints (3% comparé à plus d'un quart pour les deux autres groupes) et une proportion à l'inverse beaucoup plus élevée de fils et de filles (64% comparé à moins d'un tiers pour les deux autres groupes). Les séronégatifs des ménages cas sont plus souvent que les autres des parents autres que des conjoints, fils ou filles de chefs de ménages, y compris des non apparentés.

Moins de foyers à structure familiale nucléaire

La typologie des ménages adoptée ici repose sur une combinaison de la présence ou l'absence de différents types de membres de la famille (époux, fils, fille, gendre ou belle-fille, petit enfant ou parent du chef de ménage). Elle met l'accent sur le fait de vivre en couple, d'avoir au moins un enfant, de cohabiter avec ses ascendants et d'être chef de son ménage ou non. Le croisement de ces données avec le statut VIH du ménage défini met en évidence trois types de structures. La première appelée famille nucléaire est composée exclusivement du chef de ménage, son époux(se) et au moins un fils ou une fille célibataire. La deuxième dite monoparentale ou filiale[39] comprend des configurations variées qui ont pour point commun d'inclure une relation filiale en l'absence d'une famille nucléaire. De multiples situations non exclusives les unes des autres sont présentes à des degrés divers dans ce type de famille, notamment la monoparentalité, l'absence de vie en couple ou de descendance, la dépendance vis-à-vis d'un chef de ménage âgé dont on est soi-même le fils ou la fille. Elles peuvent être interprétées comme des facteurs potentiels ou des symptômes de vulnérabilité sociale. Le troisième type de ménage nommé nucléaire élargi ou noyau restreint est constitué d'au moins une des trois configurations suivantes : un couple avec enfant plus un élargissement qui demeure cependant relativement modeste, un couple sans enfant sans aucune autre personne ou un individu seul accompagné d'une ou deux personnes qui ne leur sont pas toujours

[39] La famille filiale, comme la famille monoparentale regroupe un parent et un ou plusieurs de ses fils ou filles mais ces derniers sont adultes.

apparentées et sont caractérisées par une autonomie décisionnelle. Ce troisième groupe est marqué par une hétérogénéité.

Dans l'ensemble de la province, la moitié des ménages sont nucléaires. Plus d'un quart sont composés d'une famille nucléaire élargie ou d'un noyau restreint. Ceux de type monoparental ou filial sont les moins nombreux. Dans les sites que nous avons étudiés, les distributions sont différentes avec une place plus importante des familles monoparentales ou filiales, notamment à Halong où le pourcentage des familles nucléaires est équivalant à celui des familles monoparentales ou filiales. A Dông Triêu, la famille nucléaire reste le modèle le plus répandu (55%). Ces tendances varient selon le statut VIH du ménage (figure 3.8).

FIGURE 3.8- STRUCTURE FAMILIALE DU MÉNAGE À HALONG SELON LE STATUT VIH (%)

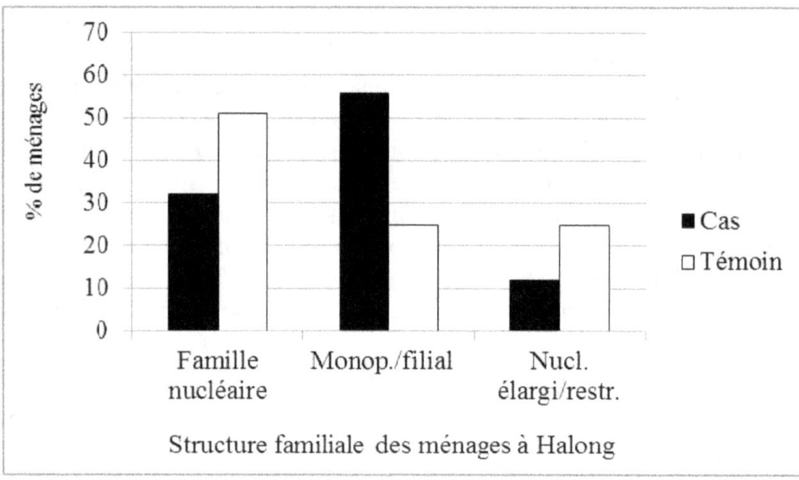

Source : enquêtes FAVIHVIET 2006-2008 (questionnaires ménage)

La majorité des ménages témoins à Halong (51%) correspondent à des familles nucléaires. Cette part est plus grande encore à Dông Triêu (66%). Par contre, ce type de famille représente moins d'un tiers des ménages cas à Halong (32%) et moins de la moitié à Dông Triêu (43%). Les ménages cas sont caractérisés par un pourcentage élevé de structures de type monoparental ou filial (56% à Halong, 48% à Dông Triêu) tandis que cette catégorie ne représente qu'un quart des ménages témoins (respectivement 25% et 23%). Le ménage de type nucléaire élargi ou restreint regroupe une part plus faible de foyers à Halong (18%) et Dông Triêu (10%) que dans l'ensemble de la province, avec à Halong des proportions plus fortes parmi les foyers témoins (25%) que parmi les foyers cas (12%) et sans différence selon le statut VIH du ménage à Dông Triêu. L'atteinte VIH est donc liée à une intensification des relations de filiation, ce qui se produit lorsqu'un séropositif reste au domicile de ses parents ou y retourne. A Halong, l'appartenance plus marquée à des familles de type monoparental ou filial est très présente chez les séropositifs, mais aussi chez les séronégatifs des ménages cas. Elle est observée chez les hommes et les femmes.

Plus grande vulnérabilité des chefs de ménages cas

L'atteinte VIH est associée à une plus grande vulnérabilité du chef de ménage. Dans l'ensemble de la province, la majorité des chefs de ménage sont des hommes (73%). Ils ont en moyenne 49 ans, la plupart vivent en union (85%), ils ont en général été scolarisés. Dans notre échantillon, la proportion d'hommes parmi les chefs de ménage est similaire à celle de l'ensemble de la province, mais les populations sont plus contrastées. Les chefs de ménage de Halong sont plus âgés (52,5 ans) que ceux de Dông Triêu (45,4 ans). Ils sont moins souvent en union (respectivement 69% et 78%), moins fréquemment natifs de leur lieu de résidence (respectivement 68% et 84%) et moins nombreux à avoir été scolarisés (respectivement 89% et 99%). Ces écarts coïncident avec ceux observés pour l'ensemble de la population des deux sites comme nous l'avons vu plus haut.

A Halong, les ménages comportant au moins une personne séropositive sont moins souvent dirigés par un homme que les ménages témoins (respectivement 58% et 72%). Ils ont aussi à leur tête un chef en moyenne plus âgé (respectivement 55 ans et 50 ans). Cette différence peut s'expliquer par le frein que représente l'atteinte VIH à la constitution d'une famille pour un individu jeune. Elle peut également être due au maintien à la tête du ménage d'une personne plus âgée qui participe à la prise en charge d'un séropositif. Les ménages cas ont moins fréquemment à leur tête une personne en union (respectivement 61% et 76%). Celle-ci-ci a également moins souvent été scolarisée (respectivement 90% et 94%). Cette population de chefs de ménage est donc marquée par une vulnérabilité sociale dans un contexte de valorisation de l'autorité des hommes et d'importance du mariage. Par contre, la proportion de chefs de ménage natifs de leur lieu de résidence est la même qu'ils appartiennent à un ménage cas ou non.

De même, les séropositifs appartiennent moins souvent à des ménages dirigés par des hommes que les séronégatifs des ménages cas (respectivement 59% et 74%). Ils vivent moins souvent dans des ménages dont le chef est en union (respectivement 62% et 81%) ou a été scolarisé (respectivement 86% et 91%). Les âges des chefs de ménage sont similaires pour les séropositifs et les séronégatifs des ménages cas, mais la variabilité de ces âges est plus forte chez les premiers. Si les séropositifs se distinguent des séronégatifs des ménages cas, ceux-ci sont proches des membres des ménages témoins. Ainsi, les écarts observés à Halong correspondent davantage à des clivages selon le statut sérologique individuel que selon le statut VIH du ménage.

La corrélation entre l'âge et la situation matrimoniale du chef de ménage est relativement forte. Ainsi, de nombreux ménages à Halong sont dirigés par un homme en union (60%) et une proportion non négligeable est dirigée par une femme hors union (26%) mais peu de ménages sont dirigés par une femme en union (9%) ou un homme hors union (6%). De même, les deux tiers des personnes interrogées appartiennent à des ménages dirigés par des hommes en union (66%) et une personne sur cinq vit dans un ménage dirigé par une femme hors union (20%) tandis qu'une minorité vit dans un ménage dirigé par une femme en union (10%) ou un homme hors union (4%). Ainsi, la vie en union apparaît comme une condition importante pour l'accès des hommes au statut de chef de ménage tandis que pour les femmes, c'est la rupture d'union qui est associée à ce statut.

Des familles monoparentales ou filiales

Les ménages cas sont marqués par une présence relativement forte des familles monoparentales ou filiales de tailles extrêmes. A Halong, la structure familiale est liée[40] au nombre de générations présentes

[40] Cette analyse approfondie n'est menée qu'à Halong étant donné l'échantillon plus restreint à Dông Triêu. De même, les effectifs des ménages

dans le ménage : toutes les familles nucléaires en comportent deux tandis que les autres sont constituées pour plus de la moitié d'entre elles d'au moins 3 générations. La structure familiale est également liée au nombre de personnes: plus de la moitié des familles nucléaires incluent 4 membres (52%) alors que ce n'est le cas que d'un tiers des familles nucléaires élargies ou noyaux restreints (32%) et d'une part plus faible de familles monoparentales ou filiales (18%). Par contre, ces deux derniers types de famille comprennent des groupes plus nombreux : les familles de 5 personnes ou plus y représentent un tiers des ménages (respectivement 35% et 38%) alors qu'elles ont très peu fréquentes parmi les familles nucléaires (8%). Dans l'ensemble de la province, les tendances sont similaires. Près de la moitié des ménages sont constitués de familles nucléaires d'au moins 4 membres (49%). Les familles nucléaires élargies ou noyaux restreints d'une à trois personnes sont également nombreux (24%) par rapport aux familles monoparentales ou filiales comprenant au moins 4 personnes (17%) et aux familles monoparentales ou filiales comprenant 3 personnes ou moins très peu fréquentes (11%).

Dans l'ensemble de la province, près de deux tiers des personnes interrogées appartiennent à une famille nucléaire d'au moins 4 membres. Cette proportion est relativement forte par rapport à celle de notre échantillon. A Halong seulement un peu plus de la moitié des personnes interrogées membres d'un ménage témoin font partie d'une famille nucléaire d'au moins 4 personnes (51%) mais ce n'est le cas que d'un peu plus d'un quart des séropositifs (27%) et de moins de la moitié des séronégatifs d'un ménage cas (41%). Les séropositifs sont plus fréquemment membres d'une famille monoparentale ou filiale de 4 membres ou plus (30%) de même que les séronégatifs des ménages cas (41%). Ces différences sont également vérifiées chez les hommes et les femmes de Halong.

Des clivages selon le sexe qui se répercutent dans le ménage

Les clivages observés ci-dessus entre hommes et femmes ont des répercussions sur la structure des ménages. Le VIH n'est pas lié à une différence de taille du ménage selon le sexe. De même, la tendance à une plus forte cohabitation des générations en cas de séropositivité

de l'enquête nationale à Quang Ninh ne permettent pas d'étudier l'influence du milieu de résidence.

VIH et quand le ménage comprend au moins une personne séropositive est vérifiée chez les hommes et chez les femmes. Par contre, alors que chez les hommes la cohabitation avec les parents est plus forte chez les séronégatifs des ménages cas que chez les membres des ménages témoins et coïncide avec une plus forte cohabitation des hommes séropositifs avec leurs parents (84% des séropositifs versus 43% des membres des ménages témoins), la proportion de femmes cohabitant avec leurs parents ne diffère pas de façon significative selon leur statut VIH individuel ou du ménage (figure 3.9).

FIGURE 3.9- PROPORTION D'HOMMES ET DE FEMMES À HALONG COHABITANT AVEC AU MOINS UN DE LEURS PARENTS SELON LEUR STATUT VIH (%)

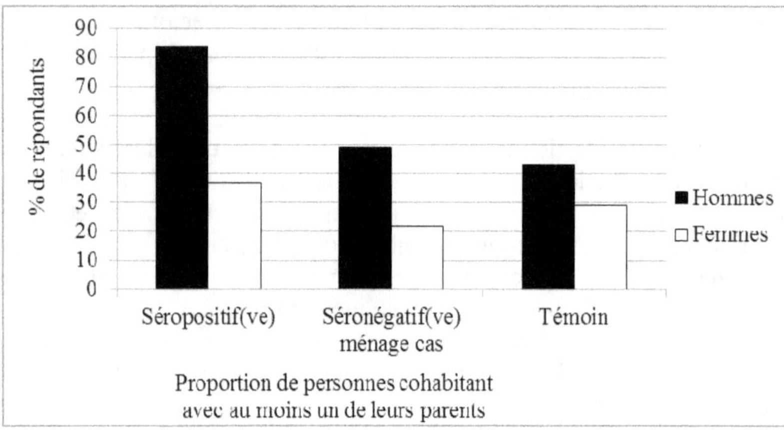

Source : enquête FAVIHVIET 2006 à Halong (questionnaires individuels)

Le VIH contribue donc à accroître le clivage entre hommes et femmes. Ces résultats sont à rapprocher de la plus forte proportion de célibataires chez les séropositifs masculins et du taux relativement élevé de rupture d'union chez leurs homologues féminines.

Pour préciser ces tendances, examinons la situation selon le statut matrimonial. Le taux de cohabitation des hommes avec leurs parents est plus élevé chez les célibataires que chez les autres (91% versus 21%). La séropositivité favorise la cohabitation avec ses parents pour les hommes mariés (54% versus 20%) par contre les femmes mariées sont très peu nombreuses à vivre avec leurs parents (5%). Ainsi, chez les personnes en union, le taux de cohabitation avec ses parents est plus élevé pour les hommes et pour les femmes, qu'ils soient séropositifs (54% versus 3% pour les femmes) ou non (20% versus 6% pour les femmes). Chez les personnes en rupture d'union, la séropositivité est également associée à une plus forte cohabitation avec les parents (58% versus 27%) et ceci est vérifié aussi pour les femmes (49% versus 28%). Or, comme nous l'avons vu plus haut, la majorité des femmes séropositives sont en rupture d'union. Ainsi, la forte cohabitation des hommes séropositifs avec leurs parents est liée non seulement à une association entre le célibat et la séropositivité, mais aussi à une plus cohabitation plus fréquente des hommes mariés avec leurs parents en cas de séropositivité. Par contre pour les femmes, bien que la séropositivité soit liée à des ruptures d'union et que celles-ci soient associées à une plus forte cohabitation avec les parents, le VIH n'induit pas de différence significative en matière de cohabitation avec ses parents. Par ailleurs, comme nous l'avons vu plus haut, la fécondité des femmes séropositives est plus élevée que celle de leurs homologues masculins. Or, la quasi-totalité de personnes ayant au moins un enfant vivant cohabite avec au moins un de leurs enfants (95%). Ainsi, la séropositivité accroît le clivage entre hommes et femmes en matière de cohabitation des générations, non seulement sur le plan quantitatif, mais aussi sur le plan de la composition familiale.

Concernant le lien avec le chef de ménage, la tendance chez les femmes est contraire à celle observée pour les hommes : elles sont plus nombreuses à être à la tête de leur ménage lorsqu'elles sont séropositives (32% des séropositives versus 15% des femmes des ménages témoins) et occupent moins fréquemment le statut d'épouse (8% versus 43%). De plus, une plus forte proportion d'entre elles ont un lien autre que celui de conjointe ou fille (figure 3.10).

FIGURE 3.10- LIEN DE PARENTÉ DES HOMMES ET FEMMES AVEC LE CHEF DE MÉNAGE À HALONG SELON LEUR STATUT VIH (%)

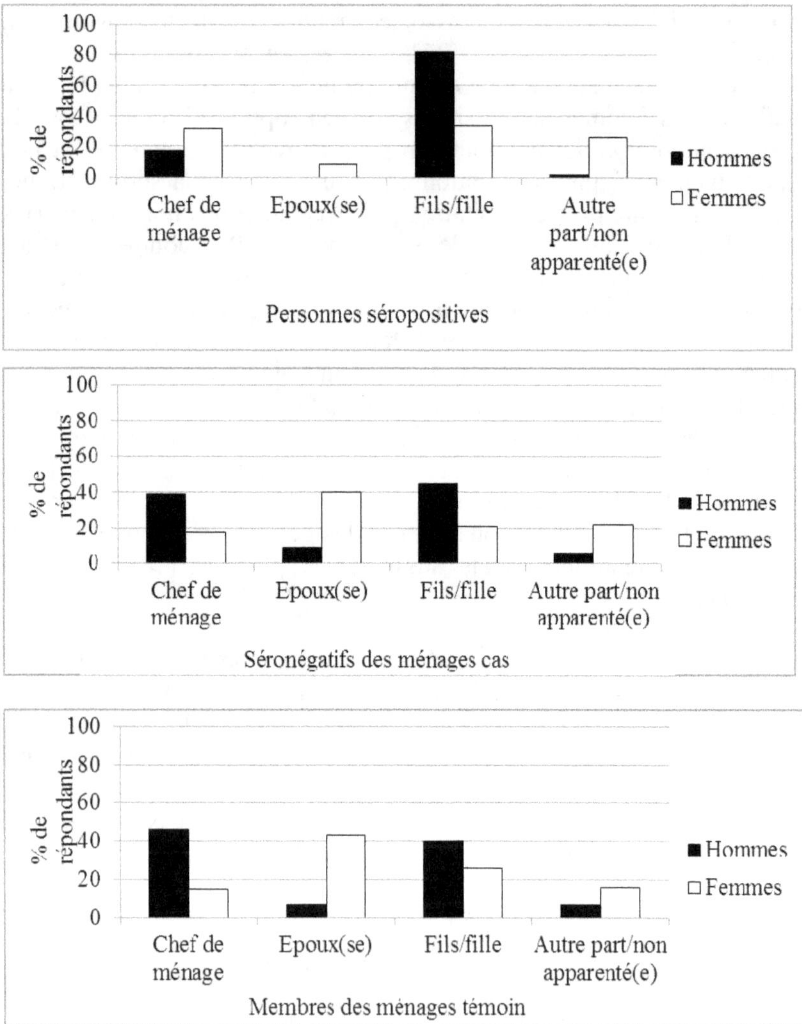

Source : enquête FAVIHVIET 2006 à Halong (questionnaires individuels)

Chez les hommes, les séropositifs sont marqués par la place prépondérante des fils (82% versus 40% pour les membres des ménages témoins). La catégorie des époux disparaît quasiment, les chefs de ménage voient leur pourcentage fortement réduit (17% versus 46% des membres des ménages témoins) et les autres parents ou non apparentés occupent une place marginale (2% versus 7%). Ainsi, la séropositivité favorise la position de fils de chef de ménage. Cet effet est plus faible chez les femmes pour celle de fille. Les femmes sont amenées à assumer davantage le rôle de chef de ménage. Cette charge est liée à une prise de leadership, mais aussi à une perte de soutien masculin. Inversement, les hommes séropositifs et une partie de leurs homologues féminins peuvent bénéficier d'une aide prolongée de leurs parents, mais être également engagés dans un processus de « mise sous tutelle », situation qu'il faut analyser en tenant compte de l'ensemble des relations entre les différents membres du ménage.

La séropositivité VIH n'est pas associée à un écart entre hommes et femmes quant au statut matrimonial du chef de ménage alors que chez les ménages témoins, les hommes appartiennent plus souvent à un ménage dont le chef est en union (respectivement 82% et 76%). De plus, les femmes séropositives sont dans des ménages dont le chef EST plus jeune (51 ans versus 56 ans pour les séronégatives des ménages cas). Par contre, chez les hommes, les membres des ménages cas ont des chefs plus âgés (58 ans versus 50 ans pour les membres des ménages témoins). Chez les séropositifs, l'âge du chef de ménage est donc très contrasté pour les hommes et pour les femmes, contrairement aux autres groupes pour lesquels cet écart n'est pas significatif.

De même, les femmes séropositives sont moins nombreuses à appartenir à un ménage dont le chef est un homme (45%) que les séronégatives des ménages cas (77%) alors que chez les hommes on n'observe aucune différence. Ainsi, le pourcentage de personnes appartenant à un ménage dont le chef est un homme varie selon le sexe chez les séropositifs, mais pas dans les autres groupes. Inversement, chez les femmes, les chefs de ménage ont été scolarisés dans des proportions similaires alors que chez les hommes la proportion de chefs de ménages scolarisés est moindre pour les séropositifs (82%) par rapport aux séronégatifs des ménages cas (94%).

Les différences entre hommes et femmes font donc apparaître des contrastes quant à la vulnérabilité de leurs ménages, avec une séropositivité associée à des chefs de ménages plutôt jeunes, hors union, féminins pour les femmes séropositives tandis que pour les hommes il s'agit de chefs de ménage plutôt hors union et moins scolarisés. Les liens entre séropositivité individuelle et statut VIH du ménage d'une part, caractéristiques du chef de ménage auquel on est rattaché d'autre part, varient donc selon le sexe. Selon le sens de la causalité entre vulnérabilité[41] du ménage et atteinte VIH, ces données peuvent étayer l'hypothèse d'une plus grande vulnérabilité des ménages dirigés par les femmes ou d'une gestion de l'épidémie plus souvent assurée par ces dernières.

Mise en perspective : les foyers cas associés à des familles composites

Comme pour les individus, il est possible de tenir compte simultanément des différentes caractéristiques sociodémographiques des ménages pour dégager leurs spécificités selon leur statut VIH. Pour Halong, le premier axe de l'analyse en composantes principales oppose les ménages de structure nucléaire, abritant au plus deux générations, dirigés par une personne en union d'un niveau de scolarité relativement élevé aux ménages non nucléaires, comportant au moins trois générations, avec à leur tête une personne hors union, d'un niveau de scolarité relativement faible (figure 3.11).

Les premiers peuvent être considérés comme concentrant une famille de taille restreinte limitée à une cellule tandis que les deuxièmes renvoient à un groupe familial plus élargi et composite. Les caractéristiques qui contribuent le plus fortement à la détermination du deuxième axe sont le statut matrimonial du chef de ménage et son sexe. Cet axe donne donc une indication sur le statut du chef de ménage. Il oppose les ménages que l'on peut qualifier de vulnérables avec un chef féminin et hors union, à des ménages plus favorisés dirigés par un homme et une personne en union. Il est marqué par une

[41] Le niveau de vie de ménage a été utilisé comme critère d'appariement. Son évaluation a posteriori à l'aide des caractéristiques du ménage montre qu'il n'est associé à aucune différence significative entre ménages cas et ménages témoins. Par contre, les séropositifs tendent à être plus nombreux dans des ménages moins aisés, ce qui s'explique par les différences de composition du ménage observées plus haut. Il est intéressant de voir que cet indicateur n'est lié à aucune différence significative selon le sexe pour les séropositifs, les séronégatifs des ménages cas et les membres des ménages témoins.

qualité de la représentation relativement élevée de la taille du ménage, du statut matrimonial et du sexe du chef de ménage.

FIGURE 3.11- REPRÉSENTATION DES MÉNAGES SELON LEURS CARACTÉRISTIQUES SOCIODÉMOGRAPHIQUES ET LEUR STATUT VIH À HALONG (ANALYSE EN COMPOSANTE MULTIPLES)[42]

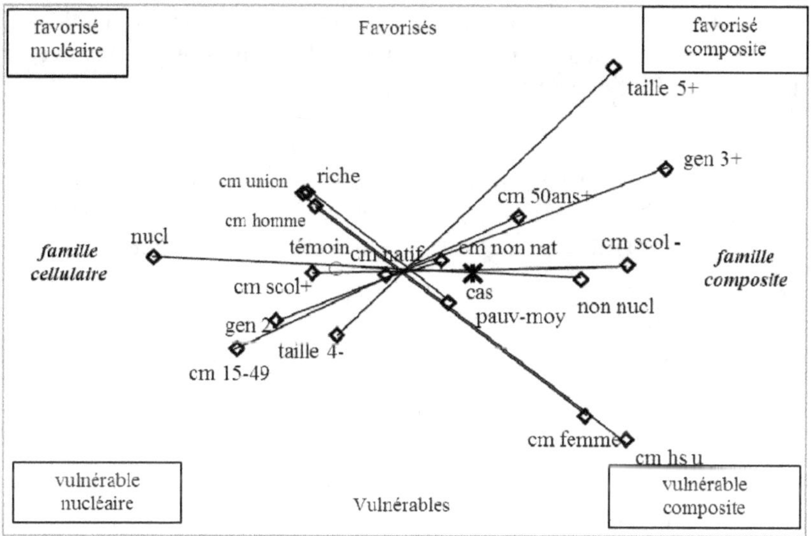

Source : enquête FAVIHVIET Halong 2006

Le croisement des deux premiers axes permet de distinguer quatre types de populations correspondant aux quatre quadrants. En haut à gauche, se trouvent les ménages abritant une famille nucléaire comprenant une ou deux générations avec à leur tête un homme, une personne en union. A l'opposé se situent les ménages composites regroupant au moins trois générations et formant une famille non nucléaire avec à leur tête une femme, un chef de ménage hors union. Ces derniers sont caractérisés par leur vulnérabilité et leur structure familiale composite. En haut à droite, les familles sont non nucléaires et élargies avec à leur tête un homme et un chef de ménage en union. A l'opposé, les ménages vulnérables « cellulaires » sont composés

[42] Le premier axe factoriel explique une part importante de l'inertie du nuage (30%) tandis que la part expliquée par le deuxième axe est un peu plus faible (20%). Ainsi, le premier plan factoriel comprend plus de la moitié de l'inertie (51%),

d'une famille nucléaire ou ne comportant qu'une ou deux générations, avec à leur tête une femme, une personne hors union. Le troisième axe est significatif de l'origine du chef de ménage. Il oppose les chefs de ménage natifs de leur lieu de résidence aux non-natifs. Ce résultat fait apparaître l'importance de cette caractéristique même en milieu urbain.

Suivant la même approche pour la commune de Dông Triêu (figure 3.12), le premier axe oppose les ménages de structure nucléaire, incluant au plus deux générations aux ménages non nucléaires avec à leur tête un chef âgé de 50 ans ou plus.

FIGURE 3.12- REPRÉSENTATION DES MÉNAGES SELON LEURS CARACTÉRISTIQUES SOCIODÉMOGRAPHIQUES ET LEUR STATUT VIH À DÔNG TRIÊU (ANALYSE EN COMPOSANTE MULTIPLES)[43]

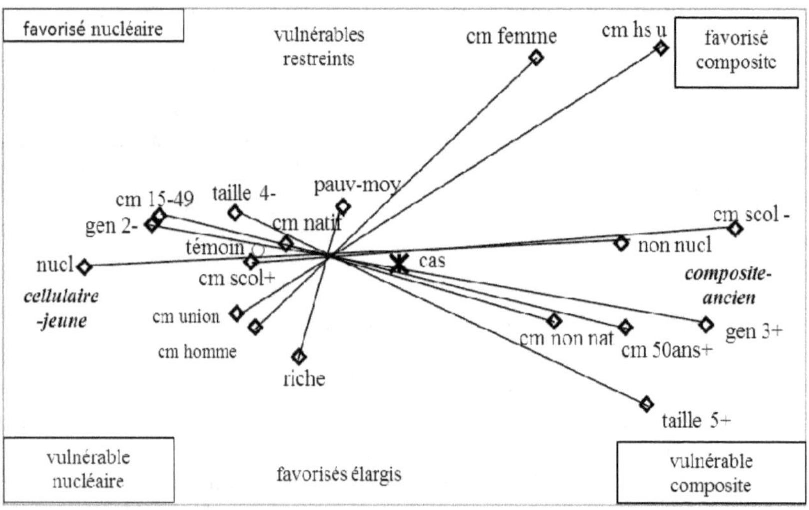

Source : enquête FAVIHVIET Dông Triêu 2008

Les premiers peuvent être considérés comme abritant une famille restreinte tandis que les deuxièmes concernent un groupe familial plus

[43] Le premier axe factoriel explique une part importante de l'inertie du nuage (36%) tandis que la part expliquée par le deuxième axe est un peu plus faible (21%). Ainsi, le premier plan factoriel comprend plus de la moitié de l'inertie (57%),

élargi et ancien. Le deuxième axe fournit donc une indication du statut du chef de ménage et de la taille du ménage. Il distingue des ménages favorisés, avec à leur tête un homme, une personne en union, à des ménages plus vulnérables et de taille restreinte dirigés par une femme, une personne hors union. Ces résultats sont similaires à ceux de Halong. Le croisement des deux premiers axes permet de distinguer quatre types de ménages. En haut à gauche, se situent ceux qui comprennent une famille nucléaire, une ou deux générations avec à leur tête un homme, une personne en union. Ils peuvent être considérés comme des constitués de familles nucléaires favorisées. A l'opposé, les ménages composites regroupent au moins trois générations et forment une famille non nucléaire avec à leur tête une femme, un chef de ménage hors union. Ils sont caractérisés par leur vulnérabilité et leur structure familiale composite. En haut à droite, les ménages ne sont pas nucléaires et sont élargis avec à leur tête un homme et un chef de ménage en union. A l'opposé, les ménages vulnérables nucléaires sont composés d'une famille nucléaire ou ne comportant qu'une ou deux générations, avec à leur tête une femme, une personne hors union. On retrouve là un schéma proche de celui qui a été dégagé pour Halong. Cependant celui de Dông Triêu tient compte plus fortement de l'âge du chef de ménage en lien avec sa structure familiale. Les ménages cas se trouvent en effet parmi ceux regroupant une famille composite de type ancien.

CONCLUSION

Dans ce chapitre, deux dimensions comparatives ont été mobilisées : l'une selon le milieu pour savoir si les différences entre les deux sites pouvaient être assimilés à un écart entre milieux rural et urbain, l'autre en fonction du statut VIH/sida pour examiner dans quelle mesure les séropositifs et leurs proches constituent des populations spécifiques. Les résultats montrent que la population étudiée dans le cadre de l'enquête cas-témoin comprend une plus forte proportion de personnes non fécondes, inactives, natives de leur lieu de résidence, hors union et un niveau de scolarisation plus concentré sur le secondaire. Les écarts entre les sites sont similaires à ceux entre milieux de résidence pour la fécondité et la proportion de natifs, plus faibles en milieu urbain. Ils sont semblables aussi pour ce qui concerne l'âge moyen de la population, plus élevé en milieu urbain. Par contre, l'écart entre Halong et Dông Triêu ne correspond pas au clivage entre milieux urbain et rural au sein de la province pour les autres indicateurs. En effet, le niveau d'instruction est plus élevé à Dông Triêu tandis qu'il est généralement plus faible en milieu rural. La proportion de personnes hors union est plus forte à Halong alors que les situations sont identiques dans les deux milieux. Inversement, la proportion d'actifs est la même dans les deux sites tandis qu'elle est en général plus élevée en milieu urbain.

La différenciation selon le sexe a permis de préciser ces spécificités. La séropositivité VIH est associée à des effets contrastés, voire opposés chez les hommes et chez les femmes. Ainsi, la proportion de femmes qui ont eu un enfant est plus élevée chez les séropositives que chez les séronégatives tandis que ce lien est contraire chez les hommes. De même, l'activité économique est plus intense chez les femmes quand elles sont séropositives alors que chez les hommes la tendance est inverse. Ces résultats aboutissent à la constitution de deux modèles de personnes séropositives : des hommes peu actifs économiquement et socialement, souvent célibataires vivant chez leurs parents, des femmes plus actives économiquement et socialement, fréquemment veuves et mères. Ces divergences montrent la pertinence d'une analyse séparée de la conséquence d'une séropositivité sur les relations familiales et les comportements sociodémographiques selon le sexe. Le VIH est également rattaché à une configuration générale spécifique dans chaque site. A Halong la situation des séropositifs est marquée par une tutelle familiale par opposition aux séronégatifs des ménages cas plus âgés, plus fréquemment mariés et actifs. A Dông Triêu, les séropositifs sont dans une position de plus grande indépendance familiale et socioprofessionnelle qu'à Halong. Les membres des ménages témoins occupent une place intermédiaire.

Les sites de Dông Triêu et Halong témoignent d'un plus grand contraste entre eux que les milieux rural et urbain de la province de Quang Ninh. Ils diffèrent l'un de l'autre du point de vue de leur structure familiale, moins souvent nucléaire à Halong. Ces divergences s'expliquent en partie par la présence de ménages cas caractérisés par une plus forte cohabitation des générations, une plus grande proportion de familles de type monoparentale ou filiale et une population de chefs de ménage plus féminine et plus souvent hors union. Concernant la position des individus au sein de leurs ménages, Halong est marquée par une cohabitation plus forte des personnes interrogées avec leurs parents que Dông Triêu. Ces résultats suggèrent deux traits dominants qui pourraient, selon le sens de la causalité entre modèle familial et séropositivité VIH, être interprétés comme une stratégie familiale pour faire face à l'épidémie ou une vulnérabilité spécifique. Dans l'hypothèse où la structure familiale est une conséquence de l'atteinte VIH d'un de ses membres, le fait d'être séropositif peut conduire à resserrer les liens avec ses parents au détriment de la formation ou la continuation d'un couple. Il peut entraîner également une rupture d'union par veuvage ou par divorce aboutissant à la présence d'une famille monoparentale. Inversement, le célibat, une rupture d'union ou encore la monoparentalité peuvent accroître l'exposition à une séropositivité VIH en raison par exemple d'un relâchement de l'éducation des jeunes.

CHAPITRE 4

LA FAMILLE ACTRICE DU SYSTÈME DE SANTÉ

Le rôle de la famille dans la prise en charge des problèmes de santé doit être replacé dans le contexte de tensions qui la traversent entre forces de cohésion et tentations plus individualistes. Ces relations ne sont pas figées. De plus, elles s'inscrivent dans un ensemble d'interactions avec les autres acteurs, notamment l'entourage proche, les infrastructures sanitaires et les groupes de solidarité communautaire. Toutes ces interventions participent au fonctionnement d'un système de santé et de solidarité élargi.

ENTRE COHÉSION ET INDIVIDUALISME

La famille est soumise à des tensions entre une recherche de cohésion et des velléités d'indépendance de ses membres avec une tendance à un plus grand individualisme. Ce relâchement des liens familiaux affecte la parenté directe, mais aussi collatérale.

Une cohésion familiale idéalisée

La cohésion familiale est fondée sur l'entraide, le respect d'une hiérarchie et une répartition des tâches. Ceux-ci dépendent de statuts associés essentiellement aux différences de générations, de relation familiale, d'âge et de genre. Cette cohésion familiale conceptualisée comme un ensemble d'émotions partagées, de liens d'entraide, de soutien, de prise en charge (au sens large du *care*) entre les membres d'une même famille, implique à la fois une dynamique interne qui renvoie à une puissante norme d'assistance mutuelle et un positionnement par rapport à l'extérieur qui se traduit par la revendication d'une unité et d'une identité commune. Dans les groupes de discussion que nous avons menés, la règle de soutien entre personnes d'une même famille est fortement affirmée. Elle est présentée par les membres des ménages témoins à Halong comme une spécificité vietnamienne pour certains, asiatique pour d'autres. Comme l'indique une participante par la citation d'un proverbe, le bien-être de la famille ne se conçoit que de façon collective :

> « Quand un cheval ne mange plus, tout le troupeau en est affecté » (discussion de groupe avec 6 mères de famille de ménages témoins à Halong âgées de 40 à 65 ans).

Les frères et sœurs sont perçus comme unis par des liens très forts :

> « Les frères et sœurs sont la même chair, ils ne peuvent pas s'abandonner » (Discussion de groupe avec 3 sœurs ou belle-sœur de séropositifs à Dông Triêu).

La cohésion familiale est idéalisée, comme le montrent des discours publics, des dictons repris dans les groupes de discussion. Un père de famille a cité pour appuyer son propos, une chanson populaire exaltant le caractère indissociable des membres de la famille nucléaire :

> « Que resplendissent l'amour maternel, l'amour paternel (…) qu'ils resplendissent ensemble sous un même toit (…), tristes ensemble, joyeux ensemble (…) La famille, les uns avec les autres dans chaque douleur, les uns avec les autres pour la vie »[44] (discussion de groupe avec 7 pères de séropositifs à Halong âgés de 55 à 78 ans).

La famille est un lieu de responsabilités mutuelles. Celles-ci fondent son unité et conditionnent son fonctionnement comme elles le feraient pour une « petite société ». Les membres doivent s'intéresser les uns aux autres, s'entraider. Ce devoir d'assistance réciproque est accru d'après certains participants par la réduction de la taille des familles : avec une limite à deux enfants, chacun doit contribuer au

---

[44] Chanson de Ngọc Lễ intitulée « Les trois bougies resplendissantes » (*Ba ngọn nến lung linh*), ces trois bougies représentant le père, la mère et l'enfant.

maintien de la cohésion familiale. Celle-ci est renforcée en milieu rural par l'héritage des terres d'une génération à la suivante. L'un des principaux liens de solidarité concerne le soutien des enfants à leurs parents âgés, considéré comme très répandu[45]. Son fondement est la responsabilité que ces derniers ont assumée envers leur progéniture pour laquelle ils doivent représenter des « modèles ». L'éducation, fonction majeure mise en avant par les participants, est en outre susceptible de susciter un mouvement de solidarité de la famille élargie sous la forme d'une cotisation pour la scolarité d'un enfant par exemple. L'entraide familiale est facilitée par la proximité géographique des membres, le cas le plus favorable étant la cohabitation au sein d'un foyer. Chacun contribue selon ses moyens : présence pour les plus jeunes, support matériel et financier plus prononcé pour leurs aînés. D'après les personnes interrogées, de nombreux jeunes adultes mariés ne résidant pas avec leurs parents[46] sont néanmoins installés à proximité de ceux-ci, y compris en milieu urbain et leur apportent une assistance. La cohésion familiale repose aussi sur le partage d'informations et d'expériences communes. La famille doit former un cadre chaleureux et constituer un groupe soudé face à l'extérieur :

> « Les gens de la famille ferment la porte pour se parler. C'est la tradition (…) Ils laissent très peu l'extérieur savoir [ce qui se passe au sein de la famille] » (Discussion de groupe avec 7 jeunes femmes membres de ménages témoins à Halong âgées de 20 à 28 ans).

La vie au sein de la famille est étroitement mêlée à l'idée de bonheur, idéal présent dans la devise du pays[47] et dans les vœux traditionnels du Nouvel An ou formulés à l'occasion d'un mariage :

> « La famille est très importante dans la vie de chacun. Une personne qui ne peut pas vivre dans une famille heureuse,

---

[45] Plus d'un tiers (35%) des ménages comprenant au moins une personne âgée de 60 ans et plus ont reçu de l'aide de la part d'un enfant non corésident au cours des 12 derniers mois (Barbieri 2009).

[46] Au Viêt Nam, plus des trois quarts des personnes âgées de 60 ans ou plus vivaient avec au moins un de leurs enfants selon le recensement de 1999 (Barbieri 2009).

[47] Depuis 1945, date de sa déclaration d'indépendance, la devise du Viêt Nam est : « Indépendance, liberté, bonheur » (Độc lập, tự do, hạnh phúc).

> chaleureuse ne pourra pas trouver le bonheur » (Discussion de groupe avec 8 jeunes femmes et hommes membres de ménages témoins à Dông Triêu âgés de 18 à 19 ans).

Le bonheur n'est pas uniquement lié à la satisfaction des besoins matériels[48]. Au sein de la famille, il est aussi fondé sur un ordre :

> « Pour que la famille soit heureuse, il faut de la discipline de bas en haut » (Discussion de groupe avec 6 pères de famille de ménages témoins à Halong âgés de 42 à 50 ans).

Cette notion de discipline conditionne la réussite des enfants et le bien-être de la famille. Elle repose sur le respect d'une hiérarchie liée à l'âge, la génération, le sexe. Ainsi, une femme nous a fait part de sa difficulté à intervenir auprès de son conjoint, cadet d'une famille au sein de laquelle ils vivent. En dernier ressort, la famille suppose le leadership d'une seule personne, ce qui exclut la cohabitation de deux frères mariés d'après les membres des ménages témoins à Halong. En termes de partage des tâches et des espaces, les femmes sont plus impliquées dans le foyer, les hommes plus engagés à l'extérieur. La cuisine reste dans une large mesure du ressort de la mère même lorsque celle-ci exerce une activité professionnelle. Le principal devoir du père selon la conception d'un grand nombre de participants consiste à subvenir aux besoins financiers du foyer. Les variations par rapport à ce modèle très prégnant donnent lieu à des discours en forme de justification, notamment d'hommes qui assurent une part importante des travaux domestiques :

> « C'est moi qui gère la maison, car chez moi c'est différent. Je fais du commerce et mon épouse travaille (…) C'est une autre conception. (…) A la maison, chacun fait ce qu'il peut. Je reste à la maison. Je fais du commerce et je surveille les enfants avec ma mère. On fait le ménage et quand mon épouse rentre, elle fait la cuisine. On s'occupe des enfants, il n'y a pas vraiment de partage des tâches (…) C'est celui qui est le plus à la maison qui organise. » (Discussion de groupe avec 6 pères de famille de ménages témoins à Halong âgés de 35 à 70 ans).

48 Ce point sera approfondi plus loin, dans le contexte du VIH/sida. La complémentarité des aspects matériels et spirituels ou moraux constituait un leitmotiv dans les discussions de groupe.

La répartition des tâches implique donc une certaine flexibilité et adaptabilité. Les autres membres du ménage organisent leurs travaux selon le fonctionnement du noyau familial formé de parents et de leurs jeunes enfants. Ainsi, lorsque les grands-parents sont présents, ils sont souvent chargés de la surveillance de leurs petits-enfants, du foyer et des courses au marché pour relayer leur belle-fille.

Des relations interpersonnelles contrastées

Au-delà de cette cohésion familiale, certaines relations sont privilégiées. Tout d'abord, les parents sont liés par une forte norme d'assistance à leurs enfants. La famille est placée au centre de l'existence des femmes, y compris par celles-ci. Ces dernières sont perçues comme jouant un rôle fondamental au sein de la vie intime de leurs proches. Les mères se considèrent comme des personnes « capitales » (*chủ chốt*) qui servent de modèle à leur progéniture. Elles sont présentées par leurs enfants comme entretenant avec eux des relations plus étroites que ne le font les pères. Ceci se traduit par des contacts différents des enfants avec chacun de leurs parents :

> Les enfants « sont toujours en train de parler doucement à leur mère pour lui demander une chose ou une autre, mais parler doucement à voix basse à son père, c'est un peu difficile » (Discussion de groupe avec 6 pères de famille de ménages témoins à Halong âgés de 35 à 70 ans).

Les personnes membres des foyers témoins présentent la mère comme fréquemment réceptrice des confidences de sa fille. Au père est dévolue une place plus marquée par l'exercice de l'autorité. Cependant, les contacts entre le père et le fils sont considérés comme privilégiés.

La cohabitation des enfants mariés avec leur famille d'origine ou celle de leur conjoint implique d'accepter de faire des compromis pour optimiser la gestion des diverses situations. La règle de patrilocalité entraîne souvent une cohabitation des jeunes épouses avec la famille de leur conjoint. Or, la mère de celui-ci est généralement réputée avoir des relations difficiles avec sa belle-fille. Ces relations sont fondées sur la réciprocité : la bru doit remplir son devoir, ses beaux-parents lui servent de guide et lui apportent, ainsi qu'à l'ensemble du groupe domestique, une aide. Dans les discussions de groupe, la bru est peu mentionnée, mais lorsqu'elle l'est, sa centralité est fortement affirmée par les parents d'enfants mariés : c'est elle qui a le contact le plus proche et le plus direct avec les parents de son conjoint. C'est aussi par elle que l'on juge du caractère d'une famille. Cette proximité implique une place privilégiée et des responsabilités. La résidence avec ses parents ou ceux de son conjoint est ressentie, notamment par les jeunes filles, comme allant à l'encontre d'une forme d'indépendance et d'intimité. Elle engendre d'après elles des tensions en raison des contraintes extérieures et des changements sociétaux qui introduisent des conceptions et façons de vivre divergentes entre membres de générations successives. Ainsi, la décohabitation est fortement valorisée par certains jeunes, célibataires ou en union. Les opinions sur cette question diffèrent cependant même au sein de personnes mariées avec enfants, et évoluent pour certains au cours du cycle de vie.

La position des épouses est spécifique, car celles-ci participent à la fois à la vie de la famille de leur époux et de la leur. Certaines d'entre elles déclarent avoir des relations intimes avec la fratrie de leur mari comme avec leurs propres frères et sœurs. Les termes utilisés ne font d'ailleurs en général aucune distinction entre les deux familles. De même, certaines affirment que leurs beaux-parents sont aussi proches d'elles que leurs parents. Le maintien des contacts de la bru avec sa famille d'origine est souvent mentionné. De façon générale, les liens entre conjoints sont mis en concurrence avec ceux au sein de la fratrie des époux et leur renforcement se fait au détriment de ces derniers :

> « Les frères et sœurs se marient. Chacun a son conjoint pour la vie et les sentiments entre frères et sœurs s'étiolent » (Discussion de groupe avec 7 jeunes femmes membres de ménages témoins à Halong âgées de 20 à 28 ans).

La communication entre frères et sœurs devient plus difficile après le mariage :

> « Se faire des confidences c'est très difficile car on a déjà pris un mari et les gens disent que si tu n'aimes pas ton mari, tu ne peux pas habiter avec lui. Mais moi aussi, si mon mari n'aime pas son épouse, il ne peut pas habiter avec moi. Donc souvent parler [de ses problèmes à ses frères et sœurs] c'est très difficile » (Discussion de groupe avec 7 jeunes femmes membres de ménages témoins à Halong âgées de 20 à 28 ans).

Les confidences sont réputées circuler du fils à son épouse, de cette dernière à la mère de celle-ci, du père à son fils, de l'épouse à son mari. Au contraire, les relations entre frères et sœurs ne sont pas marquées par l'échange de secrets, mais plutôt de conseils.

Une montée de l'individualisme

Les personnes interrogées en discussions de groupe affirment l'existence d'une montée de l'individualisme qui favorise une tendance à l'éclatement des familles[49]. Les liens sont fragilisés par diverses contraintes, notamment d'ordre économique. Au sein de plusieurs groupes de discussion, les parents ont déclaré recevoir une aide réduite de leurs enfants en raison du revenu trop bas de ceux-ci, surtout en milieu rural. Ces constats incluent leurs fils envers lesquels leurs attentes sont généralement plus grandes, et dont l'assistance est plus fréquente que celle de leurs filles[50]. Les obstacles économiques sont également mentionnés pour expliquer la faiblesse de l'apport financier et matériel des membres de la famille élargie, eux-mêmes confrontés à des difficultés similaires. En milieu rural, les personnes interrogées évoquent aussi un manque d'accès à la terre pour répondre aux besoins de leur foyer. De plus, la pression sur les ressources et la diversification des activités engendrent des différends voire des conflits intergénérationnels. La façon dont sont calculés les tarifs de l'électricité, dont le prix augmente avec la puissance fournie, encourage les jeunes ménages à installer un compteur supplémentaire et par conséquent à établir une gestion séparée de celle de leurs parents même lorsqu'ils vivent sur une même parcelle. Il en est de même pour l'approvisionnement en eau. Ces pratiques, mises en œuvre et rapportées par les personnes interrogées, favorisent une partition des unités domestiques en entités plus restreintes.

---

[49] D'après les recensements successifs, la taille des ménages s'est réduite à l'échelle du pays : de 4,82 personnes en 1989 à 4,51 en 1999 et 3,78 en 2009. Cette tendance a été observée dans les deux milieux, avec un nombre moyen de personnes par ménage légèrement plus élevé en milieu rural (3,84 versus 3,66 en milieu urbain en 2009) (General Statistics Office 2011 :81).

[50] L'analyse de données collectées de 1997 à 1999 montre que l'aide des fils à leurs parents âgés est plus fréquente que celle des filles. En revanche celles-ci tiennent davantage compte de la situation du destinataire (Barbieri 2009).

D'après certains participants à Dông Triêu, la mobilité géographique croissante contribue à l'affaiblissement des liens familiaux. Les densités élevées d'occupation des sols et le coût de l'achat d'un terrain en milieu urbain contraignent les résidents à réduire le nombre de générations cohabitant à deux au lieu de trois. Les familles sont donc plus dispersées qu'en milieu rural et les contacts avec la parenté élargie ne sont réactivés qu'à l'occasion d'événements majeurs (naissance, mariage, décès ou deuil). Certaines jeunes femmes de foyers témoins participant à des discussions de groupe considèrent que les relations au sein de la famille élargie s'amoindrissent et que se produit un phénomène de nucléarisation. Par contre, les personnes interrogées mettent en avant le soutien psychologique de la famille élargie. Le relatif éloignement spatial des membres de la famille en milieu urbain a une origine ancienne selon un père de ménage témoin à Halong, qui a évoqué la politique coloniale des Français consistant à recruter des coolies dans toute la province et à les déplacer vers les villes. Ces migrations ont, selon cet informateur, entraîné un affaiblissement du clan ancestral. Aujourd'hui, la résidence en immeuble d'habitation collectif reste très rare, mais en expansion à Halong. Elle accentue cette tendance d'après les jeunes adultes interrogés. Ces évolutions sont perçues comme une détérioration des liens familiaux et des qualités morales des individus, notamment par les parents de jeunes à Halong mais également à Dông Triêu. Elles résultent selon les participants, de la montée de l'économie de marché qui encourage la mise en concurrence, la recherche du profit matériel à court terme. Elles conduisent à une augmentation des divorces et des conflits au sein des fratries, rapportés par des personnes de divers âges.

LA FAMILLE INSÉRÉE DANS UNE « COMMUNAUTÉ »

Les relations de proximité auxquelles font référence les personnes interrogées sont de trois types : la famille (*gia đình*) pour laquelle prime la consanguinité, elle-même incluse dans le lignage (*dòng họ*) qui réunit les descendants d'un même ancêtre et le voisinage (*làng xóm*) défini par un environnement géographique. La famille représente donc la plus petite unité collective d'appartenance. Elle constitue un repère central par rapport auquel sont situées les relations sociales et s'articule aux deux principales entités que sont la communauté et la société.

Trois entités articulées : famille, communauté, société

Dans les différents discours, les personnes interrogées situent les individus par rapport à trois entités sociales fondamentales : la famille, la communauté et la société. La famille correspond au groupe de cohabitation (*nhà*) ou de consanguinité (*gia đình*). Elle évoque les notions de chaleur (*nhiệt tình*), bonheur (*hạnh phúc*), sentiments (tình cảm). Conçue comme la cellule de base de la société (*tế bào xã hội*) par les personnes interrogées en écho à certains textes de loi[51], elle confère à cet ensemble plus vaste sa coloration :

> « Si la famille est chaleureuse (*ấm*), la société le sera aussi. Si elle ne l'est pas, la société ne le sera pas » (discussion de groupe avec 7 pères de séropositifs à Halong âgés de 55 à 78 ans).

Elle permet l'insertion future des enfants dans la société. Devenus adultes, ceux-ci doivent respecter les règles collectives qui valorisent l'entraide et le bien commun. Ainsi, le rôle de la famille n'est pas conçu comme isolé, mais articulé à celui de la société :

> « Au niveau de la société, on ne peut pas résoudre les problèmes, nous sommes des paysans. On ne peut que contribuer à notre administration locale, faire en sorte que tout soit bien en ordre, propre, que les enfants ne se droguent pas en fumant (...) il ne faut pas qu'ils se mettent à voler, à jouer des jeux d'argent, à courir les filles et les prostituées » (Discussion de groupe avec 7 pères et mères de famille membres de ménages témoins à Dông Triêu âgés de 42 à 69 ans).

Les pères évoquent leur contribution à l'effort de guerre trente à quarante ans auparavant pour défendre l'idée d'une nécessité de liens étroits entre la famille et les intérêts de la société. Cette représentation est aussi exprimée par les jeunes qui considèrent la famille comme une entité primordiale intermédiaire entre les individus et la collectivité dans son ensemble. Les membres des ménages cas ont insisté

[51] La loi sur le mariage et la famille mentionne en introduction que « la famille est la cellule de la société » (Quôc hôi 2000). Cette phrase est également présente dans la Décision du Responsable du Comité de direction du mouvement sur la construction solidaire d'une vie cultivée (article III.1.2) (Ban chi dao phong trao toàn dân doàn kêt xây dung doi sông van hoa 2000).

également sur l'importance de la famille comme lieu de socialisation. Elle favorise la participation des jeunes aux activités collectives.

La communauté (*cộng đồng*) fait référence au voisinage informel tel que la « rue », le quartier urbain (*phường*) ou rural. Selon les discours, elle peut reposer sur des relations de proximité ou renvoyer à une unité administrative comme l'ilôt (*tổ*), la circonscription (*khu*), rappelée par la présence d'autorités locales formant un « maillage » croissant. Les liens de voisinage sont perçus par certains participants comme présentant des points communs avec les liens familiaux dont ils compensent en partie l'affaiblissement. Ils entraînent en effet un système relationnel proche de celui de la famille dans la mesure où ils impliquent une proximité spatiale ressentie par certains comme une promiscuité et un dispositif de maintien de la cohésion des liens supposant une hiérarchie et une répartition des responsabilités. Ces relations sont marquées par l'héritage de la période de fonctionnement en coopératives auquel ont contribué les générations de parents de jeunes adultes. Famille et voisinage sont caractérisés par une complémentarité, mais également dans une certaine mesure, par des formes de concurrence. Les interactions au sein de la communauté sont fortement valorisées. L'existence d'une solidarité est fortement affirmée, en particulier par les personnes les plus âgées. Elle consiste en des échanges, une aide mutuelle dans les différentes activités notamment champêtres. Elle concerne entre autres les problèmes de santé, voire les obsèques :

> « Dans cette zone, il y a deux points positifs. Premièrement, quand on est malade, tout le monde même les pauvres vient donner un peu d'argent pour acheter des médicaments. Chacun donne une pièce et on prend soin les uns des autres.(…) Et si quelqu'un par malheur meurt, tout le village donne 5 000 ou 10 000 pour contribuer aux cérémonies (…) Les petits vents se transforment en orage » (*góp gió thành bão*)[52] » (Discussion de groupe avec 7 pères et mères de famille membres de ménages témoins à Dông Triêu âgés de 42 à 69 ans).

Les femmes interrogées déclarent accompagner parfois une voisine à une consultation médicale au centre de santé ou à l'hôpital. Les pères et mères de foyers témoins citent des pratiques de soutien, des

[52] Il s'agit d'une forme locale du dicton selon lequel « les petits ruisseaux font les grandes rivières ».

rencontres entre voisins à domicile ou dans une infrastructure sanitaire en cas de problème de santé. Les personnes malades bénéficient de visites à l'occasion desquelles des cadeaux sous forme d'argent ou de biens alimentaires (boîte de lait, fruits) peuvent être versés, une aide peut être fournie consistant en des services rendus (travail des champs, lessive, etc.). Cette solidarité est particulièrement affirmée en zone rurale. Les jeunes interrogés en discussion de groupe nous ont indiqué que les voisins se déplacent lorsque le problème de santé est grave. Ces échanges sont favorisés par la faible mobilité, certains participants évoquant plusieurs décennies de côtoiement des membres des foyers environnants, y compris en milieu urbain. La famille constitue une référence pour exprimer la force de ces liens :

> « Les voisins entre eux sont comme des parents consanguins » (« *như ruột thịt* ») (Discussion de groupe avec 6 pères de famille de ménages témoins à Halong âgés de 42 à 50 ans).

Ces contacts viennent d'une certaine façon se substituer aux relations familiales :

> « On laisse des frères et sœurs au loin, on prend les voisins tout proches. De l'aube au coucher de soleil, on est ensemble donc on échange les uns avec les autres » (Discussion de groupe avec 6 pères de famille de ménages témoins à Halong âgés de 35 à 70 ans).

Cette solidarité est remise en cause de deux façons. D'une part, il existe une tendance à l'individualisation de la gestion des difficultés :

> « Quand une famille a un problème, elle s'en occupe elle-même. Les voisins n'en savent rien (…) Ils ne font pas attention, ça ne les intéresse pas. Chaque famille s'occupe de ses affaires » (Discussion de groupe avec 7 jeunes femmes membres de ménages témoins à Halong âgées de 20 à 28 ans).

D'autre part, des formes de concurrence entre les groupes familiaux liées à des intérêts matériels sont exacerbées par le développement de l'économie de marché :

> « Il y a 10 ans, (…) les gens pouvaient prendre soin les uns des autres. Quand l'un travaillait, s'absentait pour gagner de quoi

> manger, les autres surveillaient [les alentours]. Mais maintenant, (...) quand on est propriétaire de quelque chose, il faut le surveiller et si on ne le surveille pas, on le perd » (Discussion de groupe avec 7 pères et mères membres de ménages témoins à Dông Triêu âgés de 42 à 69 ans).

Ainsi, les liens de voisinage sont marqués par une tendance à un développement d'une forme de concurrence. Le partage communautaire est critiqué et la vie privée valorisée. Les plus jeunes membres des foyers témoins ont mis en avant l'anonymat croissant avec la distance malgré une certaine convivialité :

> « Il n'y a que la famille d'à côté de soi que l'on connaisse. En gros, c'est comme ça. (...) La maison d'après, on ne la connaît pas et les gens ne savent pas non plus qui on est. Par exemple si on les salue, ils font signe de la tête mais ils ne savent pas qui on est » (Discussion de groupe avec 7 jeunes femmes membres de ménages témoins à Halong âgées de 20 à 28 ans).

La ville est considérée comme un lieu où les relations sont plus anonymes que le milieu rural mais la rue reste un endroit de sociabilité où les gens se connaissent. C'est l'entité à laquelle les participants font référence quand ils parlent de « communauté » en zone urbaine. Ces liens sont favorisés par le petit commerce informel, notamment alimentaire (riz, légumes) que développent les habitants du quartier. Ils ne sont pas toujours perçus de façon positive, en particulier par les plus jeunes qui y voient une atteinte à leur intimité :

> « Quand on fait du commerce, on cherche la petite bête chez les autres. Quand on est trop intime (...), ce n'est pas très intéressant (...) On se heurte trop à la vie privée des autres » (Discussion de groupe avec 7 femmes membres de ménages témoins à Halong âgées de 20 à 28 ans),

Ces critiques de la promiscuité entre voisins s'accompagnent d'une valorisation d'un espace privatif dans les deux milieux, les jeunes utilisant l'expression de « vie privée ». Deux types de contacts ont été peu débattus dans les discussions : les relations amicales et professionnelles. Les premières sont surtout évoquées par les jeunes ou les personnes plus aisées. Les amies sont fréquemment considérées par les jeunes femmes des ménages témoins comme des confidentes. A Dông Triêu, les jeunes interrogés en discussion de groupe ont déclaré avoir peu d'endroits où se retrouver, contrairement à la ville où il existe des jardins. Ils se donnent donc rendez-vous dans des buvettes. Les relations professionnelles ne sont presque jamais désignées en tant que telles.

La cohésion communautaire est garantie par l'entremise d'autorités hiérarchisées quand des événements importants ont lieu ou que des différends surgissent. Les habitants sont en contact avec le chef d'îlot (*tổ trưởng*) et le chef de circonscription (*trưởng khu*) qui interviennent lorsqu'une requête est introduite, afin de régler un conflit familial, l'organisation de cérémonies (mariage, funérailles, obsèques), ou des problèmes fonciers (délimitation de terres). Si le désaccord persiste, un rapport est envoyé au quartier urbain (*phường*). Les membres les plus âgés des foyers témoins décrivent le chef d'îlot et le chef de circonscription comme très proches de la population. Par contre, les plus jeunes habitants des quartiers urbains sont plus critiques, dénonçant la distance qu'ils ressentent dans leurs contacts avec les autorités locales. Celles-ci sont perçues comme manquant d'empathie, trop peu disponibles, obéissant à des principes opaques et exclusivement intéressées par l'argent. Ainsi, l'objectif des collectes de fonds auxquels les résidents sont soumis ne sont pas bien compris. Ces opérations ont été contestées par les plus jeunes qui n'en voient pas toujours la justification, dans un contexte où ils disposent de peu de ressources. Les participants n'acceptent pas ce qu'ils conçoivent comme un lien unidirectionnel en leur défaveur et revendiquent leurs droits.

La société (*xã hội*) se situe à une échelle plus étendue que la communauté avec un relatif anonymat des relations. Elle intervient formellement par l'intermédiaire de l'Etat (*nhà nuoc*) et correspond à une unité très large. L'individu en son sein se place dans un espace qualifié d'extérieur (*ngoài xã hội*) par opposition à la famille qui représente l'intérieur. Ainsi, l'expression "dans la société" se traduit de façon littérale par "à l'extérieur [de la famille], au niveau de la société". Ce clivage rappelle celui qui est fréquemment évoqué entre le village conceptualisé comme une entité close, autonome et la loi de l'empereur imposée de l'administration centrale. Il est cependant limité. Le groupe familial comme l'individu craint la "perte de face" par laquelle la sanction collective potentielle inhibe des comportements stigmatisants. Société, communauté et famille sont imbriquées les unes dans les autres. Y faire référence permet de mettre l'accent sur le caractère intime ou anonyme, interindividuel ou collectif des relations. Proche du schéma classique où la communauté est conçue comme un niveau intermédiaire placé entre la famille et la société, la représentation de l'articulation entre famille, communauté et société suggérée par les discours recueillis induit une vision organique illustrée par l'idée selon laquelle chaque individu serait pour la société semblable à ce qu'est une cellule pour le corps. Cette image a déjà été évoquée par ailleurs pour le Viêt Nam (Jamieson 1995).

Le rôle structurant des organisations de masse et associations

Plusieurs institutions intermédiaires jouent un rôle structurant dans la constitution d'une solidarité collective. Dans les deux sites que nous avons enquêté, la participation à un groupe sociopolitique ou une association au cours des douze derniers mois est relativement forte, en particulier en milieu urbain où ces institutions sont plus présentes. Elle concerne plus de la moitié des personnes interrogées à Halong (54%) et un peu moins de la moitié à Dông Triêu (49%), sans différence selon le statut VIH. Cependant, les séronégatifs mentionnent plutôt des organisations de masse désignées par le terme de « collectivité » (*đoàn thể*) tandis que les séropositifs évoquent les associations de lutte contre le VIH/sida (figure 4.1). A Halong[53], les quatre organisations les plus citées sont l'Union des femmes (40%), l'Union de la Jeunesse (20%), les syndicats (37%) et les associations d'aide aux séropositifs (22%). Elles concernent chacune plus d'un individu sur cinq. Le type d'organisation diffère selon le statut VIH. La participation à l'Union des femmes est plus élevée chez les séronégatifs des ménages cas (51%) et les membres des ménages témoins (40%) que chez les séropositifs (22%) alors qu'il est le même pour les trois types de personnes à Dông Triêu (44%). Les tendances sont les mêmes pour l'Union des Jeunes, l'Union des Anciens combattants et l'Union des Seniors.

[53] Les effectifs ne permettent pas de dégager de tendance statistiquement significative à Dông Triêu.

FIGURE 4.1- TYPE D'ORGANISATION ASSOCIATIVE À LAQUELLE ONT PARTICIPÉ LES PERSONNES INTERROGÉES SELON LEUR STATUT VIH À HALONG (PERSONNES AYANT PARTICIPÉ À AU MOINS UNE ORGANISATION OU UNE ASSOCIATION, %, CATÉGORIES NON EXCLUSIVES)

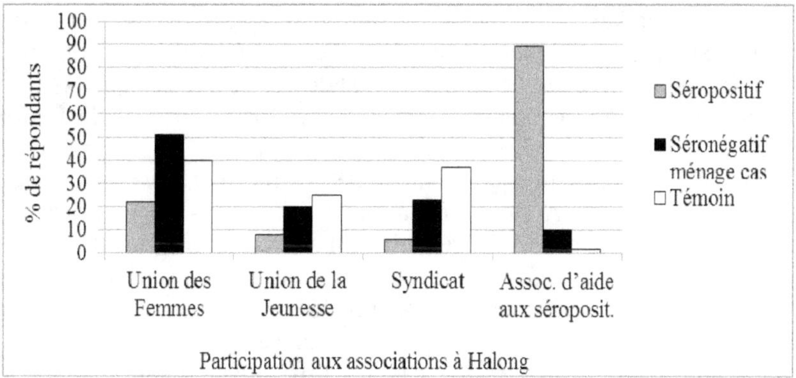

Source : enquête FAVIHVIET 2006 à Halong (questionnaires individuels)

Dans le cadre des discussions de groupe, ces engagements ont été surtout commentés par des individus de générations plus anciennes, les jeunes étant relativement peu impliqués dans ces activités. La participation aux organisations de masse est très valorisée. Les personnes qui n'appartenaient à aucune d'elles éprouvaient parfois le besoin de se justifier, comme ce père de famille qui a d'abord esquivé la question de sa participation en mettant en avant son ouverture et son altruisme, avant de répondre par la négative. Un autre a invoqué l'absence de poste disponible, tout en ajoutant qu'il était prêt à fournir une aide. De façon générale, l'idée d'un devoir de contribution à la collectivité est très ancrée, notamment chez les parents de jeunes adultes.

Les soutiens apportés par ces groupes à la population sont multiples. Par exemple, l'Union des femmes fait du microcrédit aux foyers pauvres (10 à 50 euros voire 80 euros). Des actions spécifiques et ponctuelles sont menées auprès de personnes en difficulté :

> « Un enfant doit se faire opérer du cœur. Il a 14 ou 15 ans. (...) Son père est drogué, sa mère n'a pas de travail. Les organisations de masse, les femmes se sont mobilisées, se sont cotisées pour l'aider et le quartier aussi. » (Discussion de groupe

avec 6 pères membres de ménages témoins à Halong âgés de 35 à 70 ans).

A Dông Triêu l'Union des femmes qui se réunit deux à trois fois par an en dehors d'interventions précises, procure de petites aides pour les familles dans le besoin. Elle fournit une assistance matérielle rapide. La cotisation de chaque membre était fixée en 2007 à 10 000 dôngs, auxquels il fallait ajouter d'autres frais qui pouvaient aller jusqu'à doubler cette somme. A Halong, les participants aux discussions de groupe ont évoqué des sections locales de la Croix Rouge. Dans l'arrondissement de Cao Thang à Halong, ces organisations disposent d'une maison de la culture et développent des activités régulières. A titre d'exemple, les habitants du quartier ont cité un projet qui a consisté à réhabiliter 19 maisons vétustes. Pour son soutien en faveur des familles comportant un consommateur de drogue, l'organisation Care qui a prêté 50 millions à ce quartier a travaillé en collaboration avec les organisations de masse. Des mobilisations sont menées en cas de difficultés, notamment pour appuyer une lutte contre les conséquences d'intempéries, la pauvreté, ou pour la préparation de festivités à l'occasion de la fête de la mi-automne ou de celle des enfants (1er juin).

La participation aux associations de lutte contre le VIH/sida concerne la quasi-totalité des séropositifs interrogés à Halong (89%) mais seulement un dixième des séronégatifs des ménages cas (10%) et une minorité de membres de ménages témoins (2%). Ces associations forment un ensemble hétérogène. Certaines consistent en un rassemblement de personnes sans statut légal. D'autres englobent des unités dans d'autres villes. Les plus présentes au niveau national sont le groupe Compassion avec plus de 5000 membres répartis dans 150 communautés et le réseau Pour un bel avenir (Bright Future) qui compte 1800 membres dans 17 provinces du Nord et du Centre (Khuât 2007). Les habitants de Halong et Dông Triêu ont mentionné essentiellement le club Fleur de cactus et le groupe Compassion. A Halong, celui-ci inclut une soixantaine de membres et organise des réunions mensuelles dans le district de Cao Thang. Par contre, les habitants des ménages témoins de Dông Triêu ne connaissent aucune association locale d'aide aux séropositifs. Certains ont vu à la télévision des antennes dans d'autres localités, notamment pour les groupes Compassion et Pour un bel avenir (Bright Future). La commune voisine de Mao Khe a été citée par plusieurs participants à ce sujet. Seuls quelques membres de ménages infectés connaissent ou participent aux activités de l'association locale Compassion qui comprend 70 membres d'après une de ses responsables qui s'exprimait dans un groupe de discussion. D'autres organisations ont été citées, notamment l'Union des agriculteurs ou d'autres groupements ayant pour fondement l'activité professionnelle, relativement importantes à Dông Triêu (18%). Dans une moindre mesure, l'Union des Vétérans, celle des Seniors regroupent moins d'un dixième de la population. D'autres sont plus marginales telles que les associations d'aide à des handicapés (aveugles) ou des groupes pour promouvoir la sécurité locale. Enfin, la participation aux syndicats concerne davantage les membres des ménages témoins (37%) que les séronégatifs des ménages cas (23%) à Halong. Peu de séropositifs (6%) les citent. Cette tendance est à mettre en relation avec le taux d'activité professionnelle des séropositifs, plus faible chez les hommes ainsi qu'avec le fait qu'ils soient plus souvent journaliers ou indépendants comme nous l'avons vu plus haut.

UN PALLIATIF AUX FAIBLESSES DU SYSTÈME SANITAIRE

Désignée par les substantifs « force » (*sức*) et « robuste, solide » (*khỏe*), la santé revêt un sens très large pour les personnes interrogées. Dans le cadre du recours aux soins, la famille doit pallier les lacunes d'un système sanitaire en crise. Nous nous situons ici dans le contexte de la santé en général, le cas spécifique de la prise en charge du VIH/sida étant développé dans les chapitres suivants.

Un système de santé publique à la marge

Le recours aux infrastructures publiques de santé est limité pour des raisons de coût. Il tient compte de leurs positions hiérarchiques respectives. Dans les deux sites, la plupart des personnes interrogées déclarent avoir recours d'abord à l'automédication pour résoudre leurs problèmes de santé, en se procurant des médicaments auprès des commerces et pharmacies. Ceux-ci sont tenus par des individus qui ne sont en général titulaires d'aucun diplôme de formation supérieure dans le domaine de la santé. Il s'agit donc davantage d'échoppes de mise en vente de produits incluant des antibiotiques, délivrés sans ordonnance et consommés sans avis médical. Ce recours massif à l'automédication et aux antibiotiques a été décrit dans d'autres contexte au Viêt Nam (Craig 2002, Okumura et col. 2002). L'accès aux traitements médicaux est perçu comme faible en milieu rural. Les médicaments disponibles y sont jugés ordinaires (*thuốc thông thường*) par opposition à ceux qui sont "bons" et destinés à remédier aux maladies graves (*thuốc tốt*) présents dans les grandes villes. Une autre typologie différencie ceux que l'on qualifie d'habituels des antibiotiques pris lorsque le problème de santé est plus sérieux. La médecine traditionnelle (*đông y*) largement évoquée est distinguée des médicaments modernes dits occidentaux (*thuốc tây*). Elle consiste essentiellement en l'utilisation de plantes et de massages, ces derniers étant souvent dispensés par les membres de la famille pour soulager de nombreux problèmes de santé et calmer les douleurs.

Le recours aux infrastructures de santé est hiérarchisé. A Dông Triêu, certains participants déclarent se rendre d'abord au poste de santé de la commune où ils peuvent recevoir des conseils et des soins. D'autres vont directement à l'hôpital départemental : ils ne fréquentent l'antenne de santé du hameau ou le poste de santé communal que s'ils peuvent bénéficier d'une consultation gratuite. L'ordre de recours aux hôpitaux suit leur spécialisation : après l'hôpital départemental, les personnes interrogées à Dông Triêu affirment faire appel à l'hôpital provincial en cas d'échec et éventuellement à un hôpital central (au niveau national). Les insuffisances du système local conduisent à s'adresser progressivement à un échelon plus central. L'hôpital suédois situé à une trentaine de kilomètres, près de la ville de Uông Bi, est souvent cité. Lorsque le problème est grave, certains se rendent dans un hôpital à Hanoi, ce qui implique, outre les dépenses médicales, des frais de voyage et des formalités. Le choix d'une infrastructure de santé se fait de façon pragmatique selon le coût des soins, la qualité de la relation avec le personnel, la disponibilité et les compétences des intervenants, l'accessibilité d'équipements et de médicaments. Dans les deux sites étudiés, l'hôpital n'est fréquenté qu'en dernier lieu. La présence de médecins y est un atout déterminant, d'autant plus que ceux-ci reçoivent, d'après les discussions de groupe, une formation actualisée chaque année. De plus, les traitements y sont gratuits. Cependant, les infirmières sont perçues comme peu abordables, car soumises à des contraintes horaires. Les hospitalisations sont jugées trop longues et impliquant des formalités trop complexes. Les participants déclarent se rendre à l'hôpital uniquement s'ils ont une assurance ou pour un recours ultime.

Les problèmes de santé sont redoutés en raison de leur coût financier et celui-ci constitue un critère de choix. Non seulement les soins à l'hôpital sont chers, qu'il s'agisse des frais officiels ou officieux réglés au personnel de santé, mais l'argent doit être versé avant que les prestations ne soient effectuées. Par ailleurs, les dépenses sont imprévisibles et leur montant non négociable. L'une des participantes a évalué le prix de deux journées d'hospitalisation pour son enfant à 500 000 dôngs, soit environ la moitié du budget mensuel de son foyer. Dans les différents groupes de discussion, des membres de ménages témoins ont regretté le caractère prépondérant des aspects financiers dans les choix opérés et dans la motivation du personnel. Un compromis entre l'hospitalisation et l'intervention de la famille consiste à recevoir des soins de santé par des professionnels qui viennent à domicile, solution moins onéreuse. En effet, les infirmières du poste de santé (*trạm xá*) se déplacent pour effectuer des injections.

D'autres éléments déterminants entrent en ligne de compte. Le secteur privé est réputé plus rapide. Les plus jeunes membres des ménages témoins de la ville de Halong le citent comme un recours potentiel en cas d'échec de l'automédication. Le cas d'une participante aux discussions de groupe à Dông Triêu est significatif des règles de décisions qui peuvent présider aux orientations prises par patients. Cette femme s'est rendue à l'hôpital de Dông Triêu en raison d'une douleur dans le dos. A la suite d'une échographie, le médecin lui a indiqué qu'elle était dépourvue de rein droit. Peu satisfaite de ce diagnostic, elle est allée dans un hôpital privé vietnamo-japonais de la commune. On lui a expliqué qu'elle avait bien deux reins, mais souffrait de calculs. Elle a alors eu recours à un hôpital à Haiphong où la conclusion était identique au premier résultat. Elle en a déduit que celui-ci était exact. Ainsi, l'arbitrage entre infrastructures sanitaires se fait sur la base d'une multiplicité d'informations pour lesquelles les intéressés n'ont que peu de critères de jugement. Cette patiente n'a rien dépensé à l'hôpital de Dông Triêu car elle bénéficie d'une assurance maladie, ce qui lui a évité de payer un peu moins de 100 000 dôngs. En revanche, elle a dû débourser 65 000 dôngs pour une radio et 45 000 dôngs pour une échographie à l'hôpital privé vietnamo-japonais, soit plus de 100 000 dôngs.

Manque de suivi et faible couverture sanitaire

Le suivi sanitaire est quasi-inexistant et la couverture sanitaire très faible. Comme nous l'avons vu plus haut, les mesures de redistribution ont été fortement réduites lors des réformes entreprises au cours des années 1980. Il subsiste néanmoins un intérêt pour ces dispositifs, réactualisé par les messages de lutte contre le VIH. A travers les discussions de groupe, les personnes interrogées ont mis en avant leur faible suivi sanitaire : les visites périodiques concernent essentiellement les employés et jeunes scolarisés. La prise en charge des problèmes de santé est tardive en grande partie en raison de l'absence de système de protection sociale et d'aide. Les interruptions d'activités professionnelles ne sont pratiquées qu'en cas de problème grave et suscitent des tensions :

> « Souvent, on est malade, mais il faut faire des efforts. On ne peut pas, on n'ose pas se reposer. Si on se repose un peu, c'est fini, c'est la mort (elle rit) » (Discussion de groupe avec 7 femmes membres de ménages témoins à Halong âgées de 20 à 28 ans).

Les problèmes de santé représentent une source de difficultés financières non négligeables dans les deux milieux. Le montant des dépenses de santé est complexe à évaluer et varie. Pour les ménages témoins, selon la composition familiale, les prix fluctuent de 200 000 à 600 000 dôngs par an pour les générations les plus anciennes, tandis que les plus jeunes situent l'écart entre 2 et 3 millions. La présence d'un petit enfant ou d'un malade chronique contribue à augmenter cette somme. Au sein des ménages cas, les parents âgés estiment à 2 à 6 millions par an les dépenses de santé pour eux-mêmes en raison de maux de tête et de problèmes de tension artérielle élevée entre autres.

Le recours à une assurance maladie est limité et controversé. Parmi les personnes qui ont participé aux discussions de groupes, celles qui en bénéficiaient étaient employées ou retraitées de l'administration. Les enfants de moins de 6 ans et les enfants scolarisés disposent également d'une couverture sanitaire. L'assurance maladie à laquelle ont droit les salariés permet d'être remboursé des frais des soins et de ne pas avoir à financer les médicaments. Les visites médicales semestrielles à destination des ouvriers sont considérées comme un privilège. Ainsi, au sein d'une même famille, il est fréquent d'avoir des membres couverts et d'autres qui ne le sont pas. Ainsi, peu de personnes souscrivent à un contrat volontaire et ceci pour des raisons de coût, de manque d'information et de faible accessibilité. Les individus non employés ni retraités de la fonction publique qui l'avaient fait étaient en général relativement âgés. Il s'agissait notamment de parents de jeunes adultes. La décision d'adhérer repose sur un calcul simple comparant les dépenses potentielles et le prix de l'assurance. A Dông Triêu, une femme commerçante a déclaré qu'elle avait souscrit à cause des risques liés à sa profession. D'après les participants de Dông Triêu, l'assurance maladie volontaire revient à 240 000 dôngs par an et par personne. Le titulaire du contrat doit avancer 20 000 dôngs quand il vient pour une consultation. Si les médicaments coûtent moins de 100 000 dôngs, il ne verse rien. Si la somme demandée est supérieure à 100 000 dôngs, il en paie 20%. Ainsi, l'assurance maladie populaire (*nhân dân*) ne prend en charge que 80% de frais tandis que l'assurance pour ceux qui ont travaillé (*công chức*) est de 100%. Les contrats d'assurance maladie volontaire se concluent au comité populaire. D'après les personnes interrogées à Halong, quand les assureurs ont atteint un quota, ils stoppent la vente, ce qui est très contraignant, car cet arrêt est jugé trop précoce. En 2005, l'interruption est survenue en avril ou mai. Par ailleurs, bien que le contrat soit valable jusqu'en juin, celui qui le suit doit être signé en début d'année. En cas d'impossibilité ou d'oubli, il faut attendre un an, ce qui oblige à rester sans couverture sanitaire pendant plus de six mois. Dans certains cas, seules les souscriptions du couple sont acceptées, ce qui augmente le prix de l'assurance et le rend prohibitif. Cette mesure a conduit une mère dans un ménage témoin à y renoncer :

> « Chaque année, j'achetais [une assurance] pour moi seule, car je suis plus faible. Mais depuis l'an dernier, ils nous obligent à acheter pour les deux époux. Ça fait 400 000 à 500 000 dôngs. On ne les a pas » (Discussion de groupe avec 8 épouses et mères membres de ménages témoins à Dông Triêu âgés de 26 à 42 ans).

L'assurance maladie présente l'intérêt de pouvoir être utilisée rapidement après sa souscription, qui suppose d'après une participante de Dông Triêu, une visite au domicile de l'assuré. Mais au moment des consultations, les contraintes peuvent être fortes :

> « L'autre jour, je suis allée à l'hôpital avec une de mes sœurs. J'ai vu qu'il y avait d'un côté ceux qui payaient eux-mêmes les

> frais, de l'autre ceux qui avaient l'assurance. Du côté de l'assurance, il fallait attendre longtemps tandis que du côté où l'on payait soi-même, les gens entraient rapidement. Parmi ceux qui ont une assurance, maintenant beaucoup sont malades. Bien sûr que quand on a une assurance d'un côté ça soulage, mais c'est très difficile » (Discussion de groupe avec 7 femmes membres de ménages témoins à Halong âgées de 20 à 28 ans).

Quelques foyers bénéficient d'une aide spécifique en raison de leur niveau de pauvreté, leur permettant de recevoir des soins gratuits auprès des infrastructures sanitaires publiques. Ces cas restent néanmoins exceptionnels.

La santé domaine d'expression de la solidarité familiale

La famille organise les soins selon de nombreux facteurs. Parmi eux, la cohabitation, les rapports de genre et de hiérarchie exercent une influence importante. La norme d'assistance entre membres de la famille reste très forte. Elle a été exprimée par l'ensemble des participants aux groupes de discussion. La famille joue un rôle d'interface entre le malade et l'extérieur. En effet, le recours à une infrastructure sanitaire, en particulier l'hospitalisation, nécessite une grande disponibilité des proches et perturbe les activités. Ceux-ci doivent s'organiser et se relayer pour assurer une présence permanente aux côtés du patient, notamment la nuit. Le manque de personnel est également une raison évoquée. Ce support familial est multiforme. Il peut consister en un accompagnement au cours duquel l'aidant dispense certains soins, accomplit des démarches administratives auprès de l'infrastructure sanitaire, s'occupe de l'entretien du patient (linge, nourriture), de sa mobilité spatiale et de son accès aux soins, qui implique des négociations avec le personnel. La mobilisation est aussi financière à travers des prêts, mais également des dons d'argent, pratique fréquente lors des visites à un malade. Ces différents types d'intervention ne sont pas exclusifs les uns des autres. Pour les personnes en union, la norme de sollicitude s'étend à la belle-famille. Une grande importance est accordée au soutien moral, domaine spécifique aux proches. Certaines relations sont privilégiées, notamment les rapports filiaux. Les mères en particulier constituent des références pour leur implication dans les soins de santé. Elles sont considérées comme plus mobilisées auprès de leurs enfants que les pères. Dans les discours, ceci s'explique par leur disponibilité liée en partie à un moindre engagement dans des activités professionnelles extérieures au foyer, leur empathie, une relative adresse dans les contacts humains et par conséquent une plus grande proximité avec leurs enfants. Les mères sont appelées à accomplir des tâches ordinairement dévolues aux femmes et essentielles pour le patient, notamment la gestion du linge, la préparation alimentaire. Ainsi, leur intervention constitue un modèle de prise en charge : le père qui prend soin de son enfant donne l'impression d'agir « comme une mère ». Les pères sont perçus comme moins expressifs et davantage liés par un rapport d'autorité inhibant :

> « [Les hommes] aiment leurs enfants, mais ne le disent pas (…) Par exemple si [l'enfant] est malade et que son père est là, il ne se plaint pas et il ne veut pas non plus que son père prenne trop soin de lui » (Discussion de groupe avec 6 mères de séropositifs à Halong âgées de 50 à 70 ans).

Les personnes interrogées considèrent les mères comme des pourvoyeuses de soins directs à leur enfant alors que les pères sont plutôt impliqués dans des tâches plus extérieures au foyer. Par exemple si le traitement consiste en une inhalation, le père a tendance à se procurer les herbes nécessaires tandis que la mère reste auprès du malade et prépare le matériel utilisé pour faire bouillir l'eau. Cependant, la mère est également chargée de la mobilisation du réseau relationnel, notamment en cas de besoin d'un complément financier. Elle est susceptible d'emprunter de l'argent à l'extérieur[54], rôle plus rarement attribué au père. Inversement, les enfants adultes sont censés apporter assistance à leurs parents âgés.

Les individus interrogés distinguent la santé au quotidien, que chacun doit assumer pour lui-même à travers la recherche d'une alimentation adéquate et la lutte contre les problèmes spécifiques, pour lesquels il est légitime de demander l'aide :

> « Quand on est malade, l'enfant est responsable. Pour ce qui est de la santé quotidienne, il faut que je cherche de quoi me nourrir, je ne peux pas m'appuyer uniquement sur mes enfants » (Discussion de groupe avec 7 pères et mères membres de ménages témoins à Dông Triêu âgés de 42 à 69 ans).

[54] Cette tâche n'est pas contradictoire avec la répartition des tâches entre hommes et femmes dans le modèle familial patrilinéaire au Viêt Nam (Luong 1989).

Les normes de comportement diffèrent selon le genre, les femmes étant censées prendre soin des hommes en partie en raison de leur présence plus fréquente au sein du foyer étant donné la répartition des tâches. La cohabitation est également un critère déterminant des liens de solidarité en matière de santé. Les femmes sont décrites comme plus impliquées dans les soins aux membres de la famille que les hommes. La prise en charge d'une femme revient préférentiellement à une autre femme de sa famille plutôt qu'à un homme. Celui-ci est souvent perçu comme peu apte à assumer ce type de tâche :

> « Mon mari ne sait pas [faire cela]. C'est un homme, donc il ne sait pas comment prendre soin d'un malade » (Discussion de groupe avec 7 jeunes femmes membres de ménages témoins à Halong âgées de 20 à 28 ans).

Entre autres, les soins comprennent la préparation de la bouillie de riz, aliment privilégié en cas de problème de santé, que les hommes sont réputés ne pas savoir maîtriser. Ainsi, la prise en charge d'un malade inclut des tâches généralement dévolues aux femmes. Cependant, la plus forte implication de celles-ci ne constitue pas une norme rigide : le rôle de chacun dépend aussi de sa disponibilité, sa place dans la famille et de facteurs personnels. Les différents participants ont souligné le caractère relatif de chaque situation. Par contre, l'équité est un principe considéré comme au fondement de la répartition des tâches.

Le couple est un lieu privilégié de soins mais d'une façon dissymétrique. Le resserrement des liens de prise en charge mutuelle est favorisé par l'éloignement des familles des deux conjoints. Les pères citent leur épouse et leurs enfants, leurs neveux et nièces comme dispensateurs de soins quand ils ont un problème de santé, mais la place de ces derniers reste marginale. Les participants mentionnent l'aide du mari lorsque l'épouse a un problème de santé, tout en précisant que celle-ci est limitée par l'engagement des hommes à l'extérieur. De plus, certaines femmes de Dông Triêu ont décrit les capacités restreintes de leurs maris, indiquant que l'aide de ceux-ci ne pouvait être que partielle et peu satisfaisante, situation qu'elles estiment partagées par de nombreux couples. L'évocation d'un renversement des rôles par rapport au schéma classique a suscité des rires chez les pères membres de ménages témoins à Halong, ce qui montre la force de cette norme. Ce caractère marginal de l'aide de l'époux est particulièrement marqué au moment de la naissance des enfants. Les soins pré et post-natals sont plus souvent pris en charge par les parents de l'un des époux.

La famille élargie occupe une place secondaire dans les soins. Son rôle est favorisé par la proximité géographique. Le détournement des règles montre la prégnance de celles-ci :

> « Dernièrement, le petit frère de mon mari a eu un accident. Il était hospitalisé et s'est fait opérer. J'ai tout fait. La mère de mon mari est âgée, elle dit toujours qu'elle va aller à l'hôpital mais (...) dès qu'elle voit du sang, elle a peur et elle pleure. Quand elle a su que son fils était allé aux urgences, qu'il s'était cassé le bras et la jambe, elle a eu peur. Mon mari, bien que ce soit un homme, n'est pas rapide. Le grand frère de mon mari ne peut rien faire non plus. Je suis la belle-fille, en plus je suis plus jeune mais je suis allée faire toutes les formalités d'hospitalisation, ensuite je suis allée manger puis j'y suis retournée pour acheter des trucs, je lui ai donné des soins, tout ça, comme si c'était mon petit frère. Les gens pensaient que j'étais son épouse. Mais je leur disais : « non, je ne suis que la belle-fille ». Les gens disaient : « Quoi ? La belle-fille ? Et où est son épouse ? » Je leur disais : « elle est chez elle, son enfant est encore tout petit, il n'a que quelques mois ». Ils disaient : « Ça alors ! On croyait que vous étiez son épouse ». Le jour, la nuit, il y a des jours où je dois être là-bas. Et les gens pensent que je suis vraiment l'épouse. Car je m'occupe trop bien de lui. Mais si je ne le fais pas, qui le fera ? » (Discussion de groupe avec 7 femmes membres de ménages témoins à Halong âgées de 20 à 28 ans).

Cet exemple met en évidence l'importance de trois critères favorisant la prise en charge un malade : l'appartenance au groupe des femmes, l'existence d'une relation d'alliance ou de consanguinité et la cohabitation. Dans le cas ci-dessus, la belle-sœur acquiert une légitimité du fait que les autres membres ne sont pas disponibles et c'est en discréditant leur participation potentielle qu'elle légitime la sienne. L'épouse de l'homme accidenté est présentée comme non disponible et la mère comme dépourvue des capacités nécessaires. La sœur ne peut pas intervenir de façon significative car elle réside loin. De plus, il n'est pas conforme aux usages qu'une sœur non cohabitante donne des soins à son frère en premier lieu, surtout si celle-ci est mariée. Elle apporte une contribution plutôt par le biais d'un soutien matériel ou financier. Ceci montre la prégnance des modèles mais aussi la flexibilité de leur (non)mobilisation par les plus jeunes, la norme étant rappelée par la sociabilité présente à l'hôpital.

Les relations d'aide concernent d'abord les personnes proches et cohabitantes puis dans un deuxième lieu la famille plus élargie. Au sein de la fratrie, en cas de problème de santé de leurs parents, les aînés et cadets ne sont pas sollicités de la même façon. Les premiers sont souvent mis à contribution lorsqu'ils habitent à proximité, pour gérer les difficultés administratives et financières relativement lourdes ou complexes. Ils interviennent à la fois auprès de leurs parents et de leurs cadets. Ainsi, les jeunes adultes peuvent être pris en charge par leurs parents, mais ceux-ci sont relayés ou remplacés par les frères et sœurs du patient quand ils sont trop âgés. La conséquence des règles énoncées ci-dessus est une absence de réciprocité sur le plan individuel. Le système est plutôt circulaire. Aussi, au lieu que d'évoquer de rôle prépondérant d'un acteur, il paraît plus approprié de parler de relation privilégiée entre celui qui assure les soins et la personne qui les reçoit. Par ailleurs, les interventions de la parenté élargie se résument souvent à des encouragements néanmoins importants pour le noyau familial.

CONCLUSION

La famille constitue la plus petite des trois unités de référence dans lesquelles se situent les individus. Conçue comme insérée dans la communauté et plus largement dans la société, elle fournit un modèle aux relations sociales, objectivé dans le langage. Traversée par des tensions dues à une recherche de cohésion, de fortes normes d'entraide, mais aussi des revendications liées à une montée plus récente d'individualisme, elle est le lieu d'expression de multiples enjeux parmi lesquels la gestion de questions relatives à la santé. Dans ce domaine, elle pallie en partie certaines lacunes du système sanitaire. Ce rôle, encouragé par les textes de loi, définit un lieu privilégié d'expression de la solidarité familiale. Les problèmes spécifiques au VIH/sida confèrent cependant des connotations propres à l'épidémie qu'il s'agit maintenant de préciser.

CHAPITRE 5

INFORMATION ET PRÉVENTION : LE CHAÎNON MANQUANT ?

Dans quelle mesure la famille participe-t-elle à la sensibilisation au VIH/sida et à la prévention de sa transmission ? Répondre à cette question nécessite de se situer dans le contexte des connaissances qu'ont les individus interrogés sur le VIH/sida et de préciser les différentes sources d'information sur l'épidémie.

UNE VISION IMPRESSIONNISTE DE L'ÉPIDÉMIE

Toutes les personnes interrogées par questionnaire individuel lors de notre étude ont entendu parler du VIH/sida. Dans le cadre de l'enquête nationale, c'est le cas de toutes celles qui vivent en milieu urbain et de la quasi-totalité de celles qui habitent en zone rurale (97%). Les données disponibles permettent une évaluation des niveaux de connaissance des différentes caractéristiques du VIH/sida.

Un problème complexe et flou aux conséquences terribles

Le VIH/sida est souvent considéré comme plus dangereux que les autres pathologies en raison de l'absence de remède et de la gravité de ses symptômes. Les séropositifs sont décrits de façon paradoxale : ils sont faibles, mais également difficiles à identifier. Les membres des ménages infectés distinguent différentes phases de l'atteinte VIH/sida : celle où le séropositif n'a pas de problème de santé, celle où il souffre de maladies et l'épisode final (*giai đoạn cuối*) qui se solde par un décès rapide. Ce dernier est un repère par rapport auquel ils situent « l'étape précédente » (*giai đoạn trên*). VIH et sida sont liés comme en témoigne l'utilisation de l'expression évoquant une personne qui « subit l'infection VIH en phase finale » (*bị nhiễm HIV giai đoạn cuối*). Ainsi, la séropositivité VIH représente une « condamnation à mort » qui n'est pas tout à fait remise en cause par les périodes de rémission. Le VIH/sida est considéré comme une pathologie entraînant une grande faiblesse physique et par conséquent morale. Il a été décrit par les membres des deux types de ménages comme une infection qui épuise le corps, détruit les viscères de l'intérieur, montre ses effets sur la peau qui perd sa couleur et provoque une dépression. Les symptômes mentionnés sont les problèmes pulmonaires, la toux, la diarrhée, le gonflement des ganglions et les atteintes du foie. Les personnes interrogées associent le VIH à la tuberculose. Les mères soulignent l'impossibilité dans laquelle sont leurs enfants séropositifs de poursuivre toute activité lorsqu'ils tombent malades. La notion de douleur physique est plus présente dans leurs propos que dans ceux des autres participants et correspond à une perception plus empathique de la situation. Le poids constitue également un indicateur fréquemment cité par les membres de ménages infectés, notamment les épouses de séropositifs. Sa diminution accompagne le déclin de la santé tandis que le phénomène inverse est souvent attribué à la prise de médicaments.

La létalité du VIH est bien connue. Très peu de personnes déclarent qu'il existe un remède au VIH (0% à Halong, 4% à Dông Triêu). Par ailleurs, la plupart des personnes interrogées savent que le VIH est asymptomatique, avec une proportion plus forte à Halong (90%) qu'à Dông Triêu (85%). La tendance est la même au niveau de la province, où cette possibilité pour une personne séropositive d'être apparemment en bonne santé est plus connue en milieu urbain (96% versus 81%). Malgré cela, les jeunes femmes membres des ménages témoins assurent rester attentives à tout signe physique qui pourrait évoquer une séropositivité avec laquelle elles redoutent d'entrer en contact.

Côtoyer une personne séropositive est relativement répandu. Plus de la moitié des membres des ménages témoins à Halong (52%) et plus d'un tiers à Dông Triêu (38%) ont déjà rencontré une personne séropositive. Il s'agit pour la plupart d'un voisin (86% à Halong, 78% à Dông Triêu). Une plus faible proportion d'individus ont avec elle un rapport d'ami ou de collègue (14% à Halong, 19% à Dông Triêu) ou encore d'apparentés non cohabitant (12% à Halong, 11% à Dông

Triêu). Quelques-uns indiquent qu'il s'agit d'un membre de leur ménage (2%) alors que celui-ci n'est pas affecté. Cette contradiction peut être due la dissimulation d'une séropositivité. Elle représente un pourcentage négligeable des foyers. Inversement, une proportion relativement élevée de membres de ménages cas affirment ne connaître aucune personne séropositive (20% à Halong), surtout à Dông Triêu (42%), ce qui signifie qu'elles ignorent la situation de leur foyer ou qu'elles ne souhaitent ne pas en faire part à l'enquêteur puisque celui-ci n'était pas censé révéler cette information. Celles qui déclarent connaître au moins une personne séropositive indiquent qu'il s'agit d'un membre de leur ménage (79% à Halong, 70% à Dông Triêu), dans une moindre mesure d'un voisin (50% à Halong, 7% à Dông Triêu) et rarement d'un ami ou collègue (11% à Halong, 7% à Dông Triêu) ou d'une personne apparentée non cohabitante (6% à Halong, 7% à Dông Triêu). Les séropositifs sont en général en contact avec d'autres séropositifs (85% à Halong, 63% à Dông Triêu). Il s'agit souvent d'un voisin (64% à Halong, 20% à Dông Triêu) ou de quelqu'un avec qui ils entretiennent des relations amicales ou de travail (57% à Halong, 67% à Dông Triêu), plus rarement d'un membre de leur ménage (24% à Halong, 7% à Dông Triêu) ou d'un apparenté non cohabitant (8% à Halong, 7% à Dông Triêu).

Des modes de transmission parfois ambivalents

Les modes de transmission cités sont nombreux et certains sont ambivalents. La plupart des personnes interrogées en ont indiqué deux à trois (69% à Halong, 74% à Dông Triêu). Les relations sexuelles sont mentionnées par la plupart d'entre elles (respectivement 95% et 89%). Or, cette déclaration sous-entend parfois des conceptions spécifiques, comme le montrent les entretiens. Pour un participant aux discussions de groupe, la transmission peut se produire par « le frottement des deux corps » en raison d'écorchures mises en contact, sans forcément que les partenaires s'en rendent compte. Ce type de croyance est néanmoins marginal. L'injection de drogue est également évoquée par une vaste proportion d'individus, plus forte à Halong (82%) qu'à Dông Triêu (70%). La formulation de cette réponse prête à confusion. Elle doit être complétée par un autre aspect: la quasi-totalité des personnes interrogées connaît la possibilité d'une transmission par le partage de seringues (respectivement 98% et 93%).

Personne n'a cité spontanément les contacts directs en s'embrassant ou en se serrant la main et très peu ont mentionné les piqûres de moustique. Par contre, des questions posées ultérieurement révèlent un niveau relativement élevé de méconnaissance. En effet, près d'un quart des personnes interrogées à Dông Triêu (24%) et presque une personne sur dix à Halong (9%) répondent par l'affirmative à la possibilité d'une diffusion par les piqûres de moustique. Les proportions sont moindres pour la propagation par le partage de nourriture. Ces deux types de croyance ne sont généralement pas énoncés par les mêmes individus et aboutissent à presque un tiers des personnes interrogées à Dông Triêu donnant au moins une de ces modalités[55] (32%), le pourcentage étant plus faible à Halong (12%). Des comparaisons avec l'enquête nationale peuvent être établies sur des points spécifiques. Ainsi, la proportion d'individus qui répondent de manière affirmative à l'éventualité d'une transmission par le moustique dans l'ensemble de la province est plus élevée en milieu rural (18% versus 8%), tendance similaire à celle que nous avons observée entre les deux sites. Il en est de même pour la propagation par la nourriture (6% en milieu rural et 4% en milieu urbain) ainsi que la réponse positive à au moins un de ces deux modes de transmission (respectivement 21% et 11%) qui ne concernent donc pas tout à fait les mêmes individus.

La transmission de la mère à l'enfant n'a été citée spontanément que par un tiers des personnes interrogées (34% à Halong, 31% à Dông Triêu). Ce mode de transmission est le seul pour lequel les connaissances spontanées diffèrent de façon significative selon le statut VIH. Il a été plus mentionné chez les séropositifs (52%) que les membres des ménages témoins (29%) et les séronégatifs des ménages cas (27%) à Halong. Dans cette ville, près des trois quarts des personnes interrogées (73%) ont répondu par l'affirmative pour au moins un des trois moments : lors de la grossesse, l'accouchement et l'allaitement[56]. Cette proportion est plus faible à Dông Triêu (60%). Dans l'ensemble de la province, un peu plus d'un tiers des personnes interrogées confirment l'éventualité d'une transmission par chacune des trois voies (35%). Les tendances sont les mêmes avec une connaissance meilleure en milieu urbain et une proportion de réponses

---

[55] Les réponses « ne sait pas » ont été traitées comme celles ne mentionnant pas la possibilité d'une transmission.

[56] Les réponses « ne sait pas » ont été traitées comme celles ne mentionnant pas la possibilité d'une transmission.

plus élevées pour la grossesse. Au sein de l'échantillon, le niveau de connaissance de la transmission par l'allaitement est élevé par rapport à celui de la province. Cette information est importante, car c'est sur ce principe que se fondent les programmes de prévention auprès de la population générale, avec la promotion du recours au lait maternisé.

Les autres modes de transmission cités dans le cadre de notre enquête sont très peu nombreux. Ils comprennent l'utilisation commune d'une brosse à dents, d'une serviette de toilette mouillée pour le visage, le partage de nourriture ou d'objets tels qu'un couteau ou une seringue. Très peu de personnes n'ont donné aucune réponse. Pendant les discussions de groupe, certains membres de foyers témoins ont exprimé leurs doutes sur l'éventualité d'une propagation du VIH à l'occasion d'un baiser profond. Les frères et sœurs de séropositifs à Halong ont évoqué la possibilité de devenir séropositif « par imprudence », lors d'une coupe de cheveux ou quand on se taille les ongles. Ces déclarations sont surprenantes étant donné la potentielle relative familiarité de ces individus avec le VIH.

Ces différents résultats permettent de mettre en évidence trois types de connaissance. La connaissance complète correcte correspond au fait de mentionner spontanément les relations sexuelles, le partage de seringues, la transmission de la mère à l'enfant lors de la grossesse, l'allaitement, l'accouchement et d'invalider la diffusion par les piqûres de moustique ou le partage de nourriture. La connaissance incomplète ou incertaine, mais sans erreur regroupe les réponses qui peuvent ne pas citer l'un des moments de transmission de la mère à l'enfant ou les relations sexuelles, mais sans approuver l'idée d'une propagation par les moustiques ou le partage de nourriture et en incluant la possibilité d'une transmission par le partage de seringues. Certaines d'entre elles gardent des incertitudes concernant ces deux derniers modes. Enfin, la connaissance erronée correspond aux personnes qui ont donné au moins une réponse fausse. Une part relativement élevée de personnes ont une connaissance complète et correcte du VIH/sida, avec un pourcentage plus élevé à Halong (58%) qu'à Dông Triêu (35%), plus élevée chez les séropositifs (69% à Halong, 50% à Dông Triêu) que les séronégatifs (respectivement 61% et 40%) et les membres des ménages témoins (respectivement 52% et 26%). La proportion de personnes qui ont une connaissance erronée suit la tendance inverse. Elle est plus forte à Dông Triêu (34%) qu'à Halong (13%), et plus élevée parmi les membres des ménages témoins (48% à Dông Triêu, 15% à Halong) et les séronégatifs (respectivement

25% et 12%) que les séropositifs (respectivement 15% et 8%). Ainsi, la connaissance du VIH/sida croît avec la confrontation à l'épidémie et est favorisée par le fait de résider en milieu urbain, bien que l'enquête ait eu lieu dans cette dernière zone plus d'un an et demi après la collecte à Halong.

De multiples méthodes de prévention

Les résultats relatifs aux méthodes de prévention font apparaître des tendances cohérentes avec celles concernant les modes de transmission. La plupart des personnes interrogées pensent que l'on peut prévenir la transmission du VIH/sida, dans des proportions plus élevées à Halong (96%) qu'à Dông Triêu (90%). Ce résultat est similaire pour l'ensemble de la province, avec une connaissance meilleure en milieu urbain (95% versus 83% pour le milieu rural). La méthode la plus souvent citée spontanément est l'utilisation du préservatif, mentionné par plus des deux tiers des personnes qui déclarent qu'il existe un mode de prévention à Halong (69%) et près de la moitié à Dông Triêu (49%). Ces proportions sont plus faibles que pour la province (86% en milieu urbain, 71% en milieu rural). Dans le cadre des discussions de groupe, les membres des ménages témoins ont affirmé leur besoin de recevoir des informations sur la prévention de la transmission sexuelle entre époux. Ils ne connaissaient pas non plus la nécessité d'une protection au sein d'un couple de séropositifs et se posaient des questions quant à la façon dont une atteinte VIH peut être compatible avec le projet de donner naissance à un enfant. Les jeunes y compris en milieu rural, ont évoqué en groupe de discussion l'importance du préservatif. Ils ont et précisé que les rapports sexuels commencent parfois dès le lycée.

Le fait d'éviter le partage de seringue est très cité (60% à Halong, 35% à Dông Triêu). Le refus d'injection de drogue a été mentionné par plus de la moitié des personnes interrogées à Halong (52%) et plus d'un tiers à Dông Triêu (35%). L'abstention de relations sexuelles avec des toxicomanes a également été citée (26% des personnes à Halong, 20% à Dông Triêu). Ces réponses reflètent la forte association du VIH/sida et de la consommation de stupéfiants dans les représentations. Au niveau de la province, les déclarations vont plus loin et énoncent l'évitement des injections (92% en milieu urbain, 88% en milieu rural), ce qui constitue une solution abusive en soi. Les autres précautions souvent citées dans les deux sites concernent l'absence de rapport sexuel avec une prostituée (31% à Halong, 19% à Dông Triêu) et la fidélité à un seul partenaire (respectivement 28% et 15%). Ces proportions restent cependant relativement faibles par rapport à l'ensemble de la province où près de la moitié des personnes donnent l'une de ces réponses (respectivement 44% et 50%). Parmi les « autres » modes de prévention, a été évoqué le fait d'avoir une « vie saine » ou de maintenir une distance avec les personnes atteintes. Certains ont souligné l'exigence d'un dépistage avant de faire une transfusion. L'emploi de médicament pour réduire la transmission de la mère à l'enfant a été cité, mais la prévention de la transmission du VIH/sida de la mère à l'enfant a été très peu abordée, y compris dans le cadre des discussions de groupe.

La prévention de l'épidémie concerne aussi la gestion des objets quotidiens. Pour plus d'un quart des personnes interrogées, les affaires de toilette ne doivent pas être partagées (27% dans chaque site), notamment le rasoir et la brosse à dents. On peut rapprocher cette modalité de celle de l'enquête nationale, indiquant que près du tiers des personnes mentionnent le fait d'éviter de partager un rasoir (31%). De nombreux participants aux discussions de groupe dans les deux types de ménages recommandent l'utilisation scrupuleusement disjointe entre le séropositif et les autres membres de la famille d'ustensiles de toilette et de cuisine, du couchage voire la lessive à part des vêtements et pour certains le séchage. Cette séparation est justifiée en particulier en cas de présence de « boutons » sur la peau du séropositif. La brosse à dents, la serviette mouillée qui sert à se laver le visage, la bassine, le gobelet sont fréquemment cités. Certains participants aux groupes de discussion ont aussi évoqué les ciseaux, les couteaux affûtés. Le nettoyage du conduit des oreilles effectué dans des cabinets de coiffure ou des échoppes sommaires sur les trottoirs est également considéré comme à risque. Le sang étant perçu par beaucoup comme le vecteur du VIH, nombreux sont ceux qui conseillent d'éviter tout contact avec une personne qui saigne ou présente des plaies, par exemple à l'occasion d'un accident. Le cas échéant, une personne a mentionné la nécessité de nettoyer la plaie exposée à un risque de transmission par contact avec du sang. Le port des gants est préconisé pour les soins aux séropositifs, mais aussi pour laver leurs vêtements sur lesquels sont susceptibles de rester des traces de sang ou d'un autre fluide corporel.

Les déclarations varient peu selon le statut VIH. A Halong cependant les séropositifs sont plus nombreux à évoquer l'utilisation des préservatifs (83%) que les séronégatifs des ménages cas (64%) et les membres des ménages témoins (66%). Inversement, ces derniers citent plus souvent la fidélité à un partenaire à Halong ou l'absence de relation avec des prostituées à Dông Triêu. Enfin, à Dông Triêu, le fait d'éviter le partage d'effets de toilettes est plus mentionné par les séronégatifs des ménages cas (38%) que par les séropositifs (33%) et les membres des ménages témoins (18%) alors que les déclarations ne varient pas selon le statut VIH à Halong.

Combiner ces différentes modalités pour établir le caractère correct ou non des connaissances est complexe en raison de l'ambivalence de certaines réponses. Par exemple, l'injection de drogue ne provoque pas une transmission en soi, mais peut en être le véhicule. De même, s'abstenir de relations sexuelles avec un toxicomane n'est une mesure liée au VIH/sida qu'en cas de séropositivité de cette personne. En référence au message principal susceptible de s'appliquer à l'ensemble de la population, l'indicateur que nous allons mobiliser pour évaluer les connaissances relatives à a prévention s'appuie sur la question du port du préservatif. Pour cela, il tient compte, outre du fait d'avoir cité spontanément cette méthode, de la connaissance d'une possibilité « de limiter le risque d'être infecté par le VIH/sida en utilisant un préservatif à chaque relation sexuelle ». C'est le cas de la plupart des personnes interrogées (98% à Halong, 96% à Dông Triêu). Il comprend également la réponse à la possibilité éventuelle de limiter le risque d'être infecté par le VIH/sida en n'ayant qu'un seul partenaire qui ne soit pas séropositif et n'ait pas d'autre partenaire. Cet aspect est aussi connu de la plupart des personnes interrogées (90% dans les deux sites).

La mise en perspective de ces trois aspects conduit à la constitution de trois catégories d'individus selon leur le niveau de connaissance des méthodes de prévention du VIH/sida. La connaissance complète et correcte inclut le fait de citer l'utilisation des préservatifs, de répondre par l'affirmative à la question relative à la fidélité à un partenaire non séropositif lui-même fidèle. Elle représente la plus grande partie des individus à Halong avec presque les deux tiers de la population (63%). A Dông Triêu, cette proportion est moindre (42%), ce qui est cohérent avec le niveau plus faible de connaissances dans ce site. La connaissance incertaine ou incomplète regroupe les personnes qui ont répondu par une incertitude à au moins une question, les autres réponses étant correctes. C'est le cas de près de la moitié des personnes interrogées à Dông Triêu (45%) et un peu plus d'un quart à

Halong (28%). La connaissance erronée consiste à affirmer que le préservatif ou la fidélité ne constitue pas une protection, ou qu'il n'existe aucun mode de prévention du VIH/sida. Elle représente de faibles pourcentages d'individus (10% à Halong, 13% à Dông Triêu). Halong se distingue par un niveau de connaissance plus élevé des méthodes de prévention tandis que cette connaissance à Dông Triêu est marquée par davantage d'incertitudes. En effet, la proportion de personnes qui ont une connaissance complète correcte est plus élevée (63% à Halong, 42% à Dông Triêu) tandis que la tendance est inverse pour ceux qui ont une connaissance incertaine, incomplète (respectivement 28% et 45%) ou erronée (respectivement 10% et 13%). L'écart entre les deux sites tient cependant essentiellement au degré d'incertitude plutôt qu'aux erreurs. Enfin, le niveau de connaissance est meilleur chez les séropositifs que les séronégatifs à Halong, la différence n'étant pas significative à Dông Triêu.

Des modes de prise en charge diversement connus

Les différents modes de prise en charge sont diversement connus selon qu'il s'agit du dépistage ou de l'utilisation de traitements médicamenteux. Le test de dépistage est connu de la quasi-totalité des personnes séronégatives (96% à Halong, 91% à Dông Triêu). La plupart affirment connaître un endroit où l'effectuer (92% à Halong, 86% à Dông Triêu). Ces résultats sont comparables à ceux de l'enquête nationale portant sur les personnes n'ayant jamais fait de test, avec une connaissance meilleure en milieu urbain (87% versus 62%). Les personnes interrogées évoquent l'hôpital public (94% à Halong, 89% à Dông Triêu) ou le centre de conseil et de dépistage volontaire (38% à Halong, 8% à Dông Triêu). Les infrastructures sanitaires privées ont été citées seulement par une minorité de personnes, qu'il s'agisse d'un hôpital (5% dans chaque site) ou d'un centre de conseil (3% à Halong, 1% à Dông Triêu). De même, dans l'ensemble de la province toutes celles qui donnent un endroit évoquent l'hôpital public. Peu nomment un centre public de test volontaire et gratuit (12% en milieu urbain, 4% en milieu rural). Très peu indiquent une infrastructure privée (2% en milieu urbain, 0% en milieu rural). On retrouve ici la faible place du secteur privé mentionnée plus haut dans le rapport à la santé.

La proportion de personnes informées de l'existence de traitements pour les séropositifs varie selon le statut VIH. Elle est élevée chez les séropositifs à Halong (82%) et Dông Triêu (88%), plus faible chez les séronégatifs des ménages cas où ceux qui la connaissent restent cependant majoritaires (59% à Halong, 44% à Dông Triêu) et représente moins de la moitié des membres des ménages témoins (42% à Halong, 44% à Dông Triêu). Les traitements cités sont les antirétroviraux (71% à Halong, 56% à Dông Triêu) mais également les médicaments contre les infections opportunistes, notamment à Halong (38%). A Dông Triêu seule une minorité les évoque (6%). Dans le cadre des discussions de groupe, très peu de participants ont déclaré connaître l'expression « d'infection opportuniste ». Des comprimés notamment les compléments alimentaires ont été mentionnés (13% à Halong, 2% à Dông Triêu). Les autres méthodes citées comprennent l'aide psychosociale et le maintien d'une bonne alimentation. Les discussions de groupe ont montré que très peu d'individus connaissent l'existence de programmes gratuits de prise en charge des séropositifs par antirétroviraux. Il en est de même pour la prophylaxie permettant à une femme enceinte de réduire les risques de transmission du VIH/sida à son enfant. A Halong, un peu plus d'un tiers des personnes interrogées connaissait cette possibilité (38%) et ce pourcentage était plus faible à Dông Triêu (29%). Ces proportions sont similaires à celles de l'ensemble de la province où elles concernent 41% des personnes en milieu urbain et 27% en milieu rural.

Près des deux tiers des personnes interrogées ont entendu parler des antirétroviraux (62% dans chaque site). Ces proportions sont plus élevées parmi les séropositifs (86% à Halong, 88% à Dông Triêu) que les séronégatifs des ménages cas (65% à Halong, 64% à Dông Triêu) et plus encore les membres des ménages témoins (50% à Halong, 48% à Dông Triêu). Les connaissances sur les médicaments sont particulièrement faibles, qu'il s'agisse des remèdes contre les infections opportunistes ou des antirétroviraux, y compris parmi les proches de séropositifs en traitement, notamment leurs parents, frères et sœurs. Très peu font la différence entre traitement antirétroviral et médicament contre les infections opportunistes. Quelques noms spécifiques circulent tels que « TM » qui fait référence à un remède contre les maladies opportunistes, sans que les personnes sachent à quel type le rattacher. Les antirétroviraux sont connus de quelques membres des ménages témoins comme provenant des Etats-Unis. Dans le cadre des discussions, certains se sont interrogés sur leur efficacité, mais aussi leurs conséquences concernant la possibilité pour les patients de donner naissance à un enfant.

Seuls quelques participants aux discussions de groupe ont montré un niveau de connaissance des antirétroviraux relativement élevé. Le frère d'un séropositif non pris en charge à Halong nous a expliqué qu'un traitement antirétroviral comprend trois types de médicaments et doit être pris à heures fixes, mais il n'en connaît pas le principe actif. L'épouse d'un séropositif en traitement nous a indiqué qu'il faut prendre ce médicament à heures fixes pour qu'une quantité constante de celui-ci demeure dans le corps et que l'antirétroviral bloque la reproduction du virus, ce qui allonge la durée de vie du patient. Elle en connaît l'appellation sous forme abrégée (ARV). Ces deux personnes ne pouvaient pas nommer les médicaments utilisés. Les autres personnes sont plus impliquées dans la prise en charge. Le premier est le père d'un homme décédé ayant bénéficié d'une prise en charge gratuite. Il jouit d'un niveau de vie et d'instruction relativement élevé et exerce des responsabilités dans son milieu professionnel. Le deuxième est la mère d'un homme séropositif décédé. Elle a pu suivre des formations sur le VIH/sida en raison de son engagement au sein de l'association Compassion. Parmi les parents de séropositifs à Dông Triêu, plusieurs citent la capacité des antirétroviraux à accroître la durée de vie. Ils estiment cet allongement à environ une à deux décennies. Les programmes restent également peu connus y compris des membres des ménages infectés. Seuls quelques individus, surtout des proches de séropositifs, ont appris leur existence au sein d'infrastructures sanitaires. Ainsi, la connaissance des antirétroviraux est étroitement liée à la confrontation au VIH ou à des activités militantes.

Ces indicateurs conduisent à l'évaluation d'un niveau de connaissance de la prise en charge du VIH qui tient compte simultanément de la connaissance de l'existence du dépistage, d'une prophylaxie préventive pour les femmes enceintes, d'une absence de remède au VIH et du recours possible aux antirétroviraux. Cette connaissance est correcte et complète lorsque sont mentionnés le dépistage parmi les méthodes permettant d'accéder à son statut sérologique, les antirétroviraux parmi les traitements possibles, l'existence d'un médicament qui réduit la transmission de la mère à l'enfant et l'absence de remède. Déclarer que l'on a entendu parler des antirétroviraux est insuffisant. Il faut en maîtriser le principe. La deuxième catégorie exclut les propos erronés et inclut l'expression d'incertitudes à une ou plusieurs questions. Enfin, la connaissance erronée correspond au fait de ne pas citer le dépistage et d'indiquer qu'aucun médicament ne diminue la transmission mère-enfant ou qu'un remède permet de guérir. Les personnes qui ont une connaissance incomplète ou incertaine représentent plus de la moitié de celles interrogées à Halong (52%) et Dông Triêu (61%). En deuxième lieu, la connaissance erronée regroupe environ un quart des personnes interrogées (22% à Halong, 27% à Dông Triêu). Enfin, la connaissance correcte concerne une proportion plus faible de personnes. Celle-ci est plus élevée à Halong (24%) qu'à Dông Triêu (12%) avec des pourcentages plus forts parmi les séropositifs (46% à Halong, 38% à Dông Triêu) que les séronégatifs des ménages cas (28% à Halong, 6% à Dông Triêu) et plus encore les membres des ménages témoins (16% à Halong, 3% à Dông Triêu). On retrouve ici les tendances relatives aux différents composants des connaissances observées plus haut.

Une connaissance liée au statut VIH

La connaissance de l'ensemble des caractéristiques du VIH est favorisée par l'appartenance à un ménage affecté et plus encore par le fait d'être soi-même atteint. La combinaison des niveaux de connaissance relatifs au caractère asymptomatique du VIH/sida, aux modes de transmission, aux méthodes de prévention et de prise en charge du VIH/sida permet d'élaborer un indicateur global de connaissance de l'épidémie. Comme précédemment, celle-ci est considérée comme complète et correcte quand chacun des composants correspond à une connaissance complète et correcte. Elle est erronée lorsqu'au moins un composant l'est. Elle est incomplète ou incertaine dans les autres cas. La catégorie la plus représentée est la connaissance incomplète ou incertaine qui concerne près de la moitié des personnes à Halong (46%), un peu moins à Dông Triêu (40%). En second lieu, la connaissance erronée regroupe plus d'un tiers des personnes interrogées à Halong (38%) et plus de la moitié à Dông Triêu (57%). Enfin, une proportion relativement faible de personnes dispose d'un niveau élevé de connaissance, surtout à Halong (16%) par rapport à Dông Triêu (3%). Les tendances observées précédemment sont présentes ici, avec un niveau meilleur en milieu urbain et plus élevé parmi les séropositifs que les séronégatifs des ménages cas et plus encore les membres des ménages témoins à Halong, les effectifs de Dông Triêu ne permettant pas de conclure. A Halong, ce résultat apparaît dans la proportion de personnes qui ont une connaissance complète correcte (respectivement 27%, 19% et 10%) et celles qui ont une connaissance erronée (respectivement 24%, 32%, 46%) à Halong.

DES SOURCES D'INFORMATION PLUS OU MOINS SPÉCIFIQUES

Quatre types de sources d'information peuvent être distingués : les mass-médias, les infrastructures communautaires, les associations de lutte contre le VIH/sida et les lieux relatifs à l'activité professionnelle ou scolaire. Ils sont analysés en tenant compte du statut sérologique des individus qui s'y réfèrent et de l'appartenance de ceux-ci à un ménage comportant une personne séropositive.

Sources généralistes

Deux sources peuvent être considérées comme généralistes en raison de l'importance de leur couverture : les mass-médias et les réunions communautaires. Elles touchent en effet une forte proportion d'individus sans écart significatif selon le statut VIH de ceux-ci. Les mass-médias sont prépondérants. La quasi-totalité des personnes interrogées mentionne la télévision (95% à Halong, 99% à Dông Triêu). Beaucoup désignent aussi les journaux, magazines (63% à Halong, 55% à Dông Triêu) et la radio (59% à Halong, 61% à Dông Triêu). D'après les discussions de groupe, les connaissances diffusées par les médias, en discréditant certaines idées très stigmatisantes pour les séropositifs, facilitent les contacts entre les membres des ménages infectés et les autres. Les conseils pour la prise en charge concernent surtout le support moral que peut apporter la famille et les précautions pour éviter la transmission telles que l'utilisation de gants en caoutchouc. Cependant, quelques membres des familles infectées y ont trouvé également des renseignements sur les antirétroviraux. Ce n'est habituellement pas le cas des membres des familles témoins dont beaucoup se sentent peu impliqués et ne prêtent donc qu'une attention distraite à un message uniformisé. Globalement, les informations disponibles dans les médias restent relativement générales et surtout accès sur l'alimentation des malades que sur les aspects plus biomédicaux. D'après les discussions de groupe, l'écoute de la télévision est très répandue dans les moments de loisir qui demeurent néanmoins très restreints.

Les réunions communautaires ont été citées par une proportion élevée de personnes, bien que moindre par rapport aux médias (36% à Halong, 41% à Dông Triêu). Parmi les organisations de masse présentes dans l'information sur le VIH/sida, l'Union des femmes a animé des sessions de sensibilisation dans les deux sites à destination des mères et des jeunes enfants sur la santé de la reproduction, la planification familiale, le VIH/sida. Certaines mères de séropositifs affirment y avoir trouvé les renseignements qu'elles recherchaient. En outre, il était conseillé à la population d'aller consulter des spécialistes pour recevoir des indications adaptées à leur situation et de se faire soigner gratuitement en cas de séropositivité. Un ouvrage spécifique remis aux participants a été mentionné à de multiples reprises comme une ressource importante par les membres des foyers infectés. L'Union des femmes conduit également des rencontres avec des responsables de diverses associations de lutte contre le VIH/sida pour des formations. D'après les membres des ménages à Halong, début 2006 à la maison de la culture étaient présentées des activités sur la planification familiale et la lutte contre le VIH/sida menées par la Croix rouge. Les jeunes membres de foyers témoins à Halong ont évoqué aussi quelques programmes de sensibilisation dans le quartier, notamment la visite d'Occidentaux venus discuter sur l'épidémie pendant une séance où des préservatifs ont été distribués. Dans l'ensemble, ces réunions permettent de pallier un manque d'information, le VIH/sida étant considéré comme traité de façon trop superficielle dans les médias et les questions relatives aux mesures de prévention au sein de la famille infectée restant peu abordées. Les participants ont la sensation que ces interventions deviennent rares. Les membres des ménages infectés en particulier souhaiteraient recevoir des conseils.

Sources spécifiques

Deux sources d'information peuvent être considérées comme spécifiques : les infrastructures sanitaires et les associations de lutte contre le VIH/sida. En effet, elles ont été davantage citées par les séropositifs et dans une moindre mesure les séronégatifs des ménages cas que par les membres des ménages témoins. Les premières occupent une place relativement importante à Dông Triêu (62%) par rapport à Halong (34%). Dans le cadre des discussions de groupe, les institutions mentionnées comprennent les principaux hôpitaux, notamment l'hôpital provincial à Halong qui dispose d'une salle de conseil sur le VIH/sida connue des familles infectées dans les deux sites. A Halong, le service de santé du quartier (*y tế phường*) fait aussi de la sensibilisation et donne des recommandations pour les soins aux séropositifs. Certains parents de personnes séropositives ont déclaré y avoir reçu des renseignements sur la prise en charge. A Dông Triêu, le poste de santé communal (*Trạm y tế xã*) diffuse des informations par haut-parleurs et distribue des documents sur le VIH/sida. Il abrite régulièrement des séances réunissant trente à quarante participants, animées par deux spécialistes sur le VIH/sida mais les bénéficiaires sont choisis parmi les membres des organisations de masse. Dans cette commune, les familles infectées ont cité l'hôpital vietnamo-suédois situé dans la ville de Uông Bi. Cependant, d'après les personnes interrogées, les campagnes d'information restent à un niveau trop central et n'atteignent pas le quartier (*phuong* en milieu rural).

Les associations d'aide aux séropositifs ont été un peu plus souvent mentionnées à Halong (16%) qu'à Dông Triêu (13%). Etant donné qu'elles sont présentes surtout en zone urbaine, ce faible écart est relativement surprenant. Ces associations s'adressent à un public ciblé et transmettent des indications spécifiques. A Halong, leurs actions permettent une mobilisation très large de la population contre l'épidémie, en particulier des jeunes qui ont dû surmonter leurs premières réticences :

> « Les enfants sont jeunes et le domaine du VIH rassemble. Au début, les enfants s'éloignaient, car ils avaient peur que les gens sachent [qu'ils étaient séropositifs]. Mais maintenant, ils peuvent se rassembler pour chercher du travail et des clubs peuvent les aider dans ces recherches. En plus [les clubs] ont des moyens, ils les conseillent. Et en dehors du projet chacun met ses propres moyens, son travail pour que tous en bénéficient » (Discussion de groupe avec 6 mères de séropositifs à Halong âgées de 50 à 70 ans).

Ces associations s'adressent principalement aux familles affectées, mais des membres de foyers témoin affirment aussi avoir obtenu des renseignements sur les antirétroviraux par leur biais. Cette contribution à la connaissance des problèmes liés à l'épidémie constitue pour certaines mères dans les foyers témoin un mode efficace de lutte contre la stigmatisation. L'association Compassion à Halong donne des conseils pour les soins aux séropositifs, des indications sur les maladies, dont les consommateurs de drogue sont susceptibles d'être atteints. Elle distribue des documents à l'occasion de rencontres mensuelles. Chaque année, elle invite les familles des personnes séropositives à des séances d'information. Plusieurs participants ont pu recevoir un manuel sur la prise en charge des séropositifs. Les membres des foyers cas jugent dans l'ensemble les informations fournies par cette association claires, complètes y compris sur les antirétroviraux. Cette association n'est pas présente à Dông Triêu mais dans la commune voisine de Mao Khe où ses adhérents se réunissent chaque mois. Par ailleurs, les frères et sœurs de séropositifs à Halong ont évoqué le double rôle de groupes de pairs qui font de la sensibilisation, du conseil aux familles infectées pour la prise en charge des séropositifs et simultanément collectent les seringues usagées, en mettent des stériles à disposition et diffusent des recommandations pour éviter la transmission VIH. Ces tâches sont également assumées par l'organisation Family Health International. Le projet life-gap approvisionne en lait maternisé les mères séropositives jusqu'à ce que leur enfant atteigne 6 mois. L'agence britannique DFID participe à des programmes de distribution de préservatifs gratuits.

Multiples autres canaux d'information

D'autres sources d'information sont présentes, mais leur portée est limitée. C'est le cas de certaines organisations de masse. Quelques mères membres de ménages témoins participant au conseil exécutif de la section locale de l'Union des femmes à Halong dispensent des renseignements et conseils sur le VIH/sida aux personnes non infectées. Les séronégatifs ont mentionné plus souvent leur lieu de travail (27% à Halong, 42% à Dông Triêu) que les séronégatifs des ménages cas (21% à Halong, 23% à Dông Triêu) et les séropositifs (11% à Halong, 27% à Dông Triêu). Cette part restreinte est à mettre en relation avec le plus faible niveau d'activité de ces derniers. Par ailleurs, quelques infrastructures locales non sanitaires jouent un rôle, mais leur place dans les discours est relativement marginale. C'est le cas de l'école pour Dông Triêu, citée par plus d'un quart des personnes interrogées (26%) et dans une moindre mesure à Halong (14%). A Dông Triêu, les jeunes ont indiqué que l'école effectue une sensibilisation au VIH/sida auprès des élèves du lycée. Les parents ont évoqué aussi des informations données en collège. Les autres sources comprennent les haut-parleurs, des discussions entre amis, voisins, membres de la même famille, des documents. Internet n'a été mentionné que par quelques personnes à Halong. L'accès au réseau est plus restreint à Dông Triêu. Des habitants des deux sites ont cité également les affiches dont le contenu reflète les messages diffusés dans les mass-médias.

UNE PRÉVENTION PARTIELLE ET PLURIELLE

La mise en place de mesures efficaces de prévention du VIH/sida est essentiellement centrée sur l'utilisation du préservatif. Elle se heurte à différents types de difficultés, notamment un manque d'information et de communication.

Au sein de la famille : une communication difficile

Les membres de la famille développent des interactions entre eux sur le VIH/sida, mais les conditions de déroulement de celles-ci ne permettent pas une contribution efficace à la prévention. Les sujets relatifs à l'épidémie ont été abordés au cours des douze derniers mois avec les amis ou collègues (47% à Halong 37% à Dông Triêu), le conjoint (42% à Halong, 54% à Dông Triêu) et les frères et sœurs (36% à Halong, 40% à Dông Triêu). Cependant, la place de chacun varie selon le profil VIH. Les amis ou collègues sont mentionnés plutôt par les membres des ménages témoins et les séropositifs. Les parents constituent des interlocuteurs surtout pour les séropositifs. Les frères et sœurs sont cités essentiellement par les membres des ménages cas. Les infrastructures sanitaires et le comité populaire sont surtout évoqués par les séropositifs (57% à Halong, 60% à Dông Triêu) et dans une moindre mesure les membres séronégatifs de leurs ménages. Plus de la moitié des séropositifs ont discuté du VIH/sida avec leurs parents (60% à Halong, 54% à Dông Triêu). Les séronégatifs en ont parlé surtout à leurs conjoints. Ces écarts sont à mettre en relation avec le fait que les séropositifs sont plus souvent hors union. On retrouve dans les contacts que ceux-ci citent les sources spécifiques d'information sur le VIH/sida que constituent les pairs éducateurs et les conseillers, les infrastructures sanitaires et le comité populaire ainsi que les adhérents à des associations d'aide aux séropositifs.

Les discussions de groupe indiquent que les dialogues sur le VIH/sida sont difficiles en particulier au sein de la famille. Les mères membres de ménages témoins à Halong évoquent l'échec de leurs tentatives de développer une conversation avec leurs enfants sur les risques du VIH, de la consommation de drogue et plus généralement la santé de la reproduction. Cette lacune qu'elles estiment partagée par d'autres familles est selon certaines liée au faible niveau d'instruction des parents. Devant le danger de discrédit que pourrait faire courir un jeune en raison de son comportement, certains parents adressent à celui-ci des mises en garde agressives. Ce défaut de dialogue est aussi présent au sein des ménages cas. Ainsi, un père vivant avec son fils séropositif de 30 ans marié à une femme séropositive se repose sur les messages diffusés par les médias pour que chacun soit informé des mesures à prendre. Il en est de même de la mère d'un jeune séropositif consommateur de drogue à Dông Triêu. Au contraire, plusieurs hommes et femmes à Halong affirment avoir discuté avec leurs jeunes frères séropositifs de la nécessité d'utiliser un préservatif pour éviter la transmission sexuelle du VIH. Globalement, les personnes interrogées soulignent leur impuissance devant cette question qui demeure gérée par la personne atteinte seule dans la mesure où celle-ci échappe à leur contrôle. Par ailleurs, les adolescents sont perçus comme peu réceptifs et les séropositifs sont culpabilisés. Les membres des ménages témoins jugent sévèrement la légèreté des jeunes qui selon eux, sont inattentifs, ne pensent qu'à danser et « se goinfrer ».

La difficulté à communiquer sur le VIH/sida se ressentait dans les conditions de déroulement des discussions de groupe. Certains membres de ménages infectés manifestaient une réticence à aborder le sujet, une gêne marquée par des rires, de fortes affirmations visant à les désolidariser des échanges au cours desquels ils déclaraient par exemple ne pas être intéressés ni concernés. Une partie des inhibitions provient de l'association entre VIH et relations sexuelles. Les tournures indirectes pour désigner ces dernières telles qu'« un contact », « le faire ensemble », pour l'épouse « aller avec lui [l'époux] » ou pour le couple « avoir une activité » (*có sinh hoạt*) montrent en effet la pudeur qui accompagne la verbalisation de ces comportements. Il est souvent recommandé par les personnes interrogées de recourir à des intervenants extérieurs pour gérer les problèmes liés à la transmission sexuelle du VIH dans la famille et certains adultes souhaitent être formés aux conceptions qu'en ont les jeunes. Malgré ces freins, le VIH/sida a contribué à faciliter certaines discussions sur les sujets ayant trait à la sexualité, ce qui est considéré comme un progrès. Dans les deux sites, les positionnements relatifs aux débats entre les parents et leurs enfants adolescents sur l'opportunité d'utiliser des préservatifs varient. Certaines mères déclarent ne pas aborder le sujet, car l'école le fait dès le lycée. Elles avouent avoir également tendance à percevoir leurs enfants comme immatures. D'autres indiquent en avoir discuté avec eux, mais rester désemparées à l'idée qu'elles ne peuvent pas exercer de contrôle.

Les jeunes apparaissent comme une population particulièrement exposée, insuffisamment renseignés sur les dangers potentiels de la consommation de drogue, livrés à eux-mêmes. Certains parents ont affirmé que la séropositivité de leur fils était liée en grande partie à un manque de connaissance de l'épidémie de celui-ci. Les échecs en matière de santé de la reproduction sont manifestes comme le montrent des exemples cités lors des discussions de groupe. Des lycéens ont évoqué notamment le cas d'une de leurs camarades de classe qui a dû se marier à la suite d'une grossesse survenue en dernière année de secondaire. Des mères ont proposé que l'information à l'attention des jeunes sur la santé de la reproduction et le VIH/sida ne se tienne pas seulement dans les établissements scolaires, mais aussi dans les lieux publics sous la responsabilité de l'Etat.

Prévenir et combattre le VIH/sida

Le préservatif constitue la principale méthode de prévention évoquée. En Vietnamien, le terme couramment employé pour la prévention de la transmission du VIH comprend deux versions. L'un renvoie à une protection (*phòng*) combinée à une opposition (*chống*). Il est très présent dans les textes de loi relatifs à la lutte contre l'épidémie. L'autre, souvent utilisé pour les grossesses, englobe la notion de protection conjuguée à celle d'un évitement (*tránh*). Ces nuances ne sont cependant pas systématiques, car cette dernière expression est aussi mobilisée, bien que plus rarement, dans le contexte du VIH/sida.

Le préservatif représente la principale méthode permettant de prévenir la transmission du VIH. Son utilisation reste néanmoins relativement faible[57] malgré une croissance depuis la fin des années

[57] Les études établissent que l'utilisation du préservatif pendant la première relation sexuelle ne concernait que 30% des jeunes hommes et 9% des jeunes femmes (Khuât 2007).

1980 en raison du besoin de planifier les naissances. Elle est le fait surtout d'une population relativement instruite, riche et urbaine (Goodkin et coll., 1997). Cette augmentation a été rendue possible par la disponibilité des préservatifs en partie liée à l'ouverture économique. De plus, ceux-ci sont culturellement bien acceptés, perçus comme efficaces et compatibles avec des idéaux et méthodes traditionnelles. Leur accessibilité a été favorisée par l'intervention de programmes internationaux et multilatéraux (Vu et coll., 2008).

La plupart des individus que nous avons interrogés affirment savoir où s'en procurer (89% à Halong, 86% à Dông Triêu). L'endroit le plus souvent mentionné est la pharmacie ou les commerces (82% à Halong, 68% à Dông Triêu). Ces ventes sont très répandues. Elles peuvent se dérouler sur les marchés. Les épouses d'hommes séropositifs y ont recours. En deuxième lieu, le centre de santé de la commune ou du quartier (45% à Halong, 75% à Dông Triêu) et l'hôpital public (37% à Halong, 29% à Dông Triêu) constituent aussi des sources d'approvisionnement. Dans les deux sites, des participants ont indiqué que les préservatifs sont disponibles gratuitement dans les postes de santé sur inscription, information qui n'était pas connue de tous. Une minorité de personnes évoquent également le centre de planification familiale (14% à Halong, 6% à Dông Triêu), des responsables communautaires locaux (10% à Halong et 11% à Dông Triêu) et le centre de dépistage du VIH (10% à Halong, 3% à Dông Triêu). Les épouses d'hommes séropositifs ont mentionné des remises à domicile contre signature. Les organisations de masse et associations de lutte contre le VIH/sida occupent une place plus marginale. L'Union des femmes contribue à des distributions au comité de la population. Ces tendances sont similaires à celles de l'ensemble de la province où l'endroit le plus cité est constitué des commerces et pharmacies (75% en milieu urbain, 38% en milieu rural) suivis des services publics, notamment les membres des infrastructures communautaires (31% en milieu urbain, 34% en milieu rural) et des centres de santé locaux (24% en milieu urbain, 32% en milieu rural). Les hôpitaux sont évoqués par une proportion plus faible de personnes (12% en milieu urbain, 8% en milieu rural).

Les entretiens que nous avons menés confirment que le préservatif est employé pour la contraception surtout lors de difficulté et d'échec des autres méthodes. Ainsi, la plupart des participants déclarent ne l'avoir jamais essayé. Quelques hommes et femmes l'ont fait de façon exceptionnelle dans le cas de ces dernières, en cas de problème de santé empêchant l'utilisation d'une méthode contraceptive. Une femme a parlé par exemple d'un kyste aux ovaires, une autre d'une intolérance du stérilet. Le préservatif est assimilé aux relations sexuelles non stables et à la prévention des infections sexuellement transmissibles en général. Il est employé essentiellement avec un partenaire occasionnel, hors mariage et dans le cadre d'un rapport perçu comme « à risque ». Il fait également l'objet de critiques en raison de l'obstacle qu'ils représentent au plaisir, de doutes sur son innocuité et de sa qualité considérée comme médiocre. A Dông Triêu, les épouses d'hommes séropositifs ont évoqué la trop grande finesse des préservatifs gratuits par rapport à ceux que l'on trouve en commerce. La question de l'opportunité de les distribuer aux jeunes a suscité une controverse dans une discussion de groupe avec des mères. Pour certaines, une telle intervention doit s'adresser à l'ensemble des jeunes et rester anonyme, mais est susceptible de soulever des débats au sein des familles. D'autres ne voient pas l'intérêt de donner des préservatifs à des personnes non mariées contrairement aux époux qui sont supposés être dans l'impossibilité d'éviter les relations sexuelles (discussion de groupe avec 7 pères de séropositifs à Halong âgés de 55 à 78 ans)

De fortes différences selon le genre

Les attitudes et comportements relatifs à la prévention sont marqués par de fortes différences selon le sexe. L'abstinence prénuptiale, le fait d'avoir un seul partenaire avant le mariage et la fidélité entre époux constituent trois normes prégnantes (83% à 96% des répondants y sont favorables d'après l'enquête nationale VPAIS 2005). Elles sont affirmées plus fortement quand elles concernent la conduite d'une femme et ceci par les personnes des deux sexes. Ainsi, les hommes bénéficient d'une plus grande marge de tolérance. Ils ont tendance également à adhérer à des codes plus permissifs tels que le monopartenariat avant le mariage tandis que les femmes sont davantage en faveur de l'abstinence extrêmement exigeante et non mise en avant dans les campagnes de prévention. Par contre, la fidélité entre époux est relativement consensuelle. Ces résultats montrent une intériorisation des normes, notamment chez les femmes.

Dans les discussions sur les modes de prévention de la transmission du VIH/sida, seul l'homme est cité comme susceptible d'adopter un comportement d'infidélité. Il est présenté comme une victime incapable de résister à la tentation de relations sexuelles extra-conjugales, comme l'ont exprimé de jeunes femmes (20 à 28 ans) dans le cadre d'une discussion de groupe à Halong. Aussi, certaines déclarent accepter l'infidélité de leur conjoint pourvu que celui-ci se protège contre le VIH/sida. De même, la prévention des grossesses est considérée par certaines femmes comme spécifiquement féminine. La difficulté à communiquer au sein du couple au sujet du préservatif est particulièrement claire dans les propos des mères de famille dans des foyers témoins à Halong pour lesquelles ce recours vise les relations sexuelles extra-conjugales de l'époux. Une façon de contourner cet obstacle consiste pour l'une d'elles à glisser des préservatifs dans les affaires du conjoint sans lui en parler. Un tel procédé est porteur d'ambiguïtés et susceptible de soulever des problèmes de confiance et de soupçon d'infidélité, rendant encore plus improbable le dialogue.

Ce clivage selon le sexe est également présent dans l'utilisation du préservatif plus fréquente parmi les hommes, comme le montrent les données relatives aux dernières relations sexuelles dans l'ensemble de la population adulte (15 des hommes, 10% des femmes ont utilisé un préservatif) et chez les jeunes âgés de 15 à 24 ans (19% des hommes et 5% des femmes) (General Statistics Office and al. 2006). De même, la proportion de jeunes de 15 à 24 ans qui déclarent avoir eu une relation sexuelle à risque au cours des 12 derniers mois est beaucoup plus élevée chez les hommes (21%) que chez les femmes (inférieure à 1%) et parmi eux, une forte part (68% pour les hommes) affirme avoir eu recours à un préservatif lors cette relation (General Statistics Office et coll. 2006 : 75). Or, très peu d'hommes (0,5%) indiquent que leurs dernières relations sexuelles ont eu lieu contre rétribution. Parmi eux, la quasi-totalité assure avoir utilisé le préservatif. Ainsi, l'écart entre hommes et femmes s'explique en partie par l'emploi du préservatif dans le cadre d'une sexualité transactionnelle, mais aussi par une sous-déclaration du recours à cette méthode par les femmes pour lesquelles celui-ci contredit la norme de comportement.

Instauration d'une distance au sein de la famille infectée

La mesure la plus souvent citée pour prévenir la transmission du VIH/sida au sein d'une famille infectée consiste à éviter tout contact en cas de saignement ou de blessure. Celle-ci a été mentionnée par la majorité des personnes à Halong (82%) et Dông Triêu (58%). Les risques de saignement et plus généralement d'écoulement de fluides corporels sont des justifications données pour la séparation de la lessive ou de l'utilisation d'affaires de toilettes telles que les brosses à dents ou à cheveux, les serviettes humides pour se rafraîchir le visage, les coupe-ongles et le maquillage. Le préservatif a également été évoqué. A Dông Triêu, les épouses d'hommes séropositifs affirment avoir employé un préservatif de façon systématique dès qu'elles ont appris la séropositivité de leur mari. Leur capacité de prendre en charge leur enfant dans l'avenir constitue une puissante motivation à leur protection. Ce recours a été impulsé par une discussion avec le médecin au sein de l'infrastructure sanitaire. Certaines jeunes femmes jugent cependant l'information insuffisante. Les conseils reçus par l'une d'entre elles concernent l'attention à la date de péremption et à l'état du préservatif. Autre mesure, la séparation du lit ne repose pas toujours sur des modes de transmission reconnus. L'épouse d'un séropositif a décidé, après avoir appris la séropositivité de son mari, que celui-ci ne dormirait plus avec elle et leur enfant, mais seul pour préserver l'enfant de l'haleine de son père. Dans de nombreuses familles, notamment en milieu rural, le couchage est peu différencié et rarement individuel, même pour les adultes hors union. Le lieu de chacun varie selon les individus présents et peu dorment seuls. L'urbanisation qui s'accompagne d'un cloisonnement des espaces, d'une plus grande spécialisation des pièces d'habitation suivant leur fonction contribue à favoriser une fixation de chacun sur un endroit et une individualisation des emplacements où l'on passe la nuit.

L'évitement de l'allaitement a été cité par quelques personnes. Dans le cadre des discussions de groupe, trois familles nous ont fait part de la façon dont elles ont mis en œuvre cette mesure, à travers les conseils d'un homme à sa belle-fille séropositive et de deux mères à leurs fils. Ainsi, un nourrisson a été alimenté au lait maternisé hors de tout programme de prise en charge. Une jeune mère a reçu une médication pendant et après sa grossesse pour limiter les risques de transmission à son enfant âgé de 16 mois au moment de l'enquête et ne l'a pas allaité. A Dông Triêu, une jeune mère et son enfant sont décédés à la suite d'une séropositivité diagnostiquée tardivement lorsque l'enfant avait 10 mois en 2007, à la suite de la découverte de la séropositivité du père, toujours vivant à la date de l'enquête. Les autres méthodes citées consistent essentiellement en une dissociation des affaires utilisées pour la cuisine ou la lessive. Ces pratiques contribuent à instaurer une partition des séropositifs et autres membres de leurs familles.

Au-delà de ces croyances relatives aux modes de prévention, des principes de précaution sont appliqués. C'est le cas par exemple, de l'utilisation séparée des bols et baguettes. Ainsi, d'après les ménages témoins, les membres de certains foyers infectés opèrent des cloisonnements sans pour autant méconnaître le fait que le VIH se transmet uniquement par un contact intime (relations sexuelles, contact sanguin). Cette séparation est notamment recommandée en cas de problème de santé de la personne séropositive. A l'issue de leur participation à des séances de formations, certains parents ont cependant restreint l'usage disjoint des bassines et le recours à des gants aux épisodes où leur enfant séropositif souffre d'une infection opportuniste, est blessé ou a de la fièvre.

Dans certains cas, cette partition vise plus largement le confort de la personne séropositive, mais aussi celui de sa famille en matière de sommeil, d'appétit, d'organisation du temps de travail. Ainsi, certains réservent à la personne atteinte un lieu voire une pièce spécifique dans l'unité d'habitation. Dans un milieu où peu d'individus dorment seuls, les personnes interrogées ont évoqué la nécessité de lui garder un lit à part. La prévention de la transmission aux jeunes enfants est particulièrement sensible. Certaines mères ont déclaré avoir imposé une distance entre leur enfant séropositif et les jeunes enfants de la maison, de peur d'une transmission accidentelle, via des plaies par exemple. Cependant, l'utilisation séparée des serviettes pour le visage, des brosses à dents, du dentifrice voir les lessives non communes dans le foyer n'est pas toujours attribuée à la présence d'une personne séropositive. Certains membres de foyers infectés affirment qu'elle existait avant la survenue de ce problème. Par contre, personne n'a mentionné une utilisation séparée des ustensiles de cuisine en dehors de la peur d'une transmission VIH.

Dans certaines familles, cette séparation a été proposée par la personne séropositive. Ainsi, celle-ci prend parfois elle-même ses distances avec ses proches. Plusieurs membres de ménages infectés, notamment les frères et sœurs de séropositifs à Halong, les parents de séropositifs à Dông Triêu ont décrit un séropositif actif dans la prévention de la transmission du VIH à sa famille. Un père à Dông Triêu a cité son fils décédé qui le mettait en garde contre un risque de transmission accidentelle et lui demandait de se maintenir éloigné. Plusieurs mères ont évoqué le même type d'intervention de leurs fils séropositifs, recommandant d'utiliser des gants, de prendre ses distances. Les jeunes décrivent des frères séropositifs attentifs aux risques de transmission au reste de la famille, notamment aux jeunes enfants.

CONCLUSION

Le rôle de la famille dans la transmission de l'information relative au VIH/sida et la promotion de pratiques de prévention est paradoxal. Malgré sa place primordiale dans la reproduction sociale et biologique, la famille est en retrait en matière d'explicitation des messages. Dans le contexte des ménages témoins, le rôle de la famille dans la sensibilisation au VIH/sida est relativement faible et indirect. Il consiste essentiellement à permettre et contrôler l'accès aux principales sources d'information sur l'épidémie que constituent les médias. Cependant, la qualité des renseignements délivrés par cette voie est contrainte par un manque de journalistes spécialisés sur le sujet et le caractère peu spécifique des informations dont ils disposent (Khuât 2007 :25). La sensibilité des problèmes liés au VIH/sida rend les communications difficiles sur ce thème, en particulier auprès des jeunes. Comme pour les domaines relatifs à la santé de la reproduction et la sexualité en général, la faible connaissance qu'ont les adolescents est due en partie à un manque d'éducation sexuelle institutionnelle. La responsabilité de la transmission de ces connaissances est en effet perçue de façon conflictuelle entre les parents et les enseignants qui n'ont pas reçu la formation nécessaire (Zhang et coll. 2002). En matière de prévention, les messages sont surtout orientés sur l'utilisation du préservatif qui demeure pourtant relativement rare et restreinte à ces circonstances particulières. La dévalorisation des rapports sexuels hors union, l'association entre fécondité et mariage, le recours fréquent au stérilet chez les femmes qui ont au moins un enfant et la confiance mutuelle entre époux que suppose une relation de couple stable contribuent à sa faible utilisation. Dans le cadre des foyers infectés, la peur de la transmission et l'adoption de mesures de précaution favorisent l'instauration d'une distance entre les personnes atteintes et les autres membres suivant des pratiques reprises à leur compte par les séropositifs eux-mêmes. Ces attitudes sont à mettre en relation avec la façon dont se déroulent le dépistage et l'annonce d'une séropositivité abordés dans les chapitres suivants.

CHAPITRE 6

ENTRE SECRET, AIDE ET STIGMATE

Quel rôle la famille joue-t-elle et quelle influence exerce-t-elle sur les pratiques de dépistage du VIH/sida ? La réponse à cette question est abordée ici à travers les motivations qui conduisent à la décision d'effectuer un test, le contexte de sa réalisation, l'annonce du résultat, la communication autour de la séropositivité, les conséquences et circonstances de ce processus sur le fonctionnement familial.

UNE DIMENSION FAMILIALE FORTE

La décision d'effectuer un test VIH n'est pas strictement individuelle. Elle est liée à un contexte familial et social qui diffère de façon notable selon que la personne concernée est un homme ou une femme.

Un processus long

La pratique du dépistage ne concerne qu'une partie relativement restreinte de la population. Elle implique souvent la réalisation de plusieurs tests en cas d'incertitude. Ainsi l'acceptation de sa séropositivité est le résultat d'un long processus. Dans notre échantillon, la proportion de séronégatifs qui ont subi un test varie selon le statut VIH du ménage. A Dông Triêu elle représente la moitié de ceux qui vivent dans un ménage cas (44%) et un quart des membres des ménages témoins (24%). A Halong, elle inclut 18% des individus, que le foyer comporte une personne séropositive ou non. Cette tendance est proche de celle de l'ensemble de la province avec un quart des habitants en milieu urbain (24%) et seulement un dixième (11%) en zone rurale. Il est probable que la période écoulée entre les deux collectes ait été marquée par un accroissement du dépistage en particulier au sein des ménages cas. Les tests effectués sont souvent multiples et leur nombre croît avec la présence d'une personne séropositive dans le ménage et plus encore avec un résultat individuel positif. A Halong, près de la moitié des séropositifs (46%) ont réalisé au moins trois tests tandis que ce n'est le cas que d'un peu plus d'un tiers (37%) des séronégatifs des ménages cas et d'un quart (25%) des membres des ménages témoins (figure 7.1).

FIGURE 7.1- NOMBRE DE TESTS DE DÉPISTAGES SELON LE STATUT VIH À HALONG PARMI LES PERSONNES AYANT SUBI AU MOINS UN TEST

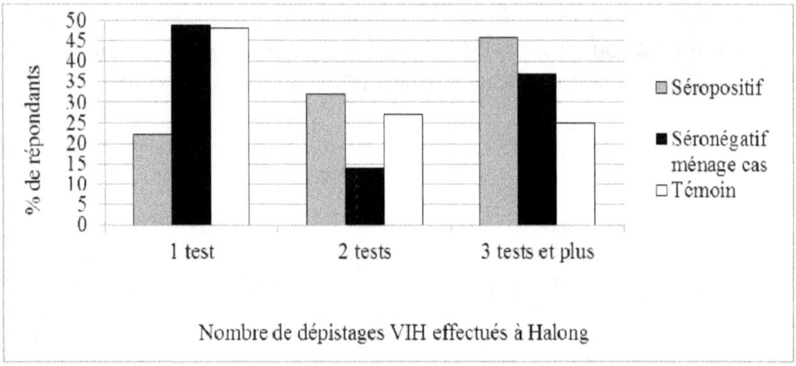

Source : enquêtes FAVIHVIET 2006 à Halong (questionnaires individuels)

Les discussions de groupe permettent de mieux comprendre ces recours multiples et redondants. De nombreuses personnes effectuent des démarches successives, se rendant chaque fois dans une infrastructure de niveau supérieur, voire allant jusqu'à Hanoi pour être sûres du diagnostic. Plusieurs affirment avoir réalisé deux ou trois dépistages de suite dans des hôpitaux et centres différents avant d'accepter leur séropositivité. Le manque de conseils pré et post tests conjugué à la nécessité d'un délai pour obtenir le résultat puis d'un nouveau prélèvement pour la confirmation jette le discrédit sur une procédure perçue par les patients et leurs familles comme non fiable donc devant être renouvelée.

Il aurait été utile de disposer de la date à laquelle les séropositifs ont appris leur séropositivité. Il est rare cependant que celle-ci soit précisément connue et son acceptation est l'aboutissement d'un processus relativement long. Afin de minimiser les problèmes de mémoires, nous faisons référence au dernier test pour l'étude des motivations et circonstances du dépistage. Dans les deux sites, plus de la moitié des individus ayant fait un test l'ont effectué au cours des douze mois précédant l'enquête (55% à Halong, 58% à Dông Triêu), ce qui témoigne du caractère relativement récent de cette pratique.

Motivations du test : prédominance des problèmes de santé

Le processus de décision qui sous-tend la réalisation du test implique une participation relativement forte de la famille dans un environnement où la prise en charge des problèmes de santé constitue un domaine privilégié d'expression de la solidarité familiale, comme nous l'avons vu plus haut (chapitre 4). Depuis la loi de 2006, le test VIH ne peut pas être imposé (article 8 alinéa 7, loi sur le VIH/sida 2006) à l'exception de quelques contextes pour lesquels il est gratuit. Cela intervient dans trois circonstances. La première concerne une expertise légale, une enquête auprès de la population ou la décision d'un tribunal populaire. La deuxième répond à un besoin de diagnostic et de prise en charge sur décision du Ministère de la Santé. La dernière vise la surveillance de certaines professions sur décision du gouvernement (article 28). D'après les personnes que nous avons interrogées, l'initiative du test leur revient dans la moitié des cas (57% à Halong, 47% à Dông Triêu). A Halong, cette proportion représente les deux tiers des séropositifs (65%) et des séronégatifs des ménages cas (60%) mais seulement un tiers des membres des ménages témoins (36%), ce qui peut s'expliquer par la nécessité de faire face à des situations spécifiques pour les deux premiers types de population. Dans le cadre des discussions de groupe, plusieurs parents d'hommes séropositifs décédés ont parlé de la pression qu'ils exercent sur leur belle-fille et ses enfants pour qu'ils aillent faire un dépistage VIH. Celle-ci peut être très forte pour les adolescents. Certains se sont vu imposer le dépistage par des membres de leur famille :

> « A ce moment-là, mes enfants étaient au collège. La famille a entendu dire que mon fils s'était injecté de la drogue avec quelques autres jeunes. On s'est mis en colère et on l'a emmené de force faire une consultation tout de suite » (Discussion de

groupe avec 6 pères de séropositifs à Halong âgés de 50 à 60 ans).

La mobilisation de la famille peut être relativement large :

> « Mon enfant quand il était hospitalisé à l'hôpital provincial, s'est caché. Il ne voulait pas qu'on lui fasse un dépistage. Mais quand les deux familles – car c'est mon gendre – sont tombées d'accord pour l'emmener à l'hôpital Bach Mai [à Hanoi], on n'a pas eu besoin de son accord pour faire le dépistage. On l'a fait tout de suite » (Discussion de groupe avec 6 mères de séropositifs à Halong âgées de 50 à 70 ans).

Ces situations autoritaires sont survenues dans le cadre d'un soupçon de consommation de drogue. Elles visent entre autres à ce que la famille prévoie son implication dans la prise en charge dès le test malgré les réticences du patient. Dans ce contexte, une famille est allée jusqu'à effectuer un dépistage à l'insu du jeune homme concerné :

> « On lui a dit d'aller faire une consultation pour demander à travailler comme ouvrier. On l'a emmené pour tromper son attention et c'est comme ça qu'on a su [qu'il était séropositif]. Sinon il protestait toujours en disant qu'il ne l'était pas » (Discussion de groupe avec 6 parents de séropositifs à Dông Triêu âgés de 50 à 87 ans).

Cette injonction visait, dans le cas où le résultat aurait été négatif, à cloîtrer le jeune homme pour qu'il se sèvre. Ces comportements reposent sur une conception du bien-être de la personne concernée et de son entourage.

Les motivations du dépistage déclarées par ceux qui ont fait le test sont multiples. Seuls les trois quarts des personnes testées mentionnent une seule raison (72% à Halong, 74% à Dông Triêu). Les séropositifs en particulier sont nombreux à en donner deux ou plus (35% à Halong, 38% à Dông Triêu) par rapport aux séronégatifs, en particulier ceux des ménages témoins (8% dans les deux sites). Le motif le plus fréquent est la survenue de problèmes de santé. Il concerne plus d'un quart des individus (26% à Halong, 30% à Dông Triêu). A Halong, cette proportion est plus élevée pour les séropositifs (32%) que pour les autres (21% des membres des ménages témoins et

6% des séronégatifs des ménages cas). Cette démarche intervient parfois à un stade avancé de l'infection, à l'occasion d'une consultation pour raison de santé. Elle peut être liée à des contraintes qui conduisent le patient à travailler jusqu'au dernier moment pour subvenir aux besoins de sa famille. Pour les frères et sœurs de séropositifs, les indications incitant à demander un dépistage sont une fatigue, une perte de poids et le sentiment d'avoir des problèmes de santé. Une autre raison fréquemment donnée au test est la recherche de la confirmation d'un dépistage antérieur, mentionnée surtout par les séropositifs (35% dans les deux sites). L'accès à un programme de mise à disposition d'antirétroviraux ou la participation à une association d'aide aux séropositifs est aussi plus spécifique à cette population (15% à Halong, 17% à Dông Triêu). C'est le cas également du partage de drogue, de l'entrée en prison, en camp de désintoxication ou de rééducation (4% des séropositifs à Halong). Par contre, les membres séronégatifs des ménages cas citent plus souvent que les autres le doute sur le statut VIH du conjoint (31% à Halong, 30% à Dông Triêu) ou leurs contacts quotidiens avec un séropositif (17% à Halong). Le démarrage d'un cursus d'études ou d'emploi, les consultations médicales périodiques concernent surtout les séronégatifs dans leur ensemble. Les membres des ménages témoins sont plus nombreux à évoquer une grossesse (29% à Halong, 21% à Dông Triêu). Parmi les autres réponses, des personnes indiquent le fait d'avoir subi un accident (2% dans les deux sites) ou encore la préparation à un mariage, un don de sang, un voyage à l'étranger (Etats-Unis). Lors des discussions de groupe avec des membres des ménages infectés, le dépistage est apparu comme peu répandu. Cette méconnaissance de son statut sérologique est considérée par certains comme un frein à la prévention. Le dépistage est dans certains cas retardé ou évité pour préserver les relations familiales. Ce comportement destiné à se protéger psychologiquement a été explicité par les membres des deux types de ménage :

> « Beaucoup de personnes savent que leur mari était malade et est mort, mais ne veulent pas faire de consultation, car elles ont peur qu'en y allant elles pensent à lui (…) Elles se disent : « tant pis, quand ça [la maladie] se déclarera, ça se déclarera et c'est tout » (Discussion de groupe avec 6 épouses et mères membres de ménages témoins à Dông Triêu âgés de 25 à 43 ans).

La plupart des épouses de séropositifs interrogées à Dông Triêu ont affirmé ne pas avoir effectué de dépistage. Plusieurs raisons sont invoquées, notamment la certitude d'être séronégative, un manque de temps ou de volonté malgré l'information fournie par l'association Compassion sur les modalités de réalisation du test et en dépit des éventuelles pressions familiales.

La réalisation du dernier test : un contexte hospitalier et familial

La réalisation du test se déroule dans un contexte essentiellement hospitalier avec une intervention de la famille qui varie mais est généralement forte. Outre l'hôpital provincial, au moment de l'étude, trois lieux étaient disponibles à Halong : un centre de dépistage anonyme et gratuit situé dans le 5e arrondissement dans le quartier central de Trân Hung Dao, le centre de santé de la ville et le centre de santé préventive. A Dông Triêu, des participants ont évoqué la mise à disposition de tests gratuits au centre de santé ou encore le recours un système gratuit de conseil et de consultations VIH. Les personnes interrogées ont réalisé leur dernier test pour la plupart au sein d'un hôpital, tant à Halong (75%) qu'à Dông Triêu (92%). Les personnes de Halong qui se sont rendues ailleurs mentionnent surtout un centre de dépistage volontaire (14%) et le centre de médecine préventive (6%). Dans le cadre des discussions de groupe, les personnes interrogées évoquent l'hôpital provincial de Halong mais aussi l'hôpital vietnamo-suédois dans la ville de Uông Bi.

Les habitants de Halong ont été testés dans leur ville pour la plupart d'entre eux (81%), tandis que seul un peu plus du tiers de ceux de Dông Triêu (39%) sont restés dans cet arrondissement. Près de la moitié sont allés à Halong. Hanoi a été cité davantage par les habitants de Halong (12%) que par ceux de Dông Triêu (8%). Le fait de partir dans une autre province est lié à un déficit d'équipement sur place, aux activités du patient au moment du dépistage, mais également à une recherche d'anonymat. A titre d'exemple, un jeune homme a profité de son séjour chez son oncle pour se rendre au centre de dépistage de Thai Nguyen, province relativement éloignée dans la région Nord du pays. Il a eu ensuite recours à des infrastructures locales pour tenter de confirmer le résultat du premier qui s'était avéré positif. Le besoin de confidentialité favorise la fréquentation d'infrastructures privées. Ainsi, une polyclinique à Halong évite la diffusion de l'information d'une éventuelle séropositivité, mais demande le versement d'une somme de 50 000 dôngs.

Les patients sont généralement accompagnés. C'est le cas de 71% de ceux qui ont été testés à Halong et 64% à Dông Triêu. Les aidants comprennent souvent un membre de leur famille (67% à Halong, 77% à Dông Triêu). On peut distinguer quatre types de personne. Le premier est composé uniquement d'individus non apparentés au patient. Il s'agit de personnel d'infrastructures sanitaires, d'amis ou de collègues. Ils représentent une proportion un peu plus élevée à Halong (33%) qu'à Dông Triêu (23%). Le deuxième est le groupe parental (32% à Halong, 23% à Dông Triêu), constitué d'au moins un parent (père ou mère) ou un membre de la fratrie du patient, à l'exclusion de toute autre relation. Le troisième, groupe conjugal inclut au moins une personne parmi le conjoint ou les enfants à l'exclusion de tout autre lien. Il correspond également à une part importante des aidants, surtout à Dông Triêu (27% à Halong, 46% à Dông Triêu). Ces trois groupes occupent des places équivalentes si l'on considère le nombre de personnes concernées. Un dernier groupe est plus marginal (8% des personnes interrogées dans chaque site). Il peut être mixte et comprend alors au moins un membre du groupe parental et du groupe conjugal ou être élargi avec au moins un apparenté plus éloigné qu'un parent, conjoint ou enfant. A Halong, le groupe parental est cité plutôt par des personnes séropositives (42%) tandis que le groupe conjugal est plus souvent mentionné par les séronégatifs des ménages cas (40%) et les membres des ménages témoins (42%, figure 7.2).

FIGURE 7.2- ACCOMPAGNEMENT DU PATIENT POUR LE TEST DE DÉPISTAGE SELON LE STATUT VIH À HALONG PARMI LES PERSONNES AYANT EFFECTUÉ AU MOINS UN TEST

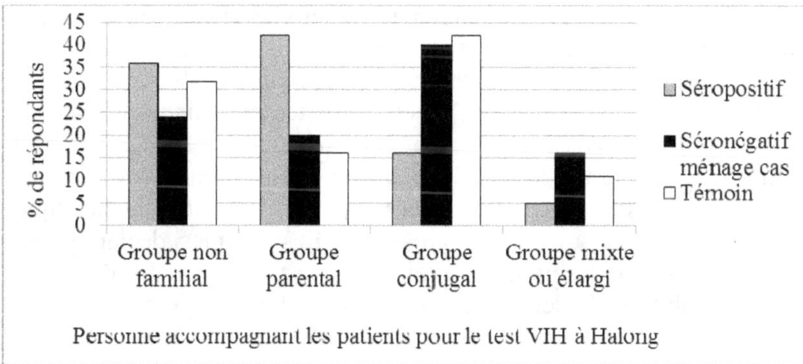

Source : enquêtes FAVIHVIET 2006 à Halong (questionnaires individuels)

La présence de la famille aux côtés du patient lors du dépistage s'explique en partie par la situation sociodémographique des personnes interrogées. Comme nous l'avons vu plus haut (chapitre 4), la proportion d'individus hors union est relativement forte parmi les séropositifs ainsi que la part de ceux qui cohabitent avec leurs parents.

Hommes et femmes : deux utilisations du test

L'analyse de l'utilisation du test montre des profils différents chez les hommes et les femmes. A Halong, la proportion d'individus qui ont fait un dépistage est plus élevée chez les premiers (40% versus 33%). Cette disparité est liée à leur plus forte prévalence du VIH. Cependant, le nombre de tests effectués ne varie pas selon le sexe. Il en est de même pour l'ancienneté du dernier test, la personne qui en a eu l'initiative et son lieu de réalisation. Par contre, si hommes et femmes donnent le même nombre de motivations, celles-ci diffèrent.

Les hommes citent plus souvent un problème de santé, notamment les séropositifs (39% versus 19%) et les séronégatifs des ménages cas (18% versus 0%). Ils mentionnent plus que les femmes le partage de stupéfiant, notamment les séropositifs (27% versus 2%) et les séronégatifs des ménages cas (9% versus 0%). Ceci suggère une synergie entre la prise de drogue par voie intraveineuse et la séropositivité VIH, ce qui renvoie au caractère récent des programmes de réduction des dommages au Viêt Nam. De même, parmi les membres des ménages témoins, les hommes évoquent plus que les femmes l'accès à un emploi ou les études (31% versus 9%). Un test réalisé à l'occasion d'un changement d'activité professionnelle, pour obtenir un poste ou pour leur service militaire intervient lors du recrutement et de la libération par l'armée, moments des consultations médicales systématiques. A l'inverse, les femmes citent surtout une grossesse ou la naissance d'un enfant, surtout au sein des ménages témoins (48% versus 0%). Cette raison a été donnée par quelques hommes dépistés après que leur épouse ait été diagnostiquée séropositive à la suite d'une grossesse. Les femmes déclarent plus fréquemment que les hommes avoir fait le test en raison des doutes sur la séropositivité de leur conjoint, surtout chez les séronégatifs des ménages cas (46% versus 0%) et en second lieu les séropositifs (34% versus 11%) avec un écart selon le sexe important. Les autres motivations ne marquent pas de clivage significatif.

Ces résultats sont cohérents avec le fait que les femmes (séropositives ou non) ont davantage d'occasions de faire le test avant que ne survienne un problème de santé grave lié au VIH. Elles sont entre autres soumises à un dépistage systématique pendant les visites prénatales. Certaines raisons sont citées de façon équilibrée par les hommes et les femmes, notamment la confirmation d'un résultat antérieur pour les séropositifs ou une consultation médicale périodique pour les membres des ménages témoins. Ces disparités ne changent pas les modalités de réalisation du test. En effet, la proportion de personnes accompagnées, le taux de présence de la famille et le type d'accompagnant ne varient pas de manière significative selon le sexe de la personne testée une fois le statut VIH pris en compte.

L'AIDÉ AU RISQUE DU STIGMATE

La circulation des informations sur la séropositivité est liée aux relations au sein de la famille et de l'environnement social. Les entretiens permettent de compléter les données quantitatives sur la personne qui reçoit le résultat du test VIH, d'approfondir la façon dont s'est passée cette transmission et de préciser la manière dont se déroule la communication ultérieure de renseignements sur cette situation.

Un continuum de la participation de la famille

Dans un contexte où les protocoles internationaux n'étaient pas encore fixés et adoptés, la communication du résultat du test à la famille a revêtu des formes variées selon les relations internes au foyer concerné, les interactions de la famille avec l'infrastructure sanitaire, les nécessités et contraintes de la prise en charge perçues par les différents acteurs. La loi de 2006 interdit la diffusion du nom, de l'adresse, de l'image d'une personne séropositive VIH ou la transmission de l'information sur son caractère séropositif sans son consentement (article 7 alinéa 5). Cependant, quelques circonstances font exception (article 30). Les époux unis par le mariage, mais aussi les futurs conjoints ont une obligation légale de s'annoncer mutuellement le résultat de leurs tests (article 4, alinéa 2b). L'enquête à Halong antérieure à ce texte de quelques mois montre que la confidentialité n'est pas toujours respectée. C'est également ce que nous avons observé à Dông Triêu quelques années après l'entrée en vigueur de cette loi. La plupart des individus testés ont affirmé avoir obtenu leur résultat (96% à Halong, 92% à Dông Triêu). Celui-ci leur a été annoncé dans la plupart des cas par un membre d'équipement sanitaire (86% à Halong, 94% à Dông Triêu) avec ou sans la présence de quelqu'un de leur famille. Cependant, le pourcentage de ceux qui déclarent l'avoir reçu uniquement d'une autre source est relativement élevé puisqu'il représente plus d'une personne sur 10. Les sources alternatives citées sont surtout des cadres d'une infrastructure locale non sanitaire (14 personnes), des amis et collègues (13 personnes), les parents (11 personnes) et le conjoint (8 personnes). Bien que des facteurs spécifiques à chaque site puissent exercer une influence, le fait que la proportion de personnes concernées soit plus élevée à Halong (13%) qu'à Dông Triêu (6%) témoigne d'une évolution vers une plus grande confidentialité.

Différentes configurations existent quant à la diffusion de l'information de la séropositivité de l'infrastructure sanitaire à la personne concernée et à sa famille selon les rôles respectifs de chacun, la temporalité de l'annonce et l'attitude du patient. Les possibilités sont multiples. Citons-en quelques-unes à partir des propos recueillis dans le cadre des discussions de groupe. La première correspond au cas où la participation de la famille est nulle. Elle suppose un lien direct et exclusif entre l'infrastructure sanitaire et le patient. Les discours sur l'expérience vécue et les perceptions révèlent qu'il est fréquent qu'un parent suive étroitement le parcours de dépistage de son enfant adulte même s'il n'intervient pas et n'est pas présent lors de l'annonce. Dans ce cas, il l'accompagne à la consultation et partage avec lui le diagnostic communiqué par l'infrastructure sanitaire. La famille ne participe donc pas à l'annonce, mais s'engage dans les circonstances qui entourent la réalisation du test. Un autre cas de figure courant peut être considéré comme une implication « équilibrée ». Ainsi de nombreuses familles ont appris la séropositivité de leur proche à l'occasion d'un dépistage auquel elles étaient restées aux côtés du patient, de leur propre initiative ou à la demande de ce dernier. Elles ont par conséquent pris connaissance du résultat en même temps que le patient. Dans ce contexte comme dans le précédent, celui-ci demeure acteur ou présent lors de l'annonce à sa famille. Une situation intermédiaire consiste en l'absence de la famille au moment de l'annonce avec un maintien de ses contacts avec l'infrastructure sanitaire. La famille est alors informée à l'insu du patient voire malgré le refus de celui-ci, lui-même apprenant son résultat de l'infrastructure sanitaire. Ainsi, la mère d'un séropositif nous a indiqué comment elle s'est rendue auprès de l'infrastructure de dépistage pour connaître le résultat du test réalisé par son fils. Celui-ci l'avait reçu et ne voulait pas le communiquer. Après s'être entendu dire que le résultat ne lui serait pas donné, sur son insistance, elle a pu apprendre du médecin la séropositivité de son fils. La notion de confidentialité était dans une certaine mesure présente puisque cette mère a obtenu cette information sur promesse de ne pas la diffuser. Cette communication a été effectuée dans un contexte familial conflictuel.

La famille prend une place prépondérante lorsqu'elle est informée avant le patient, l'infrastructure sanitaire assurant la transmission dans les deux cas, mais sans forcément faire part au patient de son échange avec la famille de celui-ci. Pour certaines femmes à Dông Triêu par exemple, il paraissait évident qu'elles devaient être les premières avisées de la séropositivité de leurs conjoints ou éventuellement en même temps que ceux-ci. Certaines ont reçu cette nouvelle en l'absence de leur mari lui-même informé après elles. Cette situation a aussi été évoquée par des mères de séropositifs. Enfin, l'implication de la famille est maximum quand celle-ci seule est chargée par les membres de l'infrastructure sanitaire de l'annonce au patient. C'est la situation exprimée par des parents de séropositifs. La famille se substitue alors totalement ou partiellement au séropositif dans la réception de l'information de la séropositivité, mais également à l'infrastructure sanitaire dans sa communication à son proche. Certaines ont du mal à assumer cette responsabilité, observant le silence et laissant la personne qui a effectué le test en deviner l'issue. Certaines mères ont d'emblée refusé explicitement ce rôle. Elles ont demandé au médecin de leur fils d'informer celui-ci de sa séropositivité. D'autres ont fait part de ce résultat très rapidement au séropositif et au reste de la famille, souvent de façon simultanée. Pour les jeunes, l'annonce de leur séropositivité par leurs parents a fréquemment eu lieu au retour de la consultation. Cependant, le maintien du secret par la famille vis-à-vis du patient lui-même est parfois perçu comme nécessaire ne serait-ce que temporairement :

> « On a été bouleversé pendant 3 mois : on n'a pas dit à ma belle-fille qu'elle avait la maladie, car son enfant venait de naître. Ce n'est que quand on lui a annoncé qu'on s'est dit qu'il fallait s'encourager mutuellement, consoler les enfants » (Discussion de groupe avec 5 mères de séropositifs à Halong âgées de 46 à 57 ans).

L'implication maximum de la famille peut se produire lorsque celle-ci se substitue au patient pour demander un dépistage VIH, circonstances vécues par deux foyers dans notre étude comme nous l'avons vu plus haut. Les membres de la famille ont alors reçu le résultat en l'absence du principal concerné, sur présentation des papiers. Parmi les jeunes ayant effectué un test volontaire, certaines mères ont elles-mêmes fait cette démarche avec succès, ce qui montre la faiblesse du conseil post-test. Dans ces deux configurations, le séropositif est privé de l'annonce par l'infrastructure sanitaire. Pour les membres des ménages témoins, dans le cas où l'infrastructure a le choix de donner le résultat à l'un ou l'autre parent, la mère est privilégiée par crainte de conflits familiaux plus rudes quand ils impliquent le père. Celui-ci serait susceptible d'après eux de se mettre en colère voire de maltraiter son enfant. De plus, la mère est considérée comme la première personne à laquelle un séropositif pourrait se confier. Ces déclarations n'ont cependant pas été confirmées par le récit des expériences relatées par les ménages infectés. Ceux-ci ont mis en avant la place prépondérante du père dans l'annonce, en raison de son engagement aux côtés de la personne atteinte au moment du test. En effet plusieurs hommes nous ont indiqué avoir accompagné leurs fils pour faire le dépistage et par conséquent avoir été les premiers informés avec lui.

Ces distinctions font référence à des situations plutôt qu'à des familles. Ces dernières peuvent connaître plusieurs configurations successives comme le suggère l'exemple des mères qui ne veulent pas transmettre elles-mêmes le résultat du test à leur fils, marquant une implication forte de la famille dans le processus de l'annonce. Par ailleurs, des positionnements intermédiaires peuvent se produire. Ainsi, on peut envisager que le patient soit le premier averti et qu'il apprenne par la suite que sa famille a reçu son résultat sans qu'il réagisse de façon négative. Ces circonstances se situeraient entre des implications minimum et équilibrée. La multitude de variantes possibles confère à cette classification la forme d'un continuum.

Une communication sélective

La circulation de l'information relative à la séropositivité d'un proche obéit à des règles d'organisation familiale. En cela, elle est révélatrice des relations existantes. L'annonce aux membres de la famille, par celui qui a fait le dépistage, vise à faciliter la recherche d'aide et l'adoption de mesures de prévention. C'est en général une condition d'intervention. Les épouses de séropositifs interrogées à Dông Triêu ont mis en avant le soutien moral qu'ont pu leur apporter leurs belles-familles et l'impact déterminant de cette communication sur l'obtention à terme d'un appui financier de celles-ci. En revanche, cette annonce comporte un risque stigmatisation. Ainsi, l'épouse d'un séropositif à Dông Triêu a évoqué l'apparition d'une distance dans ses relations avec une sœur de son conjoint après qu'elle lui ait fait part du résultat positif du test VIH de celui-ci. Cette annonce n'est donc pas toujours effectuée auprès de l'ensemble des membres de la famille. Une femme à Dông Triêu nous a indiqué par exemple qu'elle a fait part de sa séropositivité à sa belle-sœur, mais non à la mère de celui-ci. L'accomplissement de cette diffusion et la façon dont elle est réalisée influencent la cohésion familiale. Ceux qui ont reçu le résultat de leur test l'ont donné en général à une ou deux personnes, avec des variations selon le statut (figure 7.3).

A Halong où l'échantillon permet cette analyse, l'effectif des personnes informées est particulièrement élevé pour les séronégatifs des ménages cas. Plus de la moitié d'entre eux ont communiqué leur résultat à au moins trois personnes (53%) tandis que le pourcentage de ceux qui l'ont transmis à deux personnes est plus faible (29%) et plus encore celle correspondant aux personnes qui n'en ont parlé qu'à une personne (9%). La tendance est inverse pour les membres des ménages témoins (respectivement 18%, 27% et 41%) où l'impact de cette nouvelle entre dans un contexte soulevant des problématiques différentes. Chez les séropositifs, ces proportions sont relativement proches les unes des autres (respectivement 37%, 25% et 29%). Par ailleurs, un peu plus d'un individu sur 10 n'a fait part de son statut à personne. Cette pratique du secret est plus accentuée dans les ménages témoins (14% de leurs membres) que dans les ménages cas (9% des membres des deux catégories). Ainsi, la diffusion du résultat du test est plus restreinte pour les membres des ménages témoins que pour ceux des ménages cas.

FIGURE 7.3- NOMBRE DE PERSONNES INFORMÉES DU RÉSULTAT DU TEST SELON LE STATUT VIH À HALONG POUR LES PERSONNES AYANT REÇU LE RÉSULTAT DE LEUR TEST (%)

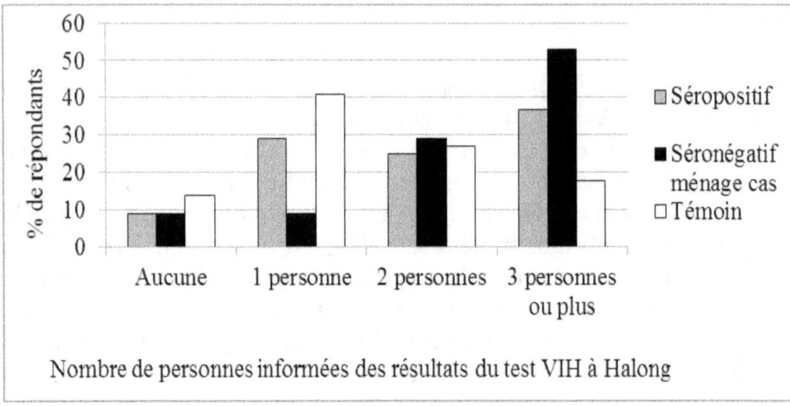

Source : enquêtes FAVIHVIET 2006 à Halong (questionnaires individuels)

L'interdiction de communiquer sur la séropositivité au sein de la famille posée par le séropositif induit dans certains cas une gêne mutuelle dans les relations familiales, parfois accompagnée de forts doutes qui peuvent susciter des contacts relativement tendus. Dans le cadre de notre enquête, nous avons pris connaissance de circonstances où des foyers soupçonnent la séropositivité d'un de leurs membres, et ceci pour plusieurs raisons qui peuvent tenir à des problèmes de santé, une activité passée de consommation de drogue, des discussions avec des personnes de leur entourage. La tentation du maintien du secret de la séropositivité par le séropositif est reprise à leur compte par les membres des ménages témoins lorsque l'on évoque la situation hypothétique d'une atteinte de leur famille :

> « Si j'étais la première à découvrir que je suis infectée [VIH], probablement que je le cacherais et j'irais toute seule quelque part, par exemple dans une autre province, peut-être dans un lieu privé pour demander des informations sur cette maladie. Ensuite j'achèterais des médicaments et je reviendrais. Ce n'est que quand ma famille découvrirait que je suis infectée que j'oserais leur dire. Mais sans motif, personne n'ose dire « Papa, maman, je suis séropositif VIH » par exemple, ou aucune femme n'oserait dire à son mari qu'elle est infectée. Il n'y a jamais d'histoire

> pareille où on dit les choses comme ça. A moins que les personnes proches dans la famille ne s'en aperçoivent et posent des questions, sinon on ne parle jamais de soi-même » (Discussion de groupe avec 6 épouses mères membres de ménages témoins à Dông Triêu âgés de 25 à 43 ans).

Près de trois quarts des séropositifs qui ont communiqué leur résultat indiquent l'avoir donné à leurs parents (73%). Cette proportion est également élevée pour les séronégatifs des ménages cas (71%) qui sont aussi nombreux à informer leur conjoint. Les frères et sœurs occupent une place importante pour les séropositifs (54%) et les séronégatifs des ménages cas (61%). Les membres des ménages témoins se distinguent par une place moindre des parents (42%) et des frères et sœurs (36%) tandis que les conjoints sont les plus cités (59%). Les enfants sont peu mentionnés. Hors de la famille, quelques membres des ménages cas ont transmis le résultat à des responsables communautaires. On retrouve ici la prépondérance du groupe parental pour les séropositifs, du groupe conjugal pour les membres des foyers témoins. Ces comportements sont à mettre en relation avec les caractéristiques des séropositifs plus souvent célibataires ou hors union comme nous l'avons vu plus haut. Etant donné le contrôle qu'exerce la famille sur les jeunes adultes, le non-respect des normes de confidentialité par les infrastructures sanitaires et les conditions d'accès à la prise en charge, il leur est difficile, surtout en cas de résultat positif, de le dissimuler à leurs parents, surtout s'ils cohabitent. Les pères qui n'ont pas accompagné leur fils sur les lieux de la consultation pour le dépistage affirment avoir pris connaissance du résultat très rapidement et l'avoir transmis le même jour à leur épouse. Les autres personnes ont généralement été informées plus tard, notamment les frères et sœurs des séropositifs. D'après des membres de ménages témoins, certains hommes cachent leur séropositivité à leur épouse. Cependant, les épouses de séropositifs interrogées à Dông Triêu ont déclaré avoir appris la séropositivité de leur mari dès que celui-ci en a pris connaissance. Ces divergences sont à mettre en relation avec les attributions de culpabilité liées au VIH. Elles s'expliquent aussi par une difficulté à collecter les données nécessaires auprès des épouses qui ignorent la séropositivité de leur conjoint et seraient susceptibles d'être concernées par ces attitudes de dissimulation.

Les membres non cohabitant du noyau familial ne sont pas toujours informés de la séropositivité de leur proche comme l'indiquent les propos des frères et sœurs de séropositifs. D'après les membres des ménages témoins, les échanges au sein de la famille élargie au sujet de la séropositivité d'un membre sont délicates voire impossibles, en raison des réticences de celle-ci à aborder le sujet. Ce cas de figure n'a cependant pas été étayé par des exemples auprès des membres de ménages infectés interrogés. Par contre, certains membres non cohabitants ont parlé de leur difficulté à venir en aide à leur frère séropositif à cause de problèmes relationnels. Au sein de familles à Dông Triêu, les sœurs mariées ne vivant pas dans leur foyer d'origine ont affirmé la complexité d'un soutien à leurs frères séropositifs restés avec leurs parents, ceux-ci refusant de leur avouer leurs séropositivités, pourtant probablement connues des parents. Ces pratiques sont tributaires des relations antérieures. Dans certains cas, la découverte de la séropositivité a eu lieu d'abord au sein de la famille élargie, comme cela s'est produit pour un séropositif séjournant temporairement chez son oncle.

Lorsque la nouvelle de la séropositivité n'a pas été partagée, quelques signes peuvent fournir l'occasion d'aborder cette question, par exemple le fait que certaines personnes atteintes décident de manger séparément sans donner une raison précise et explicite si ce n'est un plaisir individuel, ou encore l'observation du degré de détérioration de la santé du séropositif :

> « Il est tellement maigre (...) Personne ne parle de ça [sa séropositivité] mais quand ils le voient, ils savent [qu'il est séropositif] » (Discussion de groupe avec 6 parents de séropositifs à Dông Triêu âgés de 50 à 87 ans).

Le secret de la séropositivité est d'autant plus difficile à conserver que des rumeurs peuvent circuler au sein de la communauté, comme nous le verrons plus loin (chapitre 8).

UN FONCTIONNEMENT FAMILIAL PERTURBÉ

Si la séropositivité VIH nuit aux relations familiales existantes, elle est paradoxalement également porteuse d'éléments positifs tant dans les projections faites par les ménages témoins que dans les constats établis par les membres des ménages infectés.

L'effet ambivalent du VIH : tristesse, conflits et solidarité

Les avis sont partagés quant aux conséquences éventuelles d'une séropositivité d'un membre du ménage sur les relations familiales. La répartition est relativement équilibrée entre celles qui indiquent que celles-ci ne changeraient pas, seraient plus mauvaises ou conduiraient chacun à s'intéresser davantage aux autres. A Halong, les réponses varient cependant avec le statut VIH. Parmi les séropositifs, ceux qui affirment que les relations seraient les mêmes (45%) sont deux fois plus nombreux que ceux qui déclarent qu'elles empireraient (22%). La tendance est inverse pour les membres des ménages témoins qui ont une vision plutôt négative (respectivement 21% et 38%). Les membres des ménages cas sont plus partagés. Ils se répartissent de façon équilibrée entre les pessimistes, les optimistes et ceux qui considèrent qu'il n'y aurait pas de modification. Les discours recueillis dans les discussions de groupe permettent de préciser ces opinions. Pour certaines mères vivant dans des foyers témoins, les familles comportant au moins une personne séropositive en sont bouleversées, en proie à des bagarres, des disputes, des tensions internes, de reproches mutuels. Le VIH porte une menace de destruction. Les membres des foyers témoins évoquent la nécessité de préserver les liens, mais également la difficulté de les épargner dans l'épreuve. Le VIH/sida génère d'intenses problèmes économiques qui modifient l'organisation familiale. Pour certains membres des foyers témoins, des conflits se développent entre les parents au sujet de la responsabilité de chacun dans la séropositivité de leur enfant. Pour les plus jeunes, les séropositifs sont susceptibles d'être accusés par leurs proches d'avoir « amené la maladie » au sein du ménage. Le sentiment dominant chez les membres des foyers témoins est celui d'un mal-être des familles infectées :

> « J'ai une amie qui étudie à l'université. Elle part plusieurs mois et revient. Son frère a […] la maladie [séropositif VIH]. Elle habite à côté de chez moi. [Quand elle est là] elle va chez elle juste pour les repas et revient chez moi. Je lui ai demandé « mais qu'est-ce qui se passe ? » Elle m'a dit « chez moi, quelle ambiance ! » On dirait qu'elle a peur d'aller chez elle. L'ambiance est morose. Face à son frère [les membres de sa famille] doivent toujours être normaux, mais dès qu'il a le dos tourné, tout le monde renifle et s'essuie les yeux » (Discussion de groupe avec 7 jeunes femmes membres de ménages témoins à Halong âgées de 20 à 28 ans).

Les conséquences de ces difficultés générées par une séropositivité peuvent être très graves :

> « La grande sœur de mon mari est séropositive, ça a beaucoup d'influence. Ca influence la santé, l'économie, le moral. (...) Ses parents ont perdu une dizaine de kilos. (...) Quand elle était malade, son mari a eu un accident de moto qui a tout détruit. Il n'avait pas de casque, il est mort » (Discussion de groupe avec 8 épouses mères de famille membres de ménages témoins à Dông Triêu âgés de 26 à 42 ans).

D'après les membres des ménages témoins, les conséquences de l'annonce d'une séropositivité sont multiples. Outre le malaise moral, la vie quotidienne est totalement changée et contrainte sur le plan économique par la nécessité d'engager des dépenses de santé, notamment à travers l'achat de nombreux médicaments.

Les propos permettent de préciser cette mise à l'épreuve. Le VIH constitue en premier lieu une source de difficultés et de mal-être. Son irruption est porteuse d'un bouleversement profond (*đảo lộn*). Les parents de séropositifs décrivent une situation d'inquiétude permanente de tous les membres de la famille pour la santé de la personne atteinte ainsi que des interrogations sur le temps qu'il reste à celui-ci à vivre. Les frères et sœurs des séropositifs à Halong estiment que ceux qui endurent les plus grandes souffrances liées à la séropositivité d'une personne sont ses parents. D'après eux, ceux-ci tombent malades en raison de leur tristesse et leurs soucis. Parmi ces épreuves, les membres des familles infectées citent aussi les problèmes économiques. Les parents souvent âgés et retraités doivent parfois reprendre une activité. D'autres doivent s'arrêter pour s'occuper de leur enfant adulte. Certaines femmes interrogées à Dông Triêu indiquent qu'elles doivent subvenir aux besoins de leur mari séropositif affaibli, ce qui met leur foyer en péril. Dans l'ensemble, les familles ont du mal à faire face à toutes les dépenses, dans un contexte déjà rude et qui a tendance à se durcir, avec notamment une forte inflation évoquée par plusieurs participants. La survenue d'une séropositivité crée également des tensions relationnelles avec la famille élargie qui dans certains cas refuse ne serait-ce que momentanément, les contacts, comme en témoignent certains ménages cas. Au sein du couple, les disputes entre conjoints séropositifs peuvent entraîner une rupture d'union. Le souci de l'éventuelle séropositivité d'un enfant s'ajoute parfois aux difficultés liées à l'annonce de celle d'un conjoint. Le dépistage de l'enfant est cependant en général jugé inutile si sa mère est séronégative.

La souffrance morale des membres de la famille est particulièrement aiguë lorsque l'atteinte VIH aboutit au décès :

> « La plus grande des difficultés, elle est sentimentale (*tình cảm*). On peut perdre tout ce qu'on a, on ne le regrettera pas. Mais quand on perd son enfant, c'est une perte énorme. Rien ne peut le remplacer (il pleure) » (discussion de groupe avec 7 pères de séropositifs à Halong âgés de 55 à 78 ans).

Dans le contexte vietnamien, la perte d'un fils unique compromet la perpétuation du lignage :

> « Je n'ai qu'un fils. Alors quand j'ai su qu'il était tombé dans les fléaux (*rơi vào tệ nạn*), c'est comme si on perdait toute une génération des nôtres" (Discussion de groupe avec 7 parents de séropositifs à Dông Triêu âgés de 57 à 84 ans).

Dans la mesure où le VIH/sida concerne de jeunes adultes, il intervient en effet à un âge où les parents, en particulier la mère, n'envisagent plus de donner naissance ou n'en ont plus la capacité. Par ailleurs, certains parents ne voient pas comment leur fils séropositif peut bâtir une vie en couple puisqu'il ne lui sera pas possible selon eux d'engendrer sans risquer d'infecter sa partenaire et l'enfant à venir. Lors des discussions de groupe, cette inaptitude était d'autant plus fortement exprimée quand les deux membres du couple étaient séropositifs.

La description des changements qu'induit le VIH/sida dans les relations familiales ne revêt cependant pas toujours une connotation négative. L'épidémie est aussi considérée comme un facteur de renforcement des liens. Cette attitude a été rapportée par des membres de ménages infectés qui affirment s'être rapprochés les uns des autres et bénéficier d'un intérêt plus grand de leurs familles depuis qu'ils connaissent la séropositivité de leur fils, époux, frères. Ces rapprochements sont favorisés par l'idée que la personne séropositive a peu de temps à vivre. La force des liens consanguins est présentée par certains comme une spécificité vietnamienne. Cette perception est reprise par les jeunes qui évoquent un resserrement des relations entre frères et sœurs, une attention mutuelle particulière entre eux. Elle est étayée par le récit d'expériences partagées :

> « Les liens [au sein de la famille] se sont resserrés (…). Ils s'aiment davantage. Ils sont plus proches, mais qu'est-ce qu'ils sont tristes ! (Discussion de groupe avec 7 femmes membres de ménages témoins à Halong âgées de 20 à 28 ans).

Cette évolution repose dans certains cas sur l'attente de la part du séropositif d'un soutien de sa famille :

> « Quand mon fils a su qu'il était atteint [séropositif VIH], il est devenu plus proche de moi pour qu'en cas de nécessité je puisse l'aider » (Discussion de groupe avec 6 mères de séropositifs à Halong âgées de 50 à 70 ans).

Lorsque les deux conjoints séropositifs sont restés ensemble, la séropositivité peut contribuer à remodeler les liens familiaux autour d'eux, les familles de chacun se mobilisant pour les soutenir moralement, alléger leur charge de travail, les intégrer à la vie collective. Ce rapprochement peut englober des membres de la famille élargie selon la façon dont s'est passée la prise en charge des problèmes liés au VIH/sida. Cependant, il peut ne concerner qu'une partie de la famille, l'autre s'en détournant d'après ce qu'indiquent les épouses de séropositifs interrogées à Dông Triêu.

Un processus relationnel

Les personnes interrogées décrivent les relations internes à la famille comme évolutives au cours des phases de l'infection. Trois étapes peuvent être distinguées dans ce processus : un traumatisme, des réflexes de prises de distances puis une normalisation. La première réaction évoquée par les parents lors de la découverte de la séropositivité de leur fils est celle d'un choc émotionnel violent. L'exemple d'une mère de Dông Triêu qui, après avoir appris la séropositivité d'un deuxième de ses fils, est partie au marché et a été incapable de revenir, car elle avait subitement oublié le chemin du retour, illustre l'état dans lequel se trouvent certains parents. Cette nouvelle est d'autant plus incompréhensible que certains perçoivent leur enfant célibataire cohabitant chez eux comme tout à fait sociable et ne posant aucune difficulté. Ils se sentent totalement impuissants devant le décès prochain de leur enfant présenté comme une issue inéluctable. Les épouses de séropositifs interrogées à Dông Triêu ont également relaté des moments de totale surprise et de bouleversement dans un contexte de problème de santé persistant. Cette impression a été accentuée par le lien immédiatement fait avec les « fléaux sociaux » :

> « C'était le désarroi. Au début, j'étais aussi un peu abasourdie. Tout était normal. Il va faire une consultation et ressort avec cette maladie. Ca devient les différents types de maladies sociales. C'était inattendu" (Discussion de groupe avec 4 épouses de séropositifs à Dông Triêu âgés de 28 à 35 ans).

Dans les discussions de groupe, les parents dont les fils étaient consommateurs de stupéfiants ont affirmé avoir réagi de manière spécifique. D'après eux, ils ont fait preuve de plus de compréhension et n'ont pas ressenti le traumatisme décrit par les autres, car ils traversaient depuis longtemps des situations très difficiles. Dans le contexte d'une dépendance établie à la drogue, le choc que provoque la nouvelle de la séropositivité tend à être minimisé. Ces bouleversements concernent la famille et en premier lieu le séropositif lui-même, auquel ses frères et sœurs attribuent un réflexe d'autostigmatisation. Celui-ci se traduit par une distance physique plus marquée du séropositif avec les membres de sa famille, notamment avec les enfants. Ces comportements s'accompagnent d'un changement de perception :

> « Quand dans une famille il y a une personne infectée, on est toujours triste. D'abord les parents puis les frères et sœurs. Et celui qui est malade a une grosse antipathie, une distance vis-à-vis de ses frères et sœurs, de ses parents. Quand il sort et voit la société, quelque chose a changé » (Discussion de groupe avec 6 frères et sœurs de séropositifs à Halong âgés de 35 à 43 ans).

Des membres de ménages infectés indiquent avoir eu très peur lorsqu'ils ont appris la séropositivité de leur proche. Puis progressivement, les relations se sont normalisées :

> « Au début quand on venait d'avoir la nouvelle, on se faisait du souci pour lui. Les parents ont discuté pendant plusieurs jours, on ne dormait pas. On discutait pour voir comment ça allait se passer, comment il allait être, comment ça se

transmettait. Ce n'est qu'une fois qu'on en a su davantage qu'on a commencé à se calmer » (Discussion de groupe avec 6 frères et sœurs de séropositifs à Halong âgés de 35 à 43 ans).

Cette deuxième phase est favorisée par l'acquisition de notions sur les modes de transmission, l'existence de médicaments permettant de lutter contre le virus et l'expérience de séropositifs ayant pu vivre longtemps, voire travailler après la découverte de leur séropositivité. Les membres des ménages témoins décrivent également un choc que la famille parvient progressivement à surmonter en acquérant une meilleure connaissance de l'épidémie. Pour les membres des ménages témoins, le retour à des relations libérées de la tension liée à la révélation de la séropositivité tient en partie à l'absence de risque de transmission. Les parents de personnes atteintes expliquent comment ils ont pu « dépasser » le traumatisme consécutif à l'annonce de la séropositivité de leur fils et aborder une étape où, plus rassurés, ils devaient faire de la prévention et réagir de façon constructive. Cette seconde phase est marquée par la mise en place de nouvelles pratiques, notamment pour la prise en charge au sein de laquelle l'importance de l'aide morale domine. Elle intervient quelques mois après le premier choc. Ainsi, les tensions générées par l'irruption du VIH dans la famille sont souvent considérées par les membres des ménages témoins comme graves, mais transitoires, caractérisées par une prise de distance dans les moments de crise, qui seront surmontés par la suite où reviendront une plus grande proximité. Les difficultés au sein du couple comportant une personne séropositive sont spécifiques, mais on retrouve cette notion d'évolution des relations au cours de la survenue des problèmes liés au VIH/sida :

> « Quand on sait que le mari est séropositif, c'est un grand choc pour l'épouse ou le mari [si c'est l'épouse qui est séropositive]. Mais au moment où l'on commence à se calmer, il faut s'encourager et vivre, on ne peut plus être joyeux comme avant, mais il faut faire des efforts, s'unir [dans l'épreuve] » (Discussion de groupe avec 8 épouses mères membres de ménages témoins à Dông Triêu âgés de 26 à 42 ans).

Ainsi, la mobilisation familiale contribue à aider à recréer une cohésion. Cependant, celle-ci est entravée par un clivage entre le séropositif perçu comme devant être ménagé et les autres membres du foyer qui se sentent l'obligation de lui apporter leur soutien. En présence de la personne atteinte, ceux-ci ont tendance à réprimer leurs émotions et appréhensions. L'évolution intervient surtout dans la façon de communiquer au sein de la famille. Au-delà de la normalisation des relations, la présence d'une personne séropositive modifie durablement les relations familiales et donne le sentiment à certains d'un changement irréversible.

CONCLUSION

La compréhension du processus de réalisation du dépistage et de ses conséquences nécessite la prise en compte de multiples enjeux de la transmission du VIH au sein de la famille. Les différentes étapes traversées sont fortement liées entre elles et mettent en évidence la dépendance des séropositifs à l'égard de leurs proches. Par exemple, l'implication de la famille dans l'annonce de la séropositivité dépend en partie du rôle qu'a joué celle-ci au moment du dépistage. L'évolution des procédures tend cependant à se développer en faveur d'un plus grand respect de la confidentialité des tests. La problématique de l'annonce de la séropositivité se comprend en relation avec la conception de l'atteinte VIH comme signe d'une défaillance voire d'une faute commise, qui remet parfois en cause la moralité de la personne atteinte et celle de son groupe familial. Ainsi, la stigmatisation est liée au caractère létal de l'infection, mais aussi à l'association du VIH avec des pratiques socialement réprouvées. La mise sous traitement abordée dans le chapitre suivant constitue l'autre volet permettant de saisir la façon dont l'épidémie nous informe sur la famille et plus généralement sur la société dans son ensemble.

CHAPITRE 7

LA FAMILLE DISPENSATRICE DE SOINS

Quelles sont les spécificités de l'épidémie VIH/sida par rapport aux autres problèmes de santé quant aux attitudes et comportements de recours aux soins ? Pour répondre à cette question, nous explorons ici d'abord les principaux acteurs institutionnels que sont les infrastructures sanitaires, la famille et les associations. Les rôles de chaque membre de la famille sont ensuite examinés, avec un accent sur l'influence des relations de genre.

UNE PRISE EN CHARGE COMPLEXE ET COÛTEUSE

La prise en charge du VIH implique le recours principalement à la famille et s'effectue essentiellement au sein d'infrastructures sanitaires. Le rôle de ces dernières est renforcé par le développement de programmes gratuits de traitement par antirétroviraux. Cette évolution est conditionnée par un meilleur accès des personnes atteintes à une couverture sanitaire.

Pluralité des recours

La question du lieu des soins et des personnes auxquelles il est fait appel en cas de problème de santé fait apparaître des recours multiples et deux acteurs prépondérants : les infrastructures de santé et la famille. Peu de personnes ne citent aucun lieu pour les soins de santé reçus au cours des années passées (6% à Halong, 4% à Dông Triêu). Celles qui le font affirment ne pas avoir été malades ou avoir résolu les difficultés par leurs propres moyens. La plupart sont séronégatives. Parmi les autres, près de la moitié ont bénéficié de soins exclusivement chez elles (49% à Halong, 46% à Dông Triêu), ou à la fois dans une institution sanitaire et à leur domicile (39% à Halong, 40% à Dông Triêu). Une minorité déclare en avoir obtenu seulement dans une institution de santé (13% à Halong, 14% à Dông Triêu). Sur le plan des personnes sollicitées, seul un tiers des personnes ayant eu un problème de santé n'indique qu'une personne (29% à Halong et 40% à Dông Triêu). Près de la moitié en cite deux (50% à Halong et 43% à Dông Triêu). La quasi-totalité des personnes interrogées dans les deux sites nomme au moins une personne de sa famille (96%). Les autres recours incluent de façon marginale des infrastructures de santé (10% à Halong et 6% à Dông Triêu). Les collègues, amis, voisins sont très peu mentionnés (6% à Halong, 3% à Dông Triêu) de même que les associations (2% à Halong, 0% à Dông Triêu). Ainsi, les infrastructures sanitaires constituent des lieux privilégiés de prise en charge et la famille joue un rôle central. A Halong, la séropositivité est liée à une forte proportion de personnes soignées à la fois dans leur famille et dans une institution sanitaire (figure 8.1).

FIGURE 8.1- LIEU DES SOINS CITÉS POUR LES PROBLÈMES DE SANTÉ (PARMI LES PERSONNES QUI ONT DÉCLARÉ AVOIR EU UN PROBLÈME DE SANTÉ) SELON LE STATUT VIH À HALONG

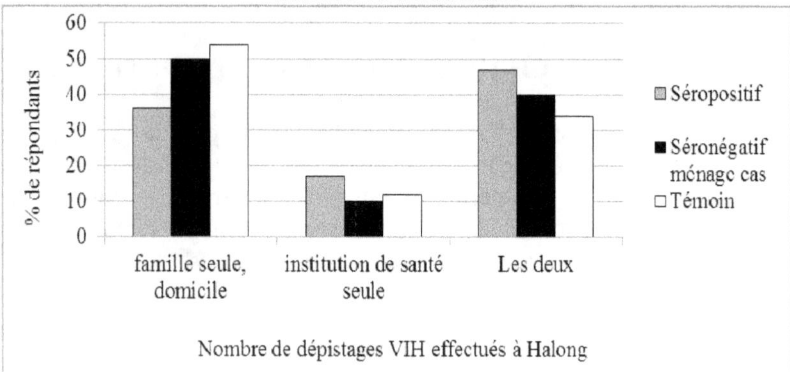

Source : enquêtes FAVIHVIET 2006-2008

C'est le cas de presque la moitié des personnes qui citent au moins un recours (47%). Cette proportion est un peu plus faible chez les séronégatifs des ménages cas (40%) et chez les membres des ménages témoins (34%). Ceux-ci se caractérisent au contraire par un pourcentage relativement élevé de personnes soignées uniquement à domicile (54%) par rapport aux séronégatifs des ménages cas (50%) et plus encore aux séropositifs (36%). Le recours aux institutions de santé seules est relativement équivalent dans les trois populations et plus intense chez les séropositifs (17%) que chez les membres des ménages témoins (12%) et les séronégatifs des ménages cas (10%). Les séronégatifs des ménages cas ont donc un profil intermédiaire.

Un recours marqué aux infrastructures sanitaires

La place plus importante des infrastructures sanitaires dans la prise en charge des séropositifs par rapport aux séronégatifs s'explique par la complexité d'une atteinte VIH/sida sur le plan sanitaire et son caractère exigeant en matière de ressources à mobiliser. La séropositivité implique en effet la confrontation à des problèmes de santé graves, dont certains peuvent se cumuler à différents stades de l'infection. Les soins donnés sont parfois relativement lourds, notamment pour ceux dont la découverte de la séropositivité est antérieure à la mise à disposition de traitement antirétroviral. Les longues périodes de lutte contre différentes maladies sont suivies d'un processus rapide de fin de vie :

> « Quand [mon fils cadet] revenait de consultation, le médecin disait que maintenant c'était les poumons, les reins, le foie. Il se vidait complètement. On avait seulement 2% d'espoir de guérison. Et je ne faisais que leur acheter [à mes fils] des médicaments. Quand [mes fils] les prenaient ils se rétablissaient tout de suite, c'était bizarre. Mais le lendemain, ça recommençait, ils ne guérissaient jamais (…) Cette maladie, vers les derniers jours ça va très vite. Mes deux enfants ne sont restés alités qu'une semaine chacun puis ils sont morts. » (Discussion de groupe avec 7 parents de séropositifs à Dông Triêu âgés de 57 à 84 ans).

Certains patients atteignent des numérations d'anticorps très faibles[58], indiquant un état dégradé. L'automédication très répandue pour faire face aux problèmes de santé en général (Craig 2002) n'est pas perçue comme suffisante dans le cadre du VIH/sida. De plus, en raison des infections opportunistes, avant même d'être identifiés comme porteurs du VIH, les séropositifs ont recours à plusieurs hôpitaux. L'hôpital provincial est cité en premier lieu, mais aussi

[58] A titre d'exemple, un séropositif est arrivé à 50 CD4 par mm3 alors que le seuil d'admission pour une entrée en traitement antirétroviral était de 200 au moment de l'enquête.

l'hôpital K67 contre la tuberculose à Halong, l'hôpital municipal ou l'hôpital vietnamo-suédois pour les habitants de Dông Triêu. L'aide apportée par le centre de santé et l'hôpital est importante concernant les médicaments fournis, notamment contre ces infections. Le centre de santé de la ville (*trung tâm y tế thành phố*) de Halong donne des médicaments et le poste de santé du quartier procure des conseils sur la façon de les utiliser.

L'utilisation des antirétroviraux restait peu répandue au moment de notre enquête. A Halong, elle concernait un peu plus d'un quart (27%) des séropositifs en 2006 et la moitié d'entre eux à Dông Triêu (24 personnes sur 48) en 2008. Cet écart atteste de l'expansion de la prise en charge entre ces deux dates, mais pourrait s'expliquer également par un biais de sélection. La stigmatisation étant plus forte en milieu rural, l'enquête a pu privilégier davantage des personnes en traitement. Les antirétroviraux sont considérés comme efficaces, même parmi les membres des ménages témoins. Plusieurs pères ont décrit l'augmentation pondérale de leurs fils depuis le début du traitement, avec parfois des hausses très rapides. L'épouse d'un séropositif a parlé de signes similaires pour son mari dont l'état de santé s'est stabilisé après un déclin marqué. Une femme a mentionné le cas de son fils en traitement depuis plus d'un an, qui peut maintenant travailler.

La disponibilité d'antirétroviraux gratuits depuis 2004 contribue à attirer les personnes atteintes dans les infrastructures sanitaires. Dans le cadre des discussions de groupe dans les deux sites, certains membres de ménages témoins ont évoqué ces programmes qui comprennent des consultations et la distribution mensuelle de remèdes contre les infections opportunistes. Ceux-ci, facilement accessibles et consommables à domicile remettent en cause la suprématie des antibiotiques, très répandus (Craig 2002). Ils sont désignés comme les « médicaments du peuple » (*thuốc của dân gian ou thuốc dân tộc*). Certains séropositifs en ont obtenu gracieusement au centre de santé près de chez eux à Halong et à l'hôpital provincial. Vendus en pharmacie, certains étaient diffusés sans frais à quelques membres d'associations d'aide aux séropositifs, notamment Fleur de Cactus, contre la participation à un programme communautaire de prise en charge, ou encore par le biais du groupe Compassion. Ces approvisionnements ne concernent cependant qu'une partie des patients et leur continuité n'est pas toujours assurée.

Les lieux de traitement étaient relativement concentrés à Halong avec plus des trois quarts des séropositifs suivis (37 sur 46) à l'hôpital provincial. A Dông Triêu, les séropositifs étaient plus répartis sur plusieurs infrastructures, entre autres l'hôpital départemental (6 sur 24), l'hôpital suédois dans la ville voisine de Uông Bi (5 sur 24), ou un hôpital à Hanoi (1 sur 24). L'hôpital communal fournissait quelques séropositifs dans les deux sites. Un homme de Halong était également traité à Uông Bi. Seule une personne à Halong a déclaré se procurer ses antirétroviraux auprès d'une pharmacie privée. Certaines familles ne bénéficiant pas d'un traitement gratuit tentaient encore de le financer elles-mêmes. Les personnes que nous avons interrogées nous ont parlé de familles qui achetaient des antirétroviraux avant leur distribution gratuite et étaient contraintes de faire plus de cent kilomètres pour aller en chercher à Hanoi. Ainsi, bien que les deux types de recours ne soient pas exclusifs, le VIH favorise le passage de soins essentiellement fondé sur des méthodes traditionnelles à une médecine dite moderne. Contrairement à une étude précédente (UNESCO 2003) qui a mis en évidence l'utilisation d'herbes médicinales par les personnes vivant avec le VIH/sida, cet aspect était très peu présent dans les discours que nous avons recueillis. Les remèdes traditionnels évoqués consistaient essentiellement en des massages souvent prodigués par des membres de la famille.

Le surcoût financier d'une séropositivité VIH

Un élément déterminant des choix effectués réside dans le surcoût financier et matériel perçu d'une séropositivité VIH par rapport aux autres pathologies. Dans les deux sites, les personnes séropositives ont estimé leurs dépenses annuelles en matière de santé à un peu plus de 4 millions. Cela représente environ quatre fois le salaire mensuel moyen et dix fois le montant donné par les membres des ménages témoins à Halong, le facteur étant de un à cinq à Dông Triêu. Les dépenses des séronégatifs des ménages cas équivalent à près du double de celles des ménages témoins. Ceci est lié en partie au fait que les premiers comprennent notamment des personnes relativement âgées. Les dépenses estimées pour les séropositifs sont similaires dans les deux sites. Celles des deux autres types de participants sont caractérisées par une différence plus grande à Halong qu'à Dông Triêu, ce qui pourrait refléter des écarts de richesse plus importants, en milieu urbain. Les dépenses médicales regroupent les consultations et les médicaments. De façon générale, les dépenses de santé occupent une place prépondérante. En 2004 au Viêt Nam, les traitements antirétroviraux et leurs coûts associés représentaient 90% des coûts de prise en charge des personnes séropositives VIH/sida (UNDP et coll. 2005 :35).

Au moment de l'enquête, la mise à disposition d'antirétroviraux gratuits était encore réduite. D'après les parents de séropositifs, un traitement couramment utilisé pour les maladies opportunistes valait environ 3 millions par mois. Les participants aux groupes de discussion évaluaient entre 1,5 et 1,8 millions[59] de dôngs le coût mensuel d'un traitement antirétroviral, soit plus d'un revenu moyen, ce qui est hors de prix pour la plupart des familles. A Dông Triêu, le père d'un homme diagnostiqué en 1997 a évoqué les achats d'antirétroviraux qu'il a effectués à partir de l'année 2000, à raison de 300 dollars pour une dose de médicament, ce qui n'a été possible que grâce à ses revenus relativement élevés ainsi que ceux de son épouse. Le coût lié à une infection VIH était d'autant plus lourd que les séropositifs n'étaient pas toujours en mesure de garder un travail qui permette de subvenir aux besoins d'une famille comportant de jeunes enfants voire des parents âgés. Devant les contraintes imposées par les traitements, le caractère récurrent de leurs problèmes de santé et l'issue considérée comme fatale, certains malades ont demandé à leurs aînés un renoncement à tout recours, se résignant à mourir. De plus, les dépenses effectuées lors du décès de la personne atteinte outrepassaient celles relatives à la période précédente marquée par l'achat de médicaments et le financement de consultations médicales (UNDP et coll. 2005 :19).

La gratuité des antirétroviraux n'est que partielle. Le coût de l'entrée en traitement est particulièrement élevé. Au moment de son initiation, les familles devaient assumer les frais de dépistage et de mesure des CD4. Celle-ci ne pouvait, lors de notre étude à Halong, être réalisée qu'à Hanoi. Avec un montant de 300 000 dôngs pour le test des CD4, 150 000 dôngs de frais de dossier auxquels s'ajoutaient le prix du déplacement, les participants ont estimé le total des dépenses à environ un million de dôngs, soit un mois de revenu moyen. Cette somme était hors de portée de nombreuses personnes et familles. De plus, l'une des difficultés de la prise en charge des séropositifs au moment de l'enquête à Halong (2006) tenait à

[59] Soit entre 75 et 90 euros.

l'absence dans la province d'appareil de mesure des CD4[60]. Or, la quantité de CD4 constituait un critère central d'admission en traitement. Par conséquent, les patients devaient se rendre à Hanoi pour faire l'examen. Etant donné leur état de santé, ils y allaient généralement avec un membre de leur famille, ce qui supposait de mobiliser des moyens relativement importants.

En tant que problème chronique, le VIH/sida comporte donc un coût élevé sur le court et long terme. De ce point de vue, l'impact d'une séropositivité VIH sur le ménage est clairement perçu comme négatif dans les deux sites. La plupart des personnes interrogées considèrent qu'en cas de séropositivité d'un membre, la situation économique du ménage empirerait (90% à Halong, 71% à Dông Triêu). La proportion de ceux qui estiment que la situation ne changerait pas est plus élevée à Dông Triêu (21%) qu'à Halong (5%). Cette différence peut s'expliquer par le développement de l'accessibilité de la prise en charge gratuite par antirétroviraux entre les deux collectes, mais aussi par des dépenses moindres liées à un niveau de vie plus bas en milieu rural. Le coût de la prise en charge d'une séropositivité n'était que partiellement compensé au moment de l'enquête par l'assurance maladie dont la couverture restait faible. A Halong fin 2006, elle concernait plus de la moitié des habitants interrogés (53%) mais à peine un séropositif sur cinq (18%). Ceux-ci pouvaient se voir refuser l'accès à une souscription. Certaines mères se retrouvaient donc devant la situation paradoxale de bénéficier d'une couverture peu utilisée, tout en étant incapables de subvenir financièrement aux besoins de leur jeune fils malade. A Dông Triêu en 2008 par contre, un peu plus de la moitié (52%) des personnes étaient couvertes. Ce résultat illustre la dynamique mise en place pour la prise en charge, avec notamment la loi de 2006 sur le VIH/sida instituant pour les séropositifs la possibilité d'une couverture sanitaire. La durée écoulée entre les deux terrains explique en partie cet écart.

Une étude réalisée au niveau du pays a montré que les stratégies pour faire face aux dépenses de santé d'une personne séropositive sont diverses : mobilisation de l'épargne disponible, contraction d'emprunts à des proches et plus rarement à des institutions formelles, réduction des dépenses y compris les soins de santé des autres

[60] L'arrivée d'une machine de numération des CD4 était prévue pour début 2007 (entretien avec la direction du service de santé) dans la province de Quang Ninh. Elle a été effective entre les deux collectes.

membres du ménage, vente de biens mobiliers voire immobiliers, activité prolongée ou reprise d'activité des membres plus âgés et travail précoce des plus jeunes avec pour conséquence éventuelle une déscolarisation (UNDP et coll. 2005 :23). Elles varient selon le niveau de vie. Les ménages les plus aisés recourent essentiellement à l'épargne tandis que les plus modestes complètent ces ressources par des emprunts et la vente de leurs biens (UNDP et coll. 2005 :24).

Problèmes liés au traitement

Outre leur coût, les antirétroviraux posent des problèmes d'accessibilité et de suivi. Plusieurs patients de Dông Triêu sont pris en charge par l'hôpital vietnamo-suédois, ce qui est relativement contraignant concernant les déplacements. Des difficultés d'organisation de la distribution des médicaments entraînent des retards et engorgements des services au moment des consultations. Les antirétroviraux comportent par ailleurs des effets secondaires. Une mère membre d'un ménage témoin a cité un cas de mauvaise tolérance. Les autres aspects également débattus en entretien et mentionnés dans diverses études (Khuât 2007) font référence au caractère compliqué et long d'une mise en traitement, aux coûts associés à l'inclusion, à la nécessité de résider sur les lieux définis par le programme, à la stigmatisation et à la discrimination à l'égard des séropositifs au sein des infrastructures sanitaires. Ces obstacles expliquent la durée courte des séjours. Certains membres des ménages témoins estiment en effet que le personnel préfère renvoyer le malade chez lui assez rapidement lorsque celui-ci est séropositif. L'une des causes de ces difficultés tient au fait que les soignants ne disposent pas de moyens suffisants de prévention des accidents d'exposition au sang (Loenzien 2009b). La famille constitue un refuge permettant de se prémunir contre les attitudes de rejet manifestes dans certains milieux médicaux (UNDP et coll. 2005 :34).

La diffusion des antirétroviraux se heurte à un manque de visibilité. Les pères de ménages témoins à Halong ont perçu une volonté des patients prenant ces médicaments de se cacher en raison des risques de stigmatisation, d'où la difficulté d'aborder ce sujet avec eux. Certaines mères membres de foyers témoins ont vu des personnes en absorber, mais n'ont pas osé en parler avec elles. Ceci explique en partie que peu de participants connaissaient quelqu'un qui en bénéficiait ou en avait bénéficié gratuitement : à peine une dizaine sur l'ensemble des participants aux discussions de groupe (129 personnes). A Halong, un père a cité le traitement suivi par ses deux fils. Ceux-ci, qui étaient décédés au moment de l'enquête, recevaient chaque mois à domicile des médicaments envoyés par le centre de santé. Les frères et sœurs de séropositifs à Halong ont décrit un homme dans le quartier de Cao Xanh en traitement antirétroviral dans le cadre d'une action réunissant l'agence britannique DFID et le programme américain Life-gap. A Dông Triêu, le père d'un séropositif marié à une séropositive a mentionné l'aide du Fonds mondial. Sur quatre épouses de séropositifs interrogées lors des discussions de groupe à Dông Triêu, deux nous ont indiqué que leurs maris ne disposaient d'aucun traitement. La troisième a évoqué la prise en charge gratuite de son mari par antirétroviraux depuis deux ans, c'est-à-dire depuis 2006. La quatrième nous a décrit le traitement de son conjoint. Elle ne savait pas qu'il s'agissait d'antirétroviraux, mais sa maîtrise des modes d'absorption et du suivi qui l'accompagne est sans ambigüité. A Dông Triêu, plusieurs parents ont parlé du traitement antirétroviral de leurs enfants, notamment une mère pour son fils veuf depuis 2001, une autre pour son fils célibataire qui cohabite avec elle et est en traitement depuis 2008. Elle n'en connaissait pas le principe actif. Le fait que des proches, notamment des épouses ou des mères considérées comme fortement impliquées ignorent l'existence des antirétroviraux, dénote une certaine autonomie des patients qui en bénéficient et une individualisation de leur prise en charge.

Le pourcentage de ceux qui déclaraient avoir déjà utilisé des antirétroviraux, était plus élevé que celui des utilisateurs actuels (35% versus 27% à Halong, 57% versus 50% à Dông Triêu). Ces résultats mettent en évidence l'augmentation de la proportion de personnes traitées étant donné les dates des collectes, mais également le manque de continuité des traitements antirétroviraux, en partie en raison de leur faible accessibilité.

LE RÔLE CENTRAL DE LA FAMILLE

La famille occupe une place centrale dans la prise en charge des séropositifs : elle joue un rôle de soutien et d'interface avec les autres acteurs.

Une prise en charge longue, complexe, risquée et difficile

La norme de prise en charge d'un membre de la famille est très forte. Si l'hôpital est considéré par certains membres des ménages infectés comme une infrastructure qui favorise le retour du séropositif chez lui au début de l'infection et en phase finale, les foyers affectés revendiquent le fait qu'ils assument toutes leurs responsabilités (*làm hết trách nhiệm của mình*). La quasi-totalité des séronégatifs interrogés déclare qu'en cas de séropositivité d'un proche, ils seraient prêts à lui prodiguer des soins, que ce soit au sein des deux sites étudiés (98% à Halong, 97% à Dông Triêu) ou dans l'ensemble de la province de Quang Ninh (100% en milieu urbain, 98% en milieu rural). La solidarité familiale est envisagée dans le long terme, notamment les frères et sœurs des séropositifs qui affirment accepter de fournir à leur proche une prise en charge à vie. D'après leurs familles, pour la phase terminale, en l'absence de traitement antirétroviral, la plupart des séropositifs décédés ont préféré rester chez eux. Le foyer est considéré comme un lieu privilégié quand la santé du séropositif est très détériorée voire lorsque celui-ci est en fin de vie.

La complémentarité entre famille et infrastructure sanitaire concerne surtout la prévention, l'observance et les soins palliatifs. Cependant, les membres des ménages cas estiment manquer d'information. Certains parents se sont trouvés démunis en présence de leur fils séropositif présent dans leur foyer, car ils ne savaient pas comment prévenir la transmission tout en lui assurant une assistance. Pour y remédier, ils en discutent avec leurs pairs quand cela est possible. Si certains prennent des précautions, d'autres se perçoivent comme âgés, minimisent la gravité d'une atteinte VIH les concernant et relâchent leur attention lors des soins qu'ils prodiguent. Ils sont parfois repris par leurs autres enfants qui les poussent à se protéger. Certaines mères, épouses ou sœurs de séropositifs affirment mettre des gants voire un masque pour faire des massages à leur proche et veiller au respect de l'hygiène de celui-ci en lavant scrupuleusement les objets qu'il utilise. A Halong, elles ont bénéficié de réunions d'information périodiques organisées par le responsable du centre de santé sur la prévention du VIH. Dans ce cadre, une équipe est passée au domicile de personnes séropositives, pour évoquer entre autres l'alimentation. Selon des parents de séropositifs à Halong, des renseignements peuvent être obtenus auprès des centres de conseil provinciaux. Par contre, les participants à Dông Triêu ont souligné l'absence d'interventions du centre de santé. Quelques-uns ont reçu une formation financée par le Fonds Mondial destinée à quelques familles dans chaque hameau. Cependant, les parents de séropositifs s'y sont rendus seuls, leurs enfants n'ayant pas souhaité venir.

De façon générale, la famille est souvent présente au sein des infrastructures sanitaires : des parents emmènent leur fils pour des consultations ou en cas de maladie opportuniste, des épouses accompagnent leur mari. La pluralité des offres de traitement, leur faible couverture en matière de nombre de patients concernés et le manque de coordination entre elles valorisent l'entregent. D'après les membres des ménages cas, les candidats à un traitement antirétroviral doivent déposer à l'hôpital provincial un dossier examiné ensuite par un comité et prévoir un délai d'attente d'au moins 5 à 6 mois. Parmi les quelques bénéficiaires dont les proches ont été interrogés, nombreux sont ceux qui ont mobilisé leurs relations avec le personnel des infrastructures sanitaires pour favoriser leur introduction. Le succès d'une candidature dépend de sa gestion bureaucratique, comme en témoignent les propos des parents :

> « J'ai demandé une admission [au centre de santé de Halong]. Sa tante [du séropositif] travaille au poste de santé dans le quartier X alors dernièrement j'ai pu avoir le médicament [antirétroviral] » (Discussion de groupe avec 6 pères de séropositifs à Halong âgés de 50 à 60 ans).

De même à Dông Triêu, le père d'un séropositif présenté à l'hôpital via le centre de santé, a été informé par des amis des possibilités de traitement.

Les interactions entre les familles et les infrastructures sanitaires se déroulent également à l'occasion de venues du personnel biomédical au domicile du patient et lors de communications téléphoniques. Un rôle de rappel de l'horaire de prise ou des rendez-vous pour les visites est parfois assigné à la famille par les membres des infrastructures sanitaires. Cette tâche est facilitée par la détention d'un téléphone portable qui fournit une indication de l'heure, mais donne aussi les moyens aux proches de se contacter à distance. D'après les personnes interrogées, cet encadrement est particulièrement important en début d'inclusion. Les familles sont sollicitées pour assister à des réunions d'information afin de favoriser une bonne observance. Ainsi, l'épouse d'un séropositif et le père d'un autre nous ont parlé des séances de formation qu'ils suivent un jour par mois. Cependant, seule une partie des familles y participe.

La famille, soutien moral et matériel

L'aide matérielle (*vật chất*) et le soutien moral (*tình thần*) qu'apporte la famille sont souvent associés et mis en contraste pour affirmer leur complémentarité et le caractère indispensable de chacun. La famille est considérée comme dispensatrice d'une alimentation riche sous forme de repas, mais aussi de compléments nutritifs, notamment de vitamines. Ce rôle est souligné en cas d'infections opportunistes évoquées surtout à travers les problèmes buccaux. Il est fréquemment mentionné par les membres des foyers infectés qui insistent sur les difficultés des séropositifs à se nourrir. Il est à replacer dans le cadre d'un pays où la nourriture constitue une préoccupation importante et où certaines zones sont affectées par la malnutrition.

Le soutien moral, les encouragements sont perçus comme primordiaux afin que la maladie « puisse se stabiliser sur une longue durée », que le séropositif prolonge sa durée de vie. Les membres de la famille estiment qu'ils doivent mettre la personne séropositive à l'aise, l'informer, lui parler gentiment, l'inciter à prendre ses repas, ses médicaments, lui donner à manger ce qu'elle souhaite, l'aider à vivre et à espérer. L'importance répétée avec insistance par de nombreux participants du soutien moral pour faire en sorte que les personnes atteintes soient disposées à faire le nécessaire pour améliorer leur santé, qu'elles oublient leurs complexes, leur fatigue, leurs douleurs n'est pas considérée comme propre au VIH. Elle concerne la prise en charge des problèmes de santé en général.

Les séropositifs sont souvent présentés par les familles affectées comme des patients difficiles, asociaux, « complexés », rejetant la nourriture qu'on leur propose. Ils sont perçus comme susceptibles, irascibles, agressifs avec les gens qui prennent soin d'eux, notamment leurs parents et éventuellement leurs épouses. Les frères et sœurs dans les deux sites évoquent des relations conflictuelles dues au fait que le séropositif refuse de se conformer aux comportements prescrits. Ils se décrivent comme « très tristes ». Les tensions sont exacerbées par les multiples contraintes économiques induites par les dépenses liées à la séropositivité. En réponse à cette conduite asociale, les membres des ménages infectés insistent sur la nécessité de choyer les personnes atteintes, de prendre soin d'elles, avec souvent l'espoir que les recherches scientifiques en cours pourraient aboutir à la mise au point d'un remède leur permettant de se débarrasser du virus. Chez les parents et les frères et sœurs, l'idée d'éviter d'incriminer le séropositif, de ne pas le gronder ni lui rappeler des épisodes de sa vie qui pourraient être associés à un risque de transmission est récurrente. Elle est évoquée avec la volonté de contribuer au bien-être de la personne atteinte.

Lorsque les parents sont décédés du VIH/sida ou séparés à la suite des problèmes liés à l'épidémie, la charge de leurs enfants est assumée en premier lieu par les grands-parents de ces derniers. Dans notre enquête, les familles dans cette situation sont celles où l'infection VIH a été diagnostiquée depuis relativement longtemps (fin des années 1990 ou début des années 2000) quand la disponibilité des traitements était très restreinte. Les grands-parents sont surtout des personnes dont le fils séropositif est décédé, l'épouse de celui-ci s'étant remariée ou étant retournée dans sa famille d'origine. L'un des jeunes hommes séropositifs est veuf. Son épouse et leur enfant sont décédés d'une infection opportuniste. Certains grands-parents expriment un grand épuisement devant les charges qui leur incombent. Ils ont entre autres du mal à suivre la scolarité de leurs petits-enfants, à subvenir financièrement à leurs besoins et à assurer leur éducation dans un contexte où les appuis potentiels, notamment les autres enfants traversent des situations économiquement difficiles, surtout en milieu rural. Certains frères et sœurs cadets de séropositifs se mobilisent. Ainsi, à Dông Triêu, un jeune homme nourrit sa famille en plus de sa mère handicapée, son frère aîné séropositif veuf et le fils de celui-ci.

Famille et associations : complémentarité ou concurrence ?

Trois types d'institutions communautaires non sanitaires interviennent dans la lutte contre le VIH/sida : les organisations internationales non gouvernementales, les organisations de masse et les associations de lutte contre le VIH/sida. Leurs actions sont complémentaires et dans une certaine mesure articulées les unes aux autres. Les premières sont présentes au sein des infrastructures sanitaires à travers des projets. Dans le cadre des groupes de discussion, les institutions citées pour la mise en place de programmes de prise en charge et leur financement étaient surtout le Fonds mondial, la fondation Bill Clinton en coordination avec le gouvernement vietnamien. Le groupe Family Health International fournissait des soins, aidait les malades. Les organisations de masse interviennent surtout à travers l'Union des femmes. Celle-ci développe des relations d'empathie avec les familles affectées, se rendant parfois à leur domicile. Elle apporte également une assistance lors des obsèques. A Dông Triêu, des parents de séropositifs décédés ont affirmé avoir bénéficié de l'aide du Front de la patrie dont les membres sont venus se charger de l'enterrement de leur fils. A Dông Triêu, l'Union des femmes distribue des préservatifs lors de ses réunions. Quand une personne est malade, elle peut aider une de ses adhérentes à repiquer le riz, récolter ou accomplir un travail. L'une des participantes a cité le cas d'une femme qui a été soutenue et dont la fille perçoit régulièrement une somme d'argent depuis le décès de sa mère. Une autre a directement bénéficié de cette assistance lorsque son fils était malade ou qu'elle avait un problème de santé. L'Union des femmes encourage les familles affectées à participer aux associations de lutte contre le VIH/sida.

Halong abrite de nombreuses associations d'aide aux séropositifs : « Fleur de Cactus » (*Hoa Xương Rồng*), « Pour un bel avenir » (*Vì ngày mai tươi sáng*), « Amitié » (*Tình bạn*), « Amour de la mer » (*Tình biển*), « Groupe de pairs » (*Bình minh*) ou encore « Compassion » (*Đồng cảm*). A Dông Triêu au contraire peu de personnes en connaissent. Seuls quelques participants ont évoqué la section locale du groupe « Compassion », qui date de moins d'un an et dont l'activité est irrégulière. Celui-ci est néanmoins perçu par les épouses d'hommes séropositifs à Dông Triêu comme un lieu de partage d'expériences et d'encouragements. Certaines associations de lutte contre le VIH/sida sont spécifiques à un quartier, d'autres se déploient sur une zone plus étendue. Elles jouent le rôle de facilitatrices, accompagnatrices, pourvoyeuses d'aide matérielle, voire financière. Elles sont en interaction avec les différents acteurs de la prise en charge du VIH et ne s'adressent pas seulement aux séropositifs, mais aussi aux familles de ceux-ci. L'association « Fleur de Cactus » est animée par des personnes séropositives tandis que leurs parents fréquentent plutôt l'association « Compassion », notamment les mères. Une des participantes a évoqué l'engagement de son fils au sein du groupe « Amour réciproque » (*Tình thương với nhau*) qui comprend plusieurs dizaines de membres. « Fleur de Cactus » inclut des sous-groupes qui s'intéressent plus particulièrement aux liens entre drogue et VIH ou à la prise en charge du VIH. Elle rassemble en grande partie des veuves ou mères de séropositifs et entretient donc des contacts relativement simples avec la population par rapport à d'autres, plus orientées vers la lutte contre les stupéfiants ou la prostitution. Certaines associations développent des échanges entre elles. C'est le cas par exemple des groupes « Compassion », « Amour réciproque » et « Groupe de pairs » dans le quartier Cao Xanh à Halong. Elles communiquent également avec des associations dans d'autres villes, notamment à Hanoi. Certaines ont des adhérents communs. Des subsides leur permettent d'assurer une continuité de leurs activités, menacée par le décès ou l'arrestation de leurs participants comme cela s'est produit pour les associations « Pour un bel avenir » ou « Les amis aident les amis » (*Bạn giúp bạn*) à cause de la consommation de drogue. L'association Compassion qui compte une centaine de membres à Halong propose des consultations médicales aux plus âgés et procure un soutien moral. Dans le quartier de Cao Thang, elle mène des projets à destination des mères de jeunes enfants séropositifs, et en faveur de proches de personnes séropositives adultes. Elle dispose d'une petite pharmacie grâce à laquelle elle subvient ponctuellement aux besoins de séropositifs atteints de maladies opportunistes, à l'aide de médicaments basiques pour combattre des maux relativement légers tels qu'une fièvre.

Ces associations interviennent au sein des infrastructures sanitaires. Des parents, frères et sœurs de séropositifs en ont évoqué certaines qui fournissent des recommandations pour solliciter un suivi médical. Elles apportent un appui à l'accomplissement des formalités d'entrée en traitement, notamment à l'hôpital provincial. D'après une participante, le club « Pour un bel avenir » situé dans la commune voisine de Mao Khê comprend une cinquantaine de jeunes et aide à accéder à une prise en charge gratuite. Les associations accompagnent les séropositifs à des consultations ou lors d'hospitalisations. Des participantes à Halong ont relaté comment Fleur de Cactus a assisté une de ses membres à l'hôpital provincial, assurant un relais à la mère de celle-ci au chevet de la malade. De même, d'après les épouses d'hommes séropositifs à Dông Triêu, Compassion se rend à domicile pour apporter un soutien moral et emmène les patients dans les infrastructures sanitaires. Au sein de ce groupe, le responsable rappelle aux autres les heures de prise des médicaments. Les associations de lutte contre le VIH/sida sont donc également impliquées dans le suivi spécifique des traitements antirétroviraux.

Des membres de ménages infectés ont évoqué les visites d'associations de lutte contre le VIH/sida chez eux, notamment l'association « Compassion », le groupe « Volontaire » (*Tình nguyện*) qui effectue des injections et dispense des soins. Ce soutien est aussi moral. La mère d'un jeune séropositif a relaté la venue à domicile de membres de « Fleur de cactus » et de l'Union des femmes pour encourager son fils malade, lui offrir des gâteaux et de l'argent. Certains séropositifs participent à des groupes d'aide aux séropositifs situés à Mao Khê, en lien avec leurs activités dans la mine. L'un des principaux avantages des associations est de permettre une meilleure communication entre les personnes atteintes et leurs proches, appréciée des familles infectées. Celles-ci ont évoqué le « Groupe de pairs » géré par le responsable du centre de santé depuis 2001 qui fait du conseil sur le VIH/sida et aide les malades, mais ce support demeure essentiellement moral, notamment dans le quartier de Cao Xanh.

L'association Compassion procure également des soutiens financiers. A plusieurs reprises, 16 enfants de familles infectées ont perçu 200 000 dôngs au moment des fêtes de Nouvel An. En 2003-2004, 18 épouses d'hommes séropositifs du quartier de Cao Thang ont reçu chacune 100 000 euros. Dans le quartier de Cao Xanh, cette association a donné en 2005 la possibilité à 50 de ses membres d'emprunter chacun 2 millions de dôngs sur deux ans à un taux d'intérêt de 6%. Cette initiative a cependant été critiquée en raison de règles d'attribution jugées peu explicites et du fait qu'elle a été adressée en particulier à ceux qui bénéficiaient déjà d'une pension de retraite ou d'un salaire.

Les actions des associations d'aide aux séropositifs et organisations de masse dans le domaine de la lutte contre le VIH comportent néanmoins des limites, notamment un risque de stigmatisation et des moyens restreints, ce qui explique en partie que la prise en charge au domicile reste peu développée. D'après les mères de famille de ménages témoins participant à des actions de sensibilisation et de soutien aux familles affectées, de nombreuses personnes refusent de s'engager par peur de la stigmatisation. Elles ne veulent pas déclarer qu'un de leur proche est séropositif. Cet effet est déterminant, car les membres de ces associations font en général aussi partie de leur voisinage. A Dông Triêu, les participants de certains groupes ont exprimé leur crainte que les chefs d'îlot et autres responsables locaux ne soient réticents à la présence de telles associations dans leur quartier. Les parents de séropositifs à Dông Triêu expliquent la non-participation de leurs enfants aux organisations de masse par les problèmes de santé de ceux-ci et un dégoût de la vie qui prend la forme de comportements dépressifs. Cette attitude de repli concerne pour beaucoup l'ensemble de leurs relations sociales. Enfin, quelques parents à Halong ont expliqué la non-participation de leurs fils séropositifs à une association par les frais entraînés par une éventuelle inscription. Ils ont indiqué que ceux-ci équivalaient au budget nécessaire à une numération CD4 en vue de la candidature à un traitement antirétroviral.

UN GROUPE ÉLARGI

La prise en charge des soins de santé d'un membre de sa famille est une norme très prégnante : la quasi-totalité des séronégatifs interrogés (98% à Halong, 97% à Dông Triêu) sont prêts à prendre en charge une personne de leur famille en cas de séropositivité de celle-ci. Cependant, les rôles diffèrent selon les individus et la situation du patient.

Prépondérance du groupe parental chez les séropositifs

Les séropositifs se distinguent par le rôle prépondérant pris par leurs parents et leurs frères et sœurs auprès d'eux. Parmi les membres de la famille, les époux sont les plus fréquemment cités (53% à Halong, 66% à Dông Triêu). Les parents viennent en second lieu (42% à Halong, 35% à Dông Trieu). Ils sont suivis des enfants (30% à Halong, 27% à Dông Triêu) et des frères et sœurs (31% à Halong,

22% à Dông Triêu). Les autres membres sont essentiellement les beaux-parents (8% à Halong, 9% à Dông Triêu), mentionnés surtout par les femmes. Etant donné que les époux sont associés aux enfants et les parents souvent cités avec les frères et sœurs, ces modalités peuvent être regroupées deux à deux afin d'obtenir une typologie. Ainsi, le recours est pour la plus grande partie constitué du groupe conjugal (39% à Halong, 46% à Dông Triêu) composé du conjoint ou d'au moins un enfant, ou bien des deux réunis, à l'exclusion de tout autre intervenant. Le groupe parental vient en deuxième position. Il inclut au moins un des deux parents ou un des frères et sœurs, ou bien une association des deux, sans autre intervention. Une part un peu plus faible de personnes citent un groupe mixte comprenant un mélange des deux premiers types d'intervenants (groupe parental et groupe conjugal) ou quelqu'un de l'un de ces groupes avec une autre personne de la famille. Enfin, ceux qui n'ont recours à aucun membre de la famille représentent une faible proportion (4%).

Les résultats pour Halong montrent un contraste selon le statut VIH. Dans cette ville, la séropositivité est associée à une intervention plus forte du groupe parental (figure 8.2). En effet, celui-ci concerne près la moitié des séropositifs (49%) mais seulement un peu plus d'un quart des séronégatifs des ménages cas (29%) et des membres des ménages témoins (25%). Inversement, ces deux derniers types de personnes font appel surtout au groupe conjugal (respectivement 46% et 48%), ce qui n'est pas le cas des séropositifs (13%). De même, ces derniers mentionnent souvent le groupe mixte ouvert (33%) par rapport aux séronégatifs (respectivement 21% et 23%). Ceci est significatif d'une plus grande participation de la famille élargie en cas de séropositivité.

FIGURE 8.2- RECOURS EN CAS DE PROBLÈME DE SANTÉ (PARMI LES PERSONNES QUI ONT DÉCLARÉ AVOIR EU UN PROBLÈME DE SANTÉ) SELON LE STATUT VIH INDIVIDUEL À HALONG

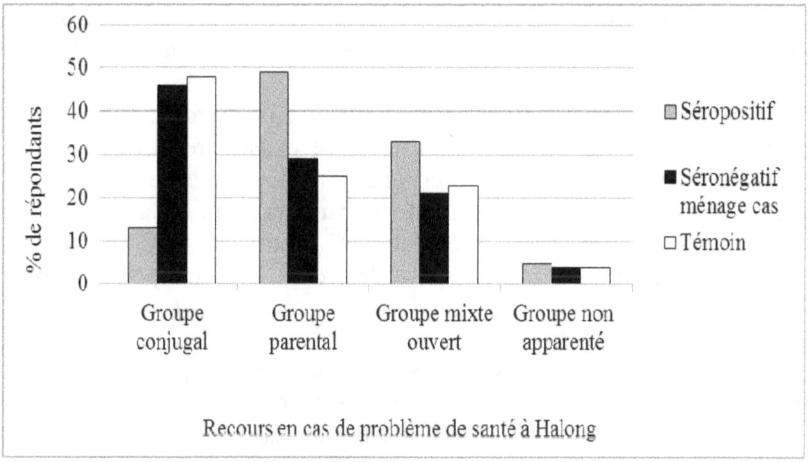

Groupe conjugal : conjoint et/ou enfant(s) ;
Groupe parental : parent(s) et/ou frère(s)/sœur(s)
Groupe mixte ouvert : mélange des deux premiers et/ou au moins un autre membre de la famille
Groupe non apparenté : personnes hors de la famille
Source : enquêtes FAVIHVIET 2006 à Halong (questionnaires individuels)

Deux déterminants : les liens familiaux et la cohabitation

Sur le plan qualitatif, le poids des divers groupes est dû à de fortes normes de solidarité, notamment entre parents et enfants. D'un point de vue plus quantitatif, les résultats concernant le profil sociodémographique des individus selon leur statut VIH suggèrent plusieurs explications liées à la structure de ces populations. Comme nous l'avons vu, les enfants des séropositifs sont relativement jeunes, ce qui explique qu'ils ne prennent généralement pas part aux soins donnés à leurs parents. Il existe bien sûr des exceptions. Ainsi à Dông Triêu une mère nous a affirmé avoir pris en charge son fils séropositif avec l'aide de la fille de celui-ci. Etant donné qu'il s'agissait d'une adolescente, le rôle de celle-ci venait en complément de celui de ses grands-parents, en l'absence de l'épouse du séropositif, repartie dans sa famille.

La place importante du groupe parental par rapport au groupe conjugal en cas de séropositivité tient en partie à la composition de la population. Comme nous l'avons vu plus haut, la séropositivité VIH est associée à un plus fort niveau de rupture d'union. Parmi les personnes qui ont déclaré au moins un recours en cas de problème de santé, la proportion de personnes en union est plus faible chez les séropositifs (respectivement 34% et 64% à Halong, 62% et 77% à Dông Triêu). La proportion relativement élevée de personnes en mariées parmi les séropositifs à Dông Triêu par rapport à Halong explique en partie l'absence de différence dans le recours aux soins dans le premier site. Il est donc nécessaire d'analyser le recours aux soins en tenant compte du statut matrimonial. Pour Halong où les effectifs sont suffisants, les résultats[61] montrent que parmi les personnes en union, celles qui citent le groupe conjugal pour les soins de santé est beaucoup plus faible chez les séropositifs (29%) que chez les séronégatifs des ménages cas (69%) et les membres des ménages témoins (67%). L'écart est conséquent puisque les proportions font plus que doubler quand la personne n'est pas séropositive. Ainsi, le moindre recours des séropositifs au groupe conjugal s'explique non seulement par le taux plus élevé de personnes hors union, mais également par un moindre recours au groupe conjugal pour les personnes mariées. En revanche, ces dernières font largement appel au groupe mixte ouvert quand elles sont séropositives (64%) alors que ce n'est pas le cas des séronégatifs des ménages cas (27%) ni des membres des ménages témoins (28%). Là aussi, les proportions font plus que doubler, mais en sens inverse quand la personne est séropositive. La place importante donnée à un groupe mixte et à la famille étendue dans les soins de santé n'est donc pas seulement liée au statut matrimonial, mais aussi à des types de relations spécifiques des personnes mariées séropositives avec leurs proches.

Etant donné que le groupe conjugal comprend l'époux ou l'épouse avec éventuellement au moins un enfant, il faut pour préciser la place spécifique de l'époux, examiner la proportion de personnes qui donnent cette réponse parmi les personnes en union. Cette proportion est élevée pour les trois catégories de population (92%) mais la faiblesse des effectifs ne permet pas de conclure quant aux écarts observés. Ceci montre un engagement notable des conjoints, mais une

[61] Il s'agit d'une différence calculée uniquement pour la réponse à la question relative au groupe conjugal, sans prise en compte des autres modalités étant donné les faibles effectifs qui ne permettent pas l'utilisation du test du chi-deux.

association plus étroite de ceux-ci avec d'autres membres de la famille en cas de séropositivité. Au total, chez les personnes mariées, la séropositivité tend à élargir le cercle des recours familiaux en cas de problème de santé.

Par ailleurs, nous avons vu plus haut que la cohabitation constitue un fondement des relations de solidarité. Or, comme nous l'avons vu aussi, la séropositivité est associée à une plus grande cohabitation avec les parents. Ainsi, un deuxième élément d'explication de l'importance du groupe parental pour les personnes séropositives pourrait tenir à ce phénomène. Or, à Halong on n'observe pas de différence dans le recours au groupe parental parmi les personnes hors union selon ce critère. Qu'elles soient séropositives ou non, plus des trois quarts des personnes hors union qui cohabitent avec leurs parents citent le groupe parental (86%). Ainsi, la cohabitation est bien un facteur essentiel dans le recours aux soins, mais elle n'est pas associée à une différence selon le statut VIH.

Les rôles de chaque personne de la famille sont contrastés. Pour les personnes mariées, quand le conjoint n'est pas présent, la mère intervient et éventuellement la sœur. De façon générale, les frères et sœurs se relaient pour aider leurs parents auprès de leur frère atteint. Ces interventions sont soumises à un consensus facilité par la coordination d'un aîné chargé de répartir les tâches, surtout lorsque celui-ci est resté à proximité du ménage affecté. Elles sont d'autant plus nombreuses que le problème de santé est grave et que les parents sont âgés et affaiblis. Le rôle de chacun est lié à ses moyens, le plus doté participant davantage et chacun fournissant une aide correspondant à ce dont il dispose (disponibilité en temps, argent, biens). Il dépend également des relations de proximité géographique et affective, celles-ci favorisant une intervention plus précoce et intense. Les frères et sœurs de séropositifs à Halong n'habitant pas dans le ménage infecté décrivent leur contribution financière à la prise en charge comme un complément à l'apport principal constitué par les parents. Celui-ci a été confirmé par les épouses de séropositifs à Dông Triêu.

La forte proportion de personnes originaires de leur lieu de résidence favorise la présence de la famille, ce qui facilite l'entraide, notamment à Dông Triêu où la migration est moindre qu'à Quang Ninh, comme nous l'avons vu plus haut. Cependant, les membres de la famille élargie ne cohabitant pas avec le séropositif interviennent peu dans la prise en charge. En cas d'épisode de maladie comme cela se fait en dehors d'une atteinte VIH, ils peuvent rendre visite et offrir quelques cadeaux, mais d'après les parents des ménages infectés, ce soutien est relativement marginal. De nombreux participants ont souligné le caractère essentiellement moral de cette aide et ses limites quant à l'apport financier ou matériel. Ils ont justifié cette faible implication par un niveau de vie bas dans un contexte économiquement difficile pour tous. Certains citent à ce propos une expression signifiant que même au sein de la famille chacun doit assumer son destin (*kiến giả nhất phận*). Enfin, le lieu des soins (domicile ou institution sanitaire) n'est pas lié au type de recours : le fait de recevoir des soins dans sa famille ou dans une institution de santé ne détermine pas le type de personnes qui dispense les soins. Ce résultat renvoie à la place importante que prend la famille lors des hospitalisations et plus largement dans les contacts des patients avec l'infrastructure sanitaire.

DE FORTS CONTRASTES ENTRE HOMMES ET FEMMES

Les relations de genre sont susceptibles d'interagir avec la prise en charge de deux façons. D'une part, elles conditionnent l'accès des personnes séropositives aux soins. Il faut donc étudier les différences de prise en charge selon le sexe. D'autre part, les rôles de chacun dans les soins aux séropositifs varient selon le sexe. Ces deux aspects sont abordés ici en approfondissant la mesure des indicateurs identifiés plus haut et en contextualisant les résultats à l'aide des discours recueillis dans le cadre des discussions de groupe. Les femmes apparaissent à la fois comme bénéficiant plus souvent d'une aide extérieure à leur groupe familial d'origine et plus impliquées dans la prise en charge des séropositifs.

Diversification des recours versus ancrage familial

Les écarts entre hommes et femmes se situent dans le type d'intervenant. Etant donné les différences de structure de la population et le clivage entre hommes et femmes parmi les séropositifs détaillés plus haut, on peut s'attendre à ce que le recours aux soins change selon le sexe et le statut sérologique. Or, à Halong le lieu des soins est le même pour les hommes et les femmes. De même, l'absence de membres de la famille lors des problèmes de santé est faible et identique. Par contre, le type de recours varie mais seulement pour les séropositifs. Ainsi, la séropositivité VIH est associée à un clivage de genre dans le recours aux soins (figure 8.3). Les hommes font appel d'abord au groupe parental (59%) et en second lieu au groupe mixte ouvert (26%) tandis que la tendance chez les femmes est inverse (respectivement 32% et 44%). La place du groupe conjugal est un peu plus importante chez les femmes (15% versus 11% chez les hommes) de même que celle des non apparentés (10% versus 3%). Ainsi, les recours des femmes sont caractérisés par une plus grande dispersion. Ces écarts s'expliquent en partie par les différences de situation matrimoniale. En effet, comme nous l'avons vu plus haut, le taux de célibat est relativement élevé chez les hommes séropositifs tandis que les femmes sont plus marquées par des ruptures d'union. Pour les personnes mariées et celles hors union, les tendances sont les mêmes chez les hommes et les femmes. Parmi les personnes mariées, les soins de santé par le conjoint sont moins fréquents dans les déclarations des femmes (68% versus 95%). Ainsi, la séropositivité est associée à une moindre prise en charge des épouses par leur conjoint.

FIGURE 8.3- TYPE DE RECOURS LORS DES PROBLÈMES DE SANTÉ SURVENUS AU COURS DES DERNIÈRES ANNÉES SELON LE SEXE ET LE STATUT SÉROLOGIQUE À HALONG (%)

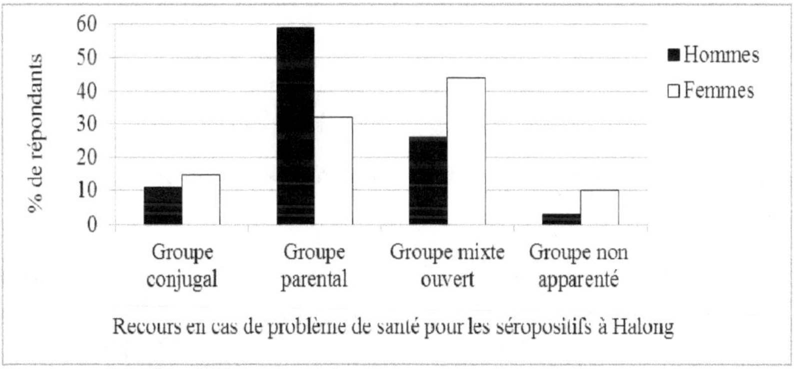

Groupe conjugal : conjoint et/ou enfant(s) ;
Groupe parental : parent(s) et/ou frère(s)/sœur(s)
Groupe mixte ouvert : mélange des deux premiers et/ou au moins un autre membre de la famille
Groupe non apparenté : personnes hors de la famille
Source : enquête FAHVIHIET 2006, questionnaires individuels

Notre enquête ne nous permet pas de savoir s'il existe un lien de causalité entre ces deux phénomènes. Les informations qualitatives disponibles montrent néanmoins qu'une partie de la moindre prise en charge des femmes séropositives par leur conjoint pourrait être due aux problèmes de santé de ce dernier, liés au VIH. Ceci est confirmé par nos données quantitatives : parmi les personnes séropositives dont on a interrogé le conjoint (88% des personnes mariées séropositives à Halong, 77% à Dông Triêu), la majorité des femmes ont un conjoint séropositif (12 sur 14 à Halong, 4 sur 7 à Dông Triêu) alors que ce n'est le cas que d'environ un tiers des hommes (13 sur 37 à Halong, 4 sur 16 à Dông Triêu). D'autres hypothèses pourraient être vérifiées dans une étude plus approfondie. En recourant à une approche biographique, on pourrait notamment situer la survenue d'une séropositivité par rapport à l'investissement de chacun dans son couple et à d'autres comportements (consommation de drogue, relations sexuelles extraconjugales, problèmes de santé). Un autre élément d'explication pourrait résider dans l'accès aux antirétroviraux. En effet, le taux d'utilisation de ces médicaments est plus élevé chez les femmes (37% versus 21% des séropositifs) à Halong. La tendance est la même à Dông Triêu (12 femmes sur 20 versus 12 hommes sur 28). Ceci est lié aux circonstances du dépistage. Comme nous l'avons vu précédemment, les femmes l'effectuent plutôt à l'occasion d'une grossesse qui suppose un suivi et une prévention de la transmission à l'enfant tandis que les hommes le font en lien avec un problème de santé. Cela peut également être dû au fort taux de masculinité de la population séropositive : les femmes moins nombreuses pourraient être plus facilement retenues pour un traitement.

Forte implication des femmes dans la prise en charge des séropositifs

Les femmes contribuent fortement à la prise en charge des séropositifs. Ceci s'explique en partie par les caractéristiques épidémiologiques du VIH qui touche surtout les jeunes hommes, les normes sociales relatives aux soins de santé et aux relations de genre comme nous l'avons vu précédemment, ainsi que par les situations sociodémographiques de cohabitation. Deux types de personnes sont mis en avant : les mères et les épouses. Les premières estiment être les plus impliquées et subir de façon la plus forte les conséquences de la séropositivité, deux aspects confirmés par la plupart des participants. A Halong, les deux parents sont présents pour les soins dans la plupart des cas selon les séropositifs interrogés (60%). Pour une minorité de ces personnes, ce support est assuré par leur mère seule (8%). La proportion est plus faible pour ceux qui citent leur père seul (2%). Or les hommes représentent la majorité des séropositifs interrogés comme nous l'avons vu plus haut (64% à Halong, 58% à Dông Triêu).

Les interventions des hommes et des femmes répondent à des normes de genre. Comme dans de nombreuses sociétés, le contrôle des émotions relève plutôt du domaine masculin. Les hommes sont donc censés prendre la direction du foyer en cas de crise :

> « Moi, je suis un homme, c'est complètement différent (…) Je me calmais pour encourager mon épouse et mon enfant, pour qu'ils surmontent cette épreuve terrible » (Discussion de groupe avec 6 pères de séropositifs à Halong âgés de 50 à 60 ans).

Ils sont supposés mener des activités à l'extérieur, par opposition aux femmes plus investies dans le foyer et engagées dans des relations plus fusionnelles avec leurs enfants. Ils s'occupent plus souvent des démarches à effectuer, notamment au sein des infrastructures sanitaires et des interventions impliquant une relative intimité avec le séropositif quand celui-ci est un homme. Le rôle du père et de façon plus marginale celui du frère sont alors valorisés. Les hommes sont aussi censés se charger des travaux qui nécessitent de la force physique, pour aider un patient dans ses déplacements par exemple. Dans de rares cas, ils interrompent momentanément leur activité, ce qui suppose qu'ils bénéficient d'une position professionnelle suffisamment favorable pour subvenir à leurs besoins. Les femmes sont considérées comme enclines à exprimer davantage un soutien moral et plus à même d'exécuter des tâches domestiques telles que l'alimentation et la lessive, qui ne sont pas négligeables, comme nous l'avons vu. Les rapports d'âge ont également une influence sur la répartition des rôles. Lorsque les deux parents sont tous deux inactifs, les hommes plus âgés que leurs épouses sont en général moins impliqués dans les soins à leur enfant séropositif. Etant donné que la plupart des séropositifs sont de jeunes adultes, leur mère est encore active, est plus souvent susceptible de continuer à travailler que leur père plus âgé. Il existe cependant une flexibilité.

Au sein du couple, les situations des hommes et des femmes sont marquées par une dissymétrie. Peu de témoignages concernent des femmes séropositives car celles-ci sont peu nombreuses. Elles sont souvent en union avec des hommes séropositifs. Aussi, peu d'entre elles évoquent des soins qu'elles auraient reçus de leur mari. Dans les couples où les deux conjoints sont séropositifs, l'homme souffre fréquemment de problèmes de santé plus lourds en raison d'une infection plus ancienne, ce qui favorise également une plus forte implication des femmes. L'engagement du conjoint reste prépondérant pour des couples vivant chez les parents de l'homme séropositif, ceux-ci n'intervenant en général qu'en appui.

Comme nous l'avons vu plus haut, la faiblesse du rôle des époux s'explique en partie par le fait que le VIH/sida est parfois associé à une rupture d'union. Dans le cadre des discussions de groupe, nous avons rencontré plusieurs cas où des épouses séronégatives ont quitté leur foyer après la découverte de la séropositivité de leur mari, certaines avec leur(s) enfant(s), d'autres le(s) laissant à leur belle-famille. La mère d'un séropositif à Dông Triêu a ainsi indiqué que sa bru était retournée dans sa famille avec son enfant. Ces ruptures d'union font généralement référence à des séropositivités révélées au début des années 2000 quand l'accès aux traitements par antirétroviraux était encore inexistant. Certaines femmes continuent de résider dans leur belle-famille après le décès de leur époux séropositif. Cependant, elles ont tendance à prendre des distances, en développant par exemple des activités à l'extérieur ou en renforçant leurs liens avec leur famille consanguine. Les enfants du couple sont alors partagés. Le confiage de l'enfant facilite la constitution d'une nouvelle union. Ainsi, un homme à Dông Triêu a évoqué le cas de sa bru qui a appris au moment de son accouchement la séropositivité de son mari aujourd'hui décédé et s'est remariée peu après en laissant sa fille aux grands-parents paternels de celle-ci.

Deux cas d'intervention de femmes sont spécifiques : celui des sœurs non cohabitantes et des belles-sœurs cohabitantes (épouses des frères du mari). Ils correspondent à un maintien des relations de solidarité de la femme mariée avec sa famille d'origine dans le premier cas, un engagement de la femme dans sa belle-famille affectée dans le second. Ce dernier se fait plutôt auprès de femmes. Une participante a évoqué sa relation avec sa belle-sœur séropositive :

> « Tous les soirs, j'allais lui donner des soins. Le jour aussi, je venais lui tenir compagnie, je m'asseyais et je discutais avec elle pour qu'elle soit moins triste » (Discussion de groupe avec 8

épouses et mères membres de ménages témoins à Dông Triêu âgés de 26 à 42 ans).

Ces cas restent néanmoins relativement rares, notamment lorsque le séropositif est un homme. Sa belle-sœur peut intervenir, mais le fait en général de façon relativement marginale et extérieure (achats, soins ponctuels). L'implication dans la prise en charge d'un frère est revendiquée même par les femmes mariées. Celles que nous avons interrogées à Halong nous ont indiqué qu'elles ont tenu à maintenir les liens lorsqu'elles se sont mariées. Elles veulent s'impliquer de façon similaire auprès des deux familles. Cependant, les soins à un frère séropositif marié sont rares et plutôt prodigués par la mère ou l'épouse de celui-ci, la sœur intervenant en complément et surtout par le biais d'un appui plus distant, matériel ou financier. Cette situation a été confirmée pour Dông Triêu par les épouses d'hommes séropositifs dont certaines affirment faire ponctuellement appel aux sœurs de leurs maris en cas de problème de santé. Dans une moindre mesure, les autres membres de la famille sont également mobilisés.

CONCLUSION

La famille occupe une place prépondérante dans les soins de santé, mais le recours aux infrastructures sanitaires est accentué par la survenue d'une séropositivité. Le support familial est à la fois matériel et moral. A travers celui-ci, la famille tente de concilier aide à la personne atteinte et préservation de sa cohésion. Dans les discours, cet investissement est justifié par une tradition nationale d'effort familial en faveur des jeunes qui forment la plus grosse partie des séropositifs, mais aussi par les limites du système sanitaire et social. Ainsi, famille et système sanitaire public sont co-acteurs de la prise en charge des séropositifs. L'intervention de la famille est déterminante accéder aux soins et pour les dispenser. A la fois lieu et actrice de la prise en charge, elle fournit une aide paramédicale et économique, mais également sociopsychologique et pallie ainsi les lacunes d'un dispositif qui tarde à se mettre en place dans les infrastructures sanitaires. Elle sert d'interface avec les autres intervenants, notamment les associations d'aide aux séropositifs. De façon plus interne à son organisation, l'atteinte VIH/sida est liée à une prégnance des relations filiales et un affaiblissement du couple conjugal non seulement en raison de la tendance des séropositifs à être célibataires ou en rupture d'union, mais aussi à cause de leur recours plus prononcé à leur famille d'origine, tendance particulièrement accentuée chez les hommes. Cette prise en charge est marquée par une forte présence des femmes, en particulier les mères et les épouses dans un contexte où les dispositifs d'aide aux séropositifs et à leurs proches sont perçus comme inégalitaires et peu développés. Un de leurs écueils réside dans leur articulation avec les autres programmes de population et de santé comme nous le verrons dans le chapitre suivant.

CHAPITRE 8

L'ÉPIDÉMIE RÉVÉLATRICE DE CLIVAGES

Le VIH/sida constitue un révélateur de dysfonctionnements sociaux et familiaux et par conséquent un angle d'approche des relations sociales. En mettant en perspective les discours recueillis sur l'épidémie et les programmes de lutte contre le VIH/sida dans le contexte des politiques publiques menées dans le domaine social, ce chapitre vise à montrer la façon dont, déstructurante au départ, l'épidémie donne lieu à une nouvelle configuration des formes de sociabilité.

UN PHÉNOMÈNE QUI ACCUSE ET DIFFÉRENCIE

Le VIH/sida apparaît dans les représentations comme un phénomène exogène qui participe à la fois des questions de santé et de société. Il conduit à une remise en cause du fonctionnement social et familial. La séropositivité désigne en effet les personnes atteintes et leurs proches comme victimes, responsables, voire coupables de la survenue de problèmes liés au VIH/sida.

Endogénéisation d'une épidémie marquée par son extériorité

Les expressions utilisées pour parler du VIH/sida en soulignent le caractère exogène, mais certaines notions qui lui sont liées sont mobilisées pour des domaines plus familiers, ce qui est significatif d'un processus d'appropriation de ce phénomène et d'intégration dans un univers lexical local. Les mots « HIV », « AIDS » ou « sida » explicitement employés par les personnes interrogées sont empruntés à deux langues étrangères sans racine commune avec le vietnamien : l'anglais et le français. Le terme « virus » existe sous une forme adaptée (virut ou vi-rút) mais n'est pas très courant. Certains individus considèrent d'ailleurs le VIH comme un « microbe » (vi trùng HIV), faisant appel à un phonème proche du « virus », éventuellement « transmetteur » du VIH (vi trùng nhiễm HIV). Ainsi, pour le passage du vietnamien au français des entretiens, traduire « HIV » par « VIH » ou « AIDS » par « sida » ne restitue pas la connotation d'extériorité que revêt ce vocable. Ces différentes expressions sont mobilisées et le glissement de l'acronyme « sida » à celui de « AIDS » est perceptible dans les textes de loi. Par exemple, les résolutions n°16 CP et 20-CP du gouvernement datés de 1992 et 1993 sur la lutte contre l'épidémie de même que les circulaires qui les ont accompagnées en 1993 utilisent les termes « HIV » et « sida », tandis qu'à partir de décembre 1993 « AIDS » vient s'y substituer. Cette évolution coïncide avec des changements de relations : l'aide apportée par la France a progressivement été supplantée, après la fin de l'embargo (1995) des Etats-Unis par une intervention plus massive de ce pays. Ce passage a également été favorisé par la volonté de distinguer le nom de l'épidémie de celui de l'agence de coopération internationale suédoise Sida présente au Viêt Nam. Ainsi, l'acronyme sida reste souvent associé aux campagnes initiales menées dans le cadre de la lutte contre les fléaux sociaux, avec des slogans et images suscitant la peur et la réprobation de pratiques attribuées aux séropositifs, suggérant une violence liée à l'exclusion, une condamnation morale, une déchéance physique. Les sensibilisations recourant aux termes « AIDS » ou « HIV » en revanche correspondent généralement à des messages plus orientés vers l'idée d'une épidémie qui concerne l'ensemble de la population, la nécessité d'une assistance aux séropositifs VIH, d'une compassion à leur égard et pour leurs proches. Le choix des mots employés permet donc de mieux comprendre à quel aspect et quelle période les individus font référence.

L'acronyme « VIH » est parfois utilisé comme un adjectif pour désigner une personne séropositive, ce qui pourrait se traduire comme « personne VIH ». Les participants le mobilisent de la même façon qu'ils évoquent une « personne droguée ». Au contraire, pour contourner la difficulté de nommer une maladie ou une personne atteinte par un terme étranger fortement connoté négativement, certains évitent d'en donner l'appellation. Le séropositif devient alors « celui qui subit ça » (*bị cái này*). Il peut également être réduit à la personne « positive » (*dương tính*) sans précision ou « infectée » (*nhiễm*). Dans le cadre des entretiens, les modérateurs ont eu recours pour certains d'entre eux, à une expression plus neutre : les séropositifs sont ceux qui ont le « H » (có H). Cette désignation, adoptée dans les milieux de la lutte contre le VIH/sida, a été reprise et adaptée par les participants qui parlent des individus qui "ont attrapé le H" (*đã mắc H*) ou de « malade H » (bệnh nhân H). Cette manière d'utiliser un mot très court et de le combiner avec des termes plus génériques est caractéristique d'un usage courant en vietnamien. Elle est proche de celle de « personnes qui ont le VIH » (người có HIV).

Dans le cadre des discussions de groupe, l'association de l'épidémie avec des notions péjoratives s'est manifestée de différentes façons dans le vocabulaire. L'emploi de l'adjectif « infecté » seul avec un substantif est relativement peu fréquent. Les personnes interrogées y ajoutent souvent un terme désignant le mode passif, (*bị*), ce qui lui confère le sens de « personne qui subit l'infection VIH » (*bị HIV* ou *bị nhiễm HIV*). Le caractère négatif de cette expression est parfois renforcé par une conjonction qui indique une contradiction. L'interlocuteur fait alors référence à une personne qui subit l'infection VIH par opposition à un ordre « naturel » dit « normal » des choses (*lại bị HIV*). Pour souligner qu'il s'agit d'unc maladie transmissible, certains utilisent l'expression « personne qui a attrapé le VIH » (*mắc HIV*) ou qui a attrapé le VIH par inadvertance (trót mắc). Selon le même procédé, cette expression peut recevoir une connotation négative et renvoyer à un individu qui a « subi » une transmission du VIH (bị mắc HIV). Certains parents de séropositifs consommateurs de drogue emploient des mots similaires pour faire référence au fait de « subir une dépendance à la drogue » (*bị nghiện*). Une autre façon de déprécier la personne séropositive consiste à la désigner à l'aide d'un pronom ou un substantif réservé à un cadet social. Cette tendance est renforcée par la relative jeunesse des séropositifs, l'âge étant un déterminant central du statut. Les parents ou aînés parlent du séropositif en utilisant un pronom consacré aux individus de statut inférieur (nó) tandis que les personnes extérieures comme les membres des ménages témoins empruntent des termes impersonnels comme « ce cas » (*trường hợp*), évoquant notamment quelqu'un qui adopte une conduite réprouvée. Ce recours différencié est souligné par certains membres des foyers cas qui citent les expressions à connotation péjorative qu'ils attribuent aux membres de foyers témoins.

Concernant la possibilité d'une transmission du VIH, plusieurs mots sont employés. Le premier fait référence à une maladie contagieuses (« lây »). Cette notion est combinée avec celle de

« contracter » (*lây nhiễm*) pour une pathologie transmissible. Elle est fréquente dans les écrits, y compris scientifiques. Dans le cadre des entretiens, les personnes interrogées mettent en jeu d'autres représentations associées pour certaines aux « fléaux sociaux », phénomènes auxquels la personne atteinte est venue se « coller » (*dính vào*), ce qui suppose un comportement délibéré de celui ou celle qui contracte le VIH. Le mot sida peut être utilisé comme substantif, mais aussi comme adjectif "c'est un enfant SIDA" (*con này SIDA*). Il en est de même pour le VIH quelquefois pris comme un pronom, un substantif ou un adjectif dans "il est VIH" équivalent de "lui VIH" (anh HIV). Cette labilité marque une forme d'appropriation du vocabulaire étranger (HIV, Sida) par la population.

Le VIH/sida n'est pas isolé et comporte de multiples notions liées. Plusieurs d'entre elles bénéficient d'une traduction mobilisant un contexte sémantique local. Ainsi, le préservatif est un « étui en caoutchouc » (*bao cao su*). Cette expression présente l'avantage de ne pas faire appel à un terme totalement extérieur. D'origine française, elle est passée relativement récemment dans le langage en adaptant le mot « caoutchouc » (*cao su*), enjeu économique important au moment de la colonisation, notamment dans le Sud du pays. Le préservatif est parfois réduit au premier morphème « étui » (*bao*). L'emploi par quelques participants aux groupes de discussion, du terme « d'étui en caoutchouc que l'on porte sur les mains » (*bao cao su đeo vào tay*) ou « préservatif pour les mains » pour désigner les gants en caoutchouc montre le caractère relativement non spécifique de ces mots relativement au VIH. Seule une personne dans les discussions de groupe a utilisé le terme étranger « capote ».

Il en est de même pour celui plus récent d'antirétroviral. Celui-ci est le « *médicament qui résiste au virus* » (*thuốc kháng vi rut*) ou simplement le « médicament qui résiste » (*thuốc kháng).* De la même façon, c'est le médicament qui lutte » (*thuốc phòng*), que ce combat s'applique au virus (*thuốc chống vi rút*) ou plus largement à l'infection (*thuốc chống nhiễm*). Pour ceux qui le connaissent, il « limite le développement » (*hạn chế phát triển*) du virus, d'où son nom de « médicament frein » (*thuốc hãm*) ou « médicament qui limite » (*hạn chế*) car il enraye la progression du VIH. L'antirétroviral est pour certaines personnes, y compris des membres de foyers infectés, le médicament recommandé (*bảo chứng*) ou celui qui soigne le VIH (*chữa về HIV*), terme ambigu. Ces nombreuses expressions témoignent du caractère récent d'un phénomène qui mobilise des mots courants, à l'exception de celui de « virus » peu utilisé, mais néanmoins passé dans le langage. Enfin, certains évoquent le « médicament de prévention » (*dự phòng*) soulignant le lien entre traitement et prévention de l'épidémie. L'antirétroviral est dans ce cas un « médicament de prévention (*dự phòng*) que l'on prend pour résister au virus (…) afin que celui-ci sans mourir, reste bas et ne soit plus actif, qu'il garde son niveau et ne se développe pas ». Par contre, les médicaments des maladies opportunistes sont ceux « de la communauté » (*thuốc của cộng đồng*) car ils sont distribués par les autorités sanitaires locales par le biais dans certains cas de groupes d'aide aux séropositifs. Eux non plus ne sont pas dotés d'un nom spécifique. Enfin, les étrangers étaient fortement présents dans les discours sur la mise à disposition de prises en charge et d'aide aux séropositifs, notamment pour les antirétroviraux et préservatifs réputés venir des Etats-Unis.

Le VIH/sida : un problème de santé et de société

Le VIH/sida participe des problèmes de santé mais aussi de société. L'épidémie est souvent désignée par l'association des termes de « maladie » (*bệnh)* et de « société » (*xã hội)*, traduite par "maladie sociale" (*bệnh xã hội*) évoque une responsabilité collective, mais que l'on pourrait traduire aussi par « maladie sociétale », plus significative d'un problème qui touche la société dans son ensemble. Cette appellation s'applique également aux autres infections sexuellement transmissibles, lesquelles comprennent selon certaines participantes interrogées à Dông Triêu les « maladies gynécologiques ». Une expression alternative pour faire référence au VIH/sida est celle de « maladie du siècle » (*bệnh thế kỷ*). Cette terminologie met l'accent sur le fait que le VIH/sida relève des problèmes de santé et de société.

Parmi les premiers, le VIH/sida a été mentionné par plus des trois quarts des personnes interrogées à Halong (78%) et près de la moitié de celles interrogées à Dông Triêu (43%). A Halong, il est davantage cité par les membres des ménages cas que par ceux des ménages témoins. L'autre problème de santé fréquemment évoqué est le cancer (10% des personnes interrogées à Halong, 21% à Dông Triêu). Les autres incluent la grippe avaire et l'hépatite B mais chacun ne concerne qu'une minorité de déclarations dans chaque site (moins de 6%). Ces résultats peuvent avoir été favorisés par l'identification de l'équipe d'enquête comme travaillant sur le VIH/sida. Cependant, l'écart très grand avec le celui qui vient en deuxième position, constitué des maladies pulmonaires pour Halong (40%) et des cancers pour Dông Triêu (21%) peut difficilement s'expliquer de cette façon. Les discussions de groupe indiquent que si la population y compris les membres des ménages infectés, estime que les pathologies les plus fréquentes résident dans les insuffisances respiratoires liées à la pollution environnementale, le VIH/sida frappe les esprits par la portée de ses manifestations et ses conséquences tant biomédicales que socioéconomiques.

Outre la santé, le VIH/sida participe des problèmes de société au premier rang desquels il figure avec la consommation de drogue (citée par 89% des personnes interrogées à Halong et 60% d'entre elles à Dông Triêu) et la prostitution (citée respectivement par 50% et 21% des personnes interrogées dans chaque site). Ceux qui déclarent ne pas pouvoir mentionner un problème représentent un pourcentage négligeable (moins de 1%). Ceux qui affirment qu'il n'y a pas de problème spécifique sont peu nombreux à Halong (4%). Ils représentent une proportion plus forte à Dông Triêu (11%). Là aussi, cette prépondérance de sujets généralement associés à l'épidémie VIH/sida a pu être favorisée par le passage de l'équipe d'enquête. Néanmoins, les résultats montrent l'importance relative accordée à chacun d'eux, sans différence significative selon le statut sérologique individuel ou du ménage. Les autres problèmes les plus mentionnés sont la pollution environnementale à Halong (15%) et les vols à Dông Triêu (17%). Dans le cadre des discussions de groupe, le VIH a été désigné par certains participants comme « la maladie fléau » ou « la maladie du fléau social ». La notion de fléau social est associée aux jeunes considérés comme les principales victimes. Ceux-ci ont souligné l'assimilation du VIH avec les fléaux sociaux :

> « Les habitants du hameau pensent que les histoires de VIH/sida sont pour les gens qui se livrent aux fléaux sociaux et qui se droguent. Et même les gens qui par malchance sont séropositifs à cause de seringues ou parce qu'ils se sont fait couper les cheveux ou pour une autre raison ne veulent pas le dire car sinon les gens vont penser simplement qu'ils ont participé aux fléaux sociaux » (Discussion de groupe avec 8 femmes et hommes membres de ménages témoins à Dông Triêu âgés de 18 à 32 ans).

Les réactions des adolescents mettent l'accent sur l'attitude des adultes, notamment leurs parents. Parmi ces derniers, certains redoutent que leurs enfants soient tentés par la consommation de drogue, l'alcool, entraînés dans des conduites à risque par leurs amis. Pour eux, la solution réside dans le travail et les études, la répression policière, mais aussi l'information aux jeunes sur les dangers potentiels. Ainsi, le concept « repoussoir » de « fléau social » auquel est assimilé le VIH suscite des sentiments d'antipathie en raison du relâchement qu'il suppose de la part de la personne atteinte. Ces perceptions facilitent un réflexe d'évitement et de fermeture à l'égard de toute sensibilisation au sujet.

Les séropositifs sont perçus par les membres des ménages témoins comme coupables donc sanctionnés. L'atteinte VIH est souvent interprétée comme le signe d'actes répréhensible[62]s différents de la conduite habituelle. Il s'agit en général de relations sexuelles non protégées, « sans modération » (*quan hệ không đúng mực*), du partage d'une seringue à l'occasion d'une prise de drogue. Quand aucun de ces comportements n'est connu de l'entourage, la réaction de celui-ci est l'incompréhension. L'atteinte VIH est considérée également comme le révélateur d'une personnalité fortement corrompue. La culpabilité attribuée aux séropositifs est, selon les membres des ménages témoins, intériorisée par ces derniers, ce qui explique qu'ils soient aigris et mécontents. Ces attitudes ont été évoquées par les membres des ménages infectés lors des discussions de groupe. D'après eux, les séropositifs sont jugés par les membres des ménages cas: « très mauvais », « drogués », « pas fidèles », « pas sérieux » ou encore « vicieux » voire malhonnêtes ».

Deux phénomènes sont centraux dans les représentations : la consommation de stupéfiant et le commerce sexuel. Dans les deux sites, sans distinction selon le statut VIH personnel ou du ménage, la quasi-totalité les personnes interrogées affirment que les individus les plus à risque de devenir séropositifs sont ceux qui s'injectent de la drogue (94% à Halong, 82% à Dông Triêu) ou les prostituées, surtout en milieu urbain (71% à Halong, 39% à Dông Triêu) ainsi que leurs partenaires (36% à Halong, 40% à Dông Triêu). Dans le cadre des discussions, peu de groupes ont développé les liens entre le VIH et la prostitution. A Dông Triêu, les parents de jeunes adultes ont décrit le

[62] Cette perception a été mentionnée dans d'autres travaux sur le Viêt Nam (Khuât 2007 :40).

commerce sexuel comme une pratique présente depuis longtemps dans la localité, remontant à l'économie de subvention (1976-1986), dissimulée dans des auberges et échappant au contrôle policier en raison de l'utilisation du téléphone par ses adeptes. En comparaison avec ceux qui adoptent un comportement de prise de drogue ou de prostitution, les autres catégories de personnes susceptibles de devenir séropositives sont peu mentionnées. Il s'agit notamment des infidèles (11% à Halong, 21% à Dông Triêu), sans différence selon le statut VIH, et de façon marginale des personnes qui ne sont pas sérieuses. Une autre catégorie citée par quelques individus est constituée des médecins, du personnel de santé et des proches qui prennent soin des séropositifs, à cause du risque de transmission lors d'accidents d'exposition au sang.

Les « fléaux sociaux » sont perçus comme liés entre eux :

> « [L'épidémie VIH] a provoqué du désordre et de la méchanceté. Les fléaux sociaux du vol en bande, de l'escroquerie, il y en a beaucoup. Les jeunes se suivent les uns les autres. L'un se fait prendre dedans et ensuite ils continuent à voler. Entre amis ils vont et volent ensemble. Ils attrapent l'épidémie. » (Discussion de groupe avec 7 pères et mères de famille membres de ménages témoins à Dông Triêu âgés de 42 à 69 ans).

Dans le cadre des discussions de groupe, les parents de jeunes adultes à Dông Triêu évoquent le désœuvrement des jeunes, leurs difficultés d'accès à l'éducation et à l'emploi conjuguées à des types de sociabilité entre pairs pour expliquer le développement de comportements de prise de drogue et de prostitution qu'ils associent au VIH. Ces causes ne revêtent pas toujours des formes violentes :

> « Si aujourd'hui il [le jeune] va travailler, que le lendemain son travail est le même, il continue de travailler, il rentre, dort bien, tout va bien. Tout est beau. Mais si aujourd'hui il va travailler et qu'il n'a pas de travail, il va rencontrer ses copains qui eux aussi sont au chômage. Ils s'assoient et sentent un malaise monter. Ils (…) vont essayer de fumer un peu. Et peu à peu, ça devient une épidémie. Il n'y a rien, tout cela est très simple et aussi très facile » (Discussion de groupe avec 7 pères et mères de famille membres de ménages témoins à Dông Triêu âgés de 42 à 69 ans).

Cette responsabilité et cette culpabilité sont dans une certaine mesure étendues aux membres des ménages infectés. La séropositivité des enfants est alors attribuée à des fautes d'éducation des parents auxquels est reprochée leur absence même temporaire. Ces défauts d'attention sont expliqués par la multiplicité des obligations auxquelles doivent faire face les adultes et les contraintes horaires liées à leurs activités professionnelles. A cette responsabilité assignée aux parents correspond une attribution de sentiment de culpabilité de ces derniers par les membres des ménages témoins :

> « Ils n'osent jamais dire qu'il [leur enfant] est mort du VIH. (…) Ils sont complexés, car c'est comme s'ils n'avaient pas pu élever leur enfant pour éviter qu'il devienne comme ça, alors ils ne l'admettent pas » (discussion de groupe avec 6 mères de famille dans des ménages témoins à Halong, 38 à 52 ans).

La responsabilité parentale est cependant relativisée, car un défaut minime d'attention est susceptible de placer l'enfant en situation de risque de transmission du VIH. Attribuée aux membres des ménages infectés, cette éventualité a été mentionnée par ceux-ci et interprétée comme un prétexte utilisé par les membres des foyers non affectés pour refuser d'apporter une aide :

> « Si ma fille tombait malade et si c'était la maladie sociale, certaines personnes compatiraient, mais d'autres diraient que je ne sais pas élever mon enfant. Il y a des gens qui nous disent ça. Alors ils ne nous aident pas » (Discussion de groupe avec 6 mères de séropositifs à Halong âgées de 50 à 70 ans).

Ces représentations tranchent avec les déclarations des membres de foyers concernés. Ces derniers ne se dédouanent pas de toute responsabilité, mais évoquent une « chute » dans les fléaux sociaux (*lâm vào cảnh tệ nạn xã hội*, *rơi vào tệ nạn*). Les parents considèrent leur enfant comme « malchanceux de subir le fait d'avoir contracté une maladie sociale » (*không may bị mắc bệnh xã hội*). Pour certains cette situation est survenue sans cause identifiable les concernant (*tự nhiên nó đến*). Elle ne peut pas être totalement due à l'éducation reçue. Cependant selon eux l'Etat ne peut pas non plus être tenu pour entièrement fautif. Ainsi, les familles infectées font la distinction entre leur supposée culpabilité qu'elles n'endossent pas totalement et leur responsabilité dans l'appui et le support à leur progéniture victime de difficultés liées à un contexte social plus général.

DES ATTITUDES AMBIVALENTES

Les attitudes à l'égard des personnes atteintes et de leurs proches révèlent une ambivalence qui mêle évitement et compassion. C'est au nom d'une recherche du bien-être des séropositifs et de la collectivité que sont justifiées des conduites de stigmatisation et de discrimination.

Attitudes d'évitement et compassion

Deux éléments contradictoires sont étroitement associés l'un à l'autre : la séparation des séropositifs dans leur famille et la nécessité d'un rapprochement avec eux, pour tenter de contrebalancer les effets de cette distance. Celle-ci est justifiée par trois propriétés du VIH : c'est une pathologie transmissible, elle donne lieu à des infections opportunistes, notamment dermatologiques également transmissibles. Enfin, le VIH comporte de très graves conséquences biomédicales. Pour cette raison, certaines personnes interrogées l'opposent à l'hépatite B. L'adoption de ces précautions s'accompagne d'une prise en charge visant à faciliter leur acceptation par les séropositifs. Ainsi, l'usage séparé des objets est pratiqué dans certains foyers dans le cadre d'un silence de la famille quant à ses réserves à l'égard du séropositif de peur que celui-ci ne soupçonne un éloignement et refuse les soins ou l'aide proposée. Les membres des ménages témoins explicitent ce principe selon lequel la famille doit maintenir un équilibre entre deux exigences contradictoires pour préserver la cohésion du groupe familial.

Les interactions entre la famille et le voisinage autour du VIH sont marquées par la même ambivalence entre règle de solidarité et réflexe de mise à distance. Les personnes interrogées, notamment les membres des ménages témoins affirment la force de l'entraide au sein de la communauté et revendiquent leur proximité avec les personnes atteintes. Le caractère catégorique de ces déclarations révèle la nature impérative de ces normes. Ces propos s'accompagnent de discours sur le comportement stigmatisant ou discriminatoire d'autres individus en soulignant qu'eux-mêmes ne se conduisent pas ainsi. Les frères et sœurs de séropositifs y voient un refus de la part des séronégatifs de reconnaître le rejet que ceux-ci manifestent. Parallèlement les membres des ménages témoins admettent garder leurs distances avec certaines familles affectées et en livrent des justifications.

L'ambivalence entre nécessité d'une assistance et besoin de se protéger d'une éventuelle transmission du VIH a été explicitée dans les deux sites. D'une part, le support moral à une personne séropositive est perçu comme un élément déterminant de l'aide à son maintien en bonne santé, d'autre part les réticences aux contacts pour se prémunir d'une exposition au VIH renvoient à des limites relativement floues. Elles font référence à l'interdit de partager des objets tranchants, mais aussi des objets de toilette, des vêtements pour certains. Plus de la moitié des personnes interrogées considèrent que le VIH/sida constitue un risque moyen pour leur environnement ou quartier (54% à Halong, 55% à Dông Triêu). Cependant, à Halong cette attitude est plus rare dans les ménages témoins. La proportion de ceux qui affirment que le VIH/sida présente un risque de transmission important diminue avec le degré de l'atteinte VIH (31% chez les séropositifs, 21% chez les séronégatifs des ménages cas et 14% chez les membres des ménages témoins) et de façon cohérente, le pourcentage de ceux qui déclarent qu'il ne constitue aucun risque suit la tendance inverse (28% des membres des ménages témoins, 15% des séronégatifs des ménages cas et 8% des séropositifs).

Ces contradictions entre une compassion peu traduite en actes, mais revendiquée et une stigmatisation niée, mais observée chez les autres, sont interprétées de deux façons. Certaines familles affectées y voient l'expression de sentiments sincères, notamment en milieu rural réputé favorable à une solidarité communautaire. D'autres les analysent comme une posture de façade qui dissimule un rejet. Ces réserves sont perçues comme le résultat d'une peur de la propagation. Selon les membres des ménages infectés, elles sont liées à une ignorance. Les jeunes des foyers témoins considèrent en outre les adultes comme plus craintifs qu'eux, car moins informés[63]. La justification des conduites d'évitement à l'égard des séropositifs que leur demandent d'adopter leurs parents ne repose pas uniquement sur la notion de transmission biomédicale du virus, mais également sur des appréhensions et un refus de les voir subir une influence néfaste de la part de personnes sur lesquelles pèse une condamnation morale.

---

[63] Les données quantitatives montrent que les jeunes ont effectivement un niveau de connaissance plus élevé que les adultes plus âgés. Par contre, la perception du VIH/sida comme un risque pour la communauté n'est pas liée de façon significative à l'âge.

Cette prise de distance s'exerce aussi à l'égard des proches des séropositifs. Les membres des ménages cas de Halong décrivent ainsi des voisins moins disponibles et plus réticents dans les contacts, qui développent d'après eux des sentiments d'antipathie (*ác cảm*) à leur encontre et accroissent la distance physique avec eux dans les interactions quotidiennes. Les frères et sœurs de séropositifs évoquent des individus qui « chuchotent » entre eux. Ces difficultés ont été exprimées dans les deux sites. Sans qu'il se produise un rejet, certaines pratiques montrent des réserves ou une absence d'intérêt interprétée comme une incorrection: le fait de ne pas s'enquérir de nouvelles de quelqu'un que l'on connaît quand on croise un membre de sa famille par exemple. Ces attitudes et ces comportements sont considérés par certains membres de ménages infectés comme déshumanisants. Ils ne sont cependant pas systématiques, mais varient selon les relations antérieures, les conduites tenues par ailleurs, la personnalité des individus en présence et le stade de la maladie. La norme de compassion envers les proches des séropositifs est fortement affirmée. Elle est manifeste lors des obsèques de la personne séropositive, auxquelles les voisins assistent d'autant plus volontiers que celle-ci était jeune. Pour illustrer cette attitude, les membres des foyers infectés citent un dicton populaire traduisant l'idée que toute rancune disparaît au moment du décès (*nghĩa tử là nghĩa tận*).

Les enfants représentent des enjeux spécifiques en raison de leur supposée vulnérabilité. Ils font l'objet d'une attention particulière de la part de leurs parents qui considèrent que les risques de transmission du VIH sont difficiles à contrôler aux jeunes âges. Une grand-mère nous a décrit comment son petit-fils séropositif qui fréquente l'école maternelle et jouit d'une bonne santé a été chassé d'une maison voisine à cause de la séropositivité et de la dépendance à la drogue de son père. Ces appréhensions s'expriment aussi au sein d'infrastructures communautaires, en particulier les écoles et les crèches. Les mères de jeunes enfants s'inquiètent d'une exposition malencontreuse potentielle à l'épidémie :

> « A la maternelle, les enfants ne peuvent pas éviter les chocs. (…) La direction de l'école ne peut probablement pas tout gérer. Elle ne peut pas non plus s'intéresser à toutes les petites choses des enfants. Nous nous faisons beaucoup de souci à cause de cela » (Discussion de groupe avec 6 mères membres de ménages témoins à Halong âgées de 40 à 65 ans).

Une mère nous a raconté comment elle ne parvenait pas à confier son petit-fils de deux ans et demi en raison de la séropositivité des parents de celui-ci. Les raisons données par les responsables d'une infrastructure communautaire, notamment une crèche ou une école, pour refuser l'accès à un enfant ne sont pas toujours explicitement liées au VIH/sida. L'effet de la stigmatisation peut être plus indirect. Ainsi, un père nous a indiqué avoir l'intention d'inciter ses petits-enfants nés de son fils séropositif à faire une scolarité courte pour éviter ces problèmes et subvenir rapidement aux besoins économiques de la famille. A contrario, l'école a été mentionnée par des jeunes comme un lieu d'information permettant aux élèves d'accepter les contacts avec des membres de foyers infectés, en contradiction avec les craintes de leurs parents.

Certaines personnes décrivent les relations des séropositifs au sein de la communauté comme pouvant devenir conflictuelles et chargées d'appréhensions de part et d'autre. Ils nous ont en effet rapporté des cas de rejet par des voisins, notamment dans un endroit de restauration où le commerçant a demandé au séropositif d'emporter sa nourriture plutôt que de la consommer sur place de peur que son aspect physique « d'espèce de mort vivant » n'effraie les clients potentiels. A Dông Triêu, les participants à un groupe de discussion ont évoqué la situation de jeunes qui cultivent des champs sans lier explicitement leurs difficultés à trouver un emploi à leur séropositivité, en raison de la forte proportion de jeunes sans travail d'après eux. Les personnes interrogées nous ont également fait part d'affrontements violents :

> « J'en ai rencontré [un séropositif] au marché. J'ai dû le chasser. Il ne faisait que se ruer vers moi, j'avais très peur (…) Il était en phase finale (…). Il se ruait dans nos kiosques de restauration et arrachait l'argent des clients. Les gens n'osaient rien dire, mais je me suis précipitée avec ma palanche pour le chasser (rire). Il m'a dit : « si tu me frappes, je vais te me mettre ça sur le corps » (…) Il avait je ne sais quoi dans la main et il l'a étalé sur moi, alors j'ai eu peur. Je lui ai dit : « je te donne cet argent, maintenant va-t'en ». Il a attrapé mon portefeuille et j'ai dû appeler les gardiens. Il a dit : « la prochaine fois que je viendrai, j'étalerai ça sur toi ». Oh là là, depuis ce temps je n'ose plus aller dans ce marché, j'ai peur, très peur qu'il me voie » (Discussion de groupe avec 7 jeunes femmes membres de ménages témoins à Halong âgées de 20 à 28 ans).

Les personnes interrogées expliquent cette agressivité par le désespoir qu'éprouvent les séropositifs VIH face à la brutalité et la dureté de leur situation. Cette animosité concerne aussi les proches des séropositifs dont certains sont jugés « rétrogrades » :

> « Ils pensent que la société est très mauvaise envers leur famille, c'est pour ça qu'ils insultent [les autres] » (Discussion de groupe avec 7 pères et mères de famille membres de ménages témoins à Dông Triêu âgés de 51 à 78 ans).

Les frères et sœurs de séropositifs à Halong estiment que le problème ne se situe pas entre le séropositif et « la société ». Ils établissent des connexions entre ces attitudes de stigmatisation et celles qui s'exercent vis-à-vis de personnes atteintes d'autres pathologies telles que les lépreux. En réaction, les séropositifs développent une autostigmatisation. Celle-ci a été évoquée par de nombreux participants. Des parents nous ont expliqué comment leur fils séropositif évite les contacts sociaux, refuse les invitations. Certains décrivent leur fils atteint comme très susceptible, trait attribué à sa lucidité : contrairement à eux, il n'est pas « dupe » des discours des gens extérieurs qui cherchent à dissimuler leurs appréhensions à son égard. Cette autostigmatisation s'accroît avec les symptômes de la maladie d'après les membres des ménages témoins :

> « Ce n'est que quand il [le séropositif] était gravement atteint qu'il était gêné et n'entrait plus chez moi. Il restait près du portail, mais n'entrait pas (…) Maintenant, il est mort » (Discussion de groupe avec 8 épouses et mères de famille membres de ménages témoins à Dông Triêu âgés de 26 à 42 ans).

Cette stigmatisation est attribuée à un mal-être lié à la séropositivité. Pour les membres des ménages non infectés, elle est le signe d'un « mauvais caractère » et d'un mode de vie qui conduit à un retrait des activités sociales. La discrimination est donc expliquée en partie par l'autostigmatisation. Ces attitudes sont aussi observées par les membres des ménages témoins chez les proches des séropositifs qu'ils jugent « complexés ». Elles sont analysées comme une stratégie visant à prévenir les situations de discrimination. Ainsi, le mouvement de prise de distance concerne les membres des foyers témoins, mais également des membres des foyers cas et les séropositifs eux-mêmes. Ces diverses réactions font apparaître un clivage entre ces deux types de foyers, mais aussi une solidarité familiale interne caractérisée par des réponses communes.

Les fourches caudines des bien-pensants

La diffusion de l'information relative à la séropositivité résulte de la perception par plusieurs acteurs d'un arbitrage faisant intervenir la nécessité d'une prévention de la transmission du VIH, le besoin de prise en charge de la personne atteinte et la volonté d'un contrôle social. Le besoin d'une mise à disposition de suffisamment de traitements a été évoqué pour justifier le lever de l'anonymat des tests. C'est un discours souvent présent dans les propos des responsables d'infrastructures sanitaires. Les expériences menées dans d'autres pays ont cependant montré que cette mesure n'est pas indispensable à une bonne prise en charge. Elle est également susceptible de susciter de multiples problèmes. Le processus de collecte de proche en proche que nous avons adopté pour l'enquête est à cet égard instructif. Il impliquait entre autres de demander à une personne interrogée de nous aider à identifier des personnes séropositives. Or, la suspicion de séropositivité est perçue par certains membres des ménages témoins comme une accusation. Tenter de savoir si les individus interrogés ont entendu parler ou connaissent une personne atteinte dans leur commune soulève donc chez eux de fortes réticences. Outre les doutes qui peuvent exister, les réserves avec lesquelles les répondants accueillent ces questions visent en partie à leur permettre de s'affranchir d'une intention de dénonciation potentielle d'un comportement considéré comme condamnable, car associé au VIH. Indiquer que l'on soupçonne quelqu'un d'être séropositif est en effet conçu par certains participants comme l'émission d'un jugement défavorable impossible à vérifier :

> « Le comportement interne de la famille avec la personne séropositive dépend [de chaque famille]. Nous sommes à l'extérieur, nous n'osons pas nous immiscer dans ce fonctionnement interne. (...) On n'ose pas porter de jugement, on n'ose rien dire. Ce n'est que quand il est mort qu'on peut savoir [qu'il était séropositif]" (Discussion de groupe avec 7 pères et mères de famille membres de ménages témoins à Dông Triêu âgés de 51 à 78 ans).

Ce soupçon de séropositivité VIH perçu comme une accusation forte que personne ne veut proférer est cohérent avec les attributions de faute mentionnées plus haut. Il est lié à la notion de « fléau social ». De plus, il revient dans certains cas à porter atteinte à la solidarité du groupe :

> « Même une fois [le séropositif] mort, le comportement interne des [familles des] autres, on ne s'en occupe pas. On ne peut qu'aller rendre visite, on sait qu'il [le séropositif] est mort, mais pour ce qui est de s'occuper de façon plus approfondie de la maladie, excusez-moi, mais ça nuirait à la solidarité" (Discussion de groupe avec 7 pères et mères de famille membres de ménages témoins à Dông Triêu âgés de 51 à 78 ans).

Ces attitudes indiquent un renversement de situation où le stigmate se retourne contre celui qui l'émettrait. Elles montrent aussi la primauté de la solidarité collective sur la satisfaction individuelle (d'être informé de la séropositivité d'un tiers).

Ces interdits relatifs à un discours sur un patient qui n'a pas souhaité que son état soit connu se traduisent selon les familles infectées par la circulation de rumeurs colportées discrètement entre les personnes environnantes. Les proches des séropositifs décrivent ainsi un voisinage qui « murmure » sans oser aborder le sujet de front avec eux et sans lever les doutes. Face à ces conduites, des comportements de dissimulation ont été évoqués par certains membres de ménages témoins qui les expliquent de diverses manières, notamment comme un moyen de pouvoir mener des activités parfois réprouvées par la majorité de la population :

> « La plupart de ces gens [séropositifs] ne sont pas des gens honnêtes qui vont travailler, mais des filles qui se vendent. Si elles révèlent ça [leur séropositivité], comment est-ce qu'elles pourront continuer à faire quoi que ce soit ? Qu'est-ce qu'elles vont pouvoir continuer à rabioter ? (elle rit) » (Discussion de groupe avec 6 épouses mères membres de ménages témoins à Dông Triêu âgés de 25 à 43 ans).

L'annonce de la séropositivité est conçue par certains membres des ménages témoins comme l'aveu d'une culpabilité. Par conséquent, les personnes atteintes qui dissimulent leur état agissent selon eux à l'encontre de la solidarité communautaire :

> « Les personnes infectées aujourd'hui prennent leurs distances et se réfugient ailleurs. Elles n'ont pas le courage de reconnaître leurs torts, ce qui permettrait à la communauté de les aider. Elles continuent à se dissimuler voire quand les gens ont des soupçons et disent ceci et cela, elles deviennent grossières jusqu'à insulter et frapper comme des frustes » (Discussion de groupe avec 7 pères et mères membres de ménages témoins à Dông Triêu âgés de 51 à 78 ans).

Les membres des ménages témoins expliquent aussi ces dissimulations par la peur que ressentent les membres de ménages infectés d'un éloignement de leurs voisins à leur égard et la crainte d'une mise à l'écart des séropositifs. Ces appréhensions ont été confirmées par des membres des foyers infectés qui par conséquent préfèrent taire leur situation. C'est le cas de certaines épouses de séropositifs à Dông Triêu. Près de la moitié des séropositifs à Halong (48%) et plus de la moitié à Dông Triêu (54%) estiment que l'annonce de leur séropositivité a impliqué une plus grande distance de leurs relations avec leur entourage. Parmi ceux-ci, les voisins sont mentionnés par une proportion très élevée de séropositifs (88% à Halong, 89% à Dông Triêu). Les autres personnes sont moins souvent citées. Il s'agit des amis (30% à Halong, 39% à Dông Triêu) et membres non cohabitants de la famille (30% à Halong, 27% à Dông Triêu) ou plus rarement, d'individus apparentés plus éloignés vivant dans le ménage (11% à Halong, 15% à Dông Triêu), de collègues (10% à Halong, 8% à Dông Triêu) ou de responsables communautaires (5% à Halong, 4% à Dông Triêu).

Or, le secret de la séropositivité est considéré comme particulièrement difficile à garder au sein de la communauté. Les obstacles sont en effet liés à la manifestation de problèmes de santé des personnes atteintes et aux pratiques de diffusion de l'information de la part de responsables d'infrastructures locales. Ceux-ci disposent, d'après les personnes interrogées, d'une liste des séropositifs au niveau de la commune. A Dông Triêu, des parents de séropositifs se sont demandé comment ce document pouvait rester confidentiel, ce qui illustre leur peu de confiance dans la gestion de ces renseignements. Cette opinion est présente également dans une ville comme Halong. Lorsqu'on leur demande quelle a été la première personne informée de la séropositivité de leur fils, certaines mères à Dông Triêu mentionnent les autorités de la commune. Ainsi, l'information sur la séropositivité de certains jeunes circule sans que la famille proche sache si cette information est exacte ou non.

Les réactions des familles à cette circulation de l'information varient. D'après les individus interrogés dans les deux sites, beaucoup refusent d'en parler. L'annonce de séropositivité est en effet difficile à faire hors de la famille, même à des amis intimes :

> « [L]a famille [de mon amie] m'a dit qu'au début, elle avait toujours mal au ventre, mais personne ne l'emmenait à l'hôpital. [Mon amie] avait des signes comme des constipations. Puis elle a commencé à avoir une fièvre continuelle. Ça me tracassait. Je leur disais : « pourquoi vous ne l'emmenez pas à l'hôpital ? » mais personne de sa famille ne me répondait. Ensuite, ils l'ont emmenée souvent à l'hôpital. Elle allait au service des maladies infectieuses. (…) C'est seulement après que sa famille m'a dit. Ils m'ont dit ça, mais je n'ai jamais demandé pourquoi mon amie est comme ça [séropositive]. J'ai peur de les heurter. On se rencontre toujours et on discute normalement, on rit ensemble, mais je sais qu'elle a la maladie. Sa famille le sait et elle le sait aussi » (Discussion de groupe avec 7 jeunes femmes membres de ménages témoins à Halong âgées de 20 à 28 ans).

Certaines familles essaient de préserver le secret de la séropositivité de leur proche et ne le lèvent que quand celui-ci est gravement malade et qu'il devient trop difficile de ne pas évoquer sa sérologie. Ces tentatives persistent parfois après la mort du patient, sans ôter les soupçons. Certaines familles sont réputées comporter des séropositifs qu'elles ne veulent pas désigner comme tels. Leur obstination a pour effet de donner beaucoup de force au stigmate potentiel a posteriori, car elle mobilise dans certains cas le groupe familial élargi et s'inscrit dans un temps qui peut être long. Le stigmate attaché à la séropositivité est alors renforcé par celui d'une prise de distance avec la communauté. Selon les membres des ménages témoin, le séropositif finit par être dans une position très inconfortable à cause de son problème de santé, mais aussi d'une contradiction entre le consensus qui s'est formé autour de lui pour maintenir le secret et l'impossibilité de parvenir à cet objectif. L'échec de ces tentatives vaines marquées par une escalade des efforts est sanctionné en dernier lieu d'après les membres des ménages témoins, par la honte éprouvée par la personne atteinte au moment où sa séropositivité ne peut plus être tue ou niée. Les membres du ménage affecté peuvent également subir l'influence de cette situation sur leurs activités professionnelles, notamment en lien avec un poste à responsabilité. Aussi, certains participants affirment la nécessité pour la famille d'un repli sur elle-même dans le cas de la survenue de la séropositivité d'un de ses membres. Un père à Halong a indiqué qu'il dissimule les circonstances du décès de son fils séropositif pour éviter un rejet de son petit-fils à l'école.

Un autre enjeu tient à la prise en charge. Dans ce domaine, il existe un malentendu entre les séropositifs et les membres des ménages témoins. Ces derniers revendiquent une position de fournisseur d'assistance aux premiers. Or, en l'absence de déclaration de séropositivité, ils ne peuvent pas se prévaloir de ce statut. Le problème acquiert une dimension supplémentaire lorsqu'il implique les responsables des infrastructures sanitaires. Celles-ci ont en effet soumis l'accès à la prise en charge au dévoilement de l'identité de ceux qui souhaitaient en bénéficier. D'après les membres des ménages infectés, les noms des personnes atteintes sont transmis par le système de santé à l'établissement sanitaire local, notamment à l'adjoint de santé et l'infirmière. De même, les résultats de dépistages obligatoires VIH de jeunes consommateurs de drogue sont communiqués aux autorités du district. Par conséquent, des démarches sont faites directement au domicile des patients. Or, la faiblesse des pratiques de confidentialité en regard d'un impératif de prise en charge contribue à une diffusion de l'information à l'ensemble de la communauté avant même que le séropositif n'en soit avisé. L'idée selon laquelle il faut identifier les séropositifs pour pouvoir mettre à leur disposition suffisamment de traitements a été énoncée par les membres des ménages infectés. Certains d'entre eux ont insisté sur l'intérêt que présente cette circulation d'information pour la famille et la personne atteinte en matière d'exposition à des données sur la prise en charge. Ce système se heurte cependant à la négation de la séropositivité par certains séropositifs et leurs familles qui rejettent ainsi l'aide proposée. C'est ce que nous avons observé à Dông Triêu concernant la prise en charge gratuite du VIH au centre de santé. Ces tensions peuvent donner lieu à des conflits internes à une famille. Ainsi, un homme à Dông Triêu a évoqué le cas de son fils et l'épouse de celui-ci, tous deux séropositifs, qui refusent de se rendre à des consultations médicales et de recevoir un traitement antirétroviral gratuit malgré leurs problèmes de santé et les efforts déployés par la famille pour tenter de les convaincre. Ces attitudes sont attribuées à deux personnalités que le père qualifie de « complexées » (*mặc cảm*) par leurs atteintes VIH, ce qui implique des sentiments de honte, de gêne et une difficulté à entretenir des contacts sociaux.

DROGUE ET VIH : DEUX PHÉNOMÈNES LIÉS

Le lien entre la consommation de stupéfiant et l'épidémie VIH/sida dans les représentations contribue à accentuer l'action clivante de l'épidémie. En effet, ces deux phénomènes comportent de nombreux points communs et opèrent fréquemment en synergie. La dépendance à la drogue exacerbe les problèmes associés au VIH concernant la prise en charge, la prévention, les relations familiales et sociales. La séropositivité VIH source d'exclusion et de stigmate rend le sevrage complexe. La conjonction des deux est si étroite que dans les discours il est souvent difficile de savoir si les personnes interrogées se situent par rapport à l'un ou l'autre lorsqu'elles évoquent les interactions de la personne atteinte avec l'extérieur, ses attitudes et comportements ou ceux d'autres individus à son égard. Ce lien est déterminant dans la façon dont est organisée et perçue la lutte contre le VIH/sida, tant au sein des ménages et familles qu'à un niveau sociétal et politique.

Deux phénomènes en synergie

Dans les représentations, séropositivité VIH et consommation de stupéfiant sont en synergie du point de vue de leur mode d'exposition et de transmission, mais aussi en raison de la difficulté à traiter ces deux problèmes simultanément pour des raisons biomédicales, économiques et sociales. Lors des discussions de groupe, des parents à Halong nous ont rapporté les circonstances dans lesquelles leurs enfants confrontés à des infections ou pathologies conduisant à la découverte de leur séropositivité leur avaient avoué avoir utilisé des psychotropes. Cette absorption était perçue comme la cause de leur séropositivité. De même, les membres des ménages témoins interrogés considèrent que ces pratiques concernent une grande partie des séropositifs. Ainsi, la nouvelle d'une séropositivité dans le voisinage induit un soupçon de toxicomanie de la personne atteinte voire d'un ou plusieurs membres de sa famille. Ce lien est présent dans les deux types de ménage. Ainsi, certains parents évoquent la séropositivité de leur fils tout en niant immédiatement toute consommation de drogue de sa part, sans qu'aucune question leur soit formulée à ce sujet. Le

VIH est parfois appelé « la maladie des drogués » et les consommateurs de stupéfiant sont souvent suspectés d'être séropositifs. Inversement, les membres de ménages témoins participant à un groupe de discussion à Dông Triêu ont exprimé le fait que les angoisses suscitées par un manque de prise en charge peuvent favoriser chez les séropositifs une utilisation de psychotrope, mais ce sens de la causalité a été très peu signalé.

La toxicomanie est perçue comme difficilement compatible avec les antirétroviraux d'un point de vue biomédical. Les membres des ménages infectés ont mentionné la nécessité d'arrêter toute absorption de stupéfiant en cas d'entrée en traitement afin de ne pas compromettre l'efficacité de celui-ci. D'après un père de famille à Dông Triêu, la faible progression du taux de CD4 de son fils et ses brusques rechutes lors de son traitement antirétroviral étaient liées à ses injections de drogue. Les membres des ménages cas ont également évoqué leur impuissance à lutter contre la dépendance de la personne atteinte et l'ambiguïté de leur rôle. En l'absence de produit de substitution, elles doivent en effet l'aider à gérer son addiction en lui fournissant de l'héroïne.

Sur le plan économique, combattre simultanément une dépendance à la drogue et une infection VIH coûte cher. Le prix des médicaments de sevrage est très élevé. Globalement, les mères de jeunes consommateurs de drogue en cure de désintoxication estiment qu'il faut dépenser une somme de l'ordre de 6 millions de dôngs, ce qui représente environ 6 mois de salaire. Seul un couple aisé dont les deux membres travaillaient et bénéficiaient chacun d'un revenu relativement confortable a pu faire face à cette contrainte. Plusieurs tentatives successives ont été nécessaires avec le maintien d'une formation à domicile pour leur fils à raison de 50 000 dôngs par soir et les frais de traitement antirétroviral à une période, au début des années 2000, où les programmes gratuits n'étaient pas encore accessibles. Ces efforts n'ont cependant pas abouti à ce que le patient échappe à une mort prématurée, marquant l'échec de ces cures. Certains consommateurs de drogue ne parvenant pas à se sevrer détournent aussi l'aide destinée à la prise en charge de problèmes de santé liés à leur séropositivité. Par ailleurs, certaines familles doivent se protéger en cachant les objets susceptibles d'être revendus par leur proche. C'est ce que nous ont indiqué des membres de ménages qui ont cité des exemples de maisons dépouillées de tout bien, y compris des meubles progressivement démontés et commercialisés. Ces vols s'accompagnent parfois d'agressions internes au foyer. La cohabitation des consommateurs de stupéfiant avec leurs parents qui débouche dans certains cas sur l'impossibilité des premiers à gérer leur dépendance aux psychotropes engendre de redoutables tensions. Des formes spécifiques de violence apparaissent :

> « Quand [les séropositifs] ont une crise, car ils sont en manque de drogue, ils bravent tout. Ils utilisent une seringue pour menacer les gens. Alors on a peur qu'ils nous injectent ça et qu'on ait le sida » (Discussion de groupe avec 7 jeunes femmes membres de ménages témoins à Halong âgées de 20 à 28 ans).

La cohésion communautaire est telle que certaines familles se font un devoir de dédommager à leurs voisins les effets dérobés par leur membre. Une mère relativement âgée à Dông Triêu a relaté le cas de son fils aîné qui commettait de nombreux larcins, est parti en camp de désintoxication puis est décédé. Elle a déclaré travailler depuis 6 ans pour rembourser, avec son mari, ce qu'elle considère comme des dettes contractées à l'égard de leur entourage. Les coûts engendrés vont bien au-delà d'une prise en charge individuelle. Et les foyers qui comportent un consommateur de drogue séropositif sont confrontés à des problèmes dont la résolution conjointe soulève des questions complexes. La conjugaison des deux phénomènes est démultipliée pour certaines d'entre elles par l'atteinte de plusieurs membres, notamment des frères, en raison de leur exposition à un même réseau social ou à des échanges intrafamiliaux de stupéfiants.

Ce cumul des deux phénomènes génère des écueils qui imposent des solutions parfois contradictoires : le suivi régulier que nécessite le traitement du VIH est difficilement compatible avec l'isolement que demande une désintoxication afin d'éviter les contacts avec les fournisseurs de psychotropes, en l'absence d'un produit de substitution. La mère d'un ex-consommateur de drogue sans travail a évoqué les craintes de celui-ci de succomber à nouveau aux invitations de personnes de son environnement, s'il reprend une activité à l'extérieur de chez lui. Les frères et sœurs de séropositifs à Halong ont décrit le milieu du commerce de stupéfiant comme relativement fermé, avec un fonctionnement entre initiés, des communications à distance facilitées par les téléphones portables, l'utilisation de lieux spécifiques et d'un vocabulaire codé. Ce caractère ésotérique procure à cet environnement à la fois une grande accessibilité auprès des jeunes et une protection vis-à-vis des individus extérieurs. Ainsi, les cercles où circulent des psychotropes forment des groupes au sein desquels les liens sont étroits. Leurs adeptes adoptent des comportements d'évitement à l'égard des personnes extérieures effrayées par leur capacité à attirer de nouveaux membres. La mère d'un jeune homme a évoqué la façon dont son fils qu'elle qualifie de « naïf », « crédule » dans ses relations avec ses amis a développé des interactions qui l'ont peu à peu entraîné vers une dépendance. Le travail constitue un dérivatif, mais également une source de tentations. La famille essaie de contrôler et d'isoler le consommateur de drogue :

> « Mon fils était allé faire des études. Quand il est sorti de l'école, son épouse ne s'était pas aperçue qu'il était drogué. Nous ses parents ne pouvions pas le savoir. Mais les personnes de la famille qui travaillaient avec moi savaient qu'il fréquentait l'enfant d'un voisin qui était drogué. Un jour au marché, les gens de sa famille ont rencontré les nôtres et leur ont demandé si notre fils était drogué. Sans me douter de rien, je leur ai dit que je ne savais pas. Mon mari a dit la même chose. Avec ce que les gens m'avaient rapporté, je me suis aperçue que mon fils allait voir ce garçon. On l'a appelé. Il s'est récrié, il a dit qu'il n'avait pas d'argent, ni son épouse et que par conséquent il ne pouvait pas fumer. Ensuite, il a dit que son épouse n'avait qu'à le surveiller pour voir. C'est ce qu'elle a fait. Elle a pu attraper une petite dose d'héroïne dans sa poche. Alors sa sœur et son épouse nous ont dit à nous les parents que lorsqu'il faisait ses études, il était tombé [dans la drogue]. Maintenant, les enfants travaillent toute la journée près d'ici et lui est à la maison. Il n'a pas de travail et a peur que ses amis l'invitent à nouveau [à prendre de la drogue]. Alors on lui a dit de revenir [habiter chez nous] pour qu'il puisse résoudre le problème. On a tout de suite dit aussi à sa sœur et son épouse de revenir habiter ici. Maintenant son épouse travaille toute la journée. Il ne doit pas retomber dans ces histoires. Les autres se sont éloignés et il n'a plus aucune relation avec son épouse. » (Discussion de groupe avec 6 mères de séropositifs à Halong âgées de 50 à 70 ans).

Cette claustration totale du consommateur de drogue pendant plusieurs années au sein du foyer parental constitue une dure épreuve pour tous les membres en raison des contraintes qu'elle impose en termes économiques et relationnels. Aussi, la solution adoptée consiste souvent à organiser le départ du séropositif pour une région rurale auprès de la famille élargie, ce qui contribue à accroître la distance entre le séropositif et son foyer :

> « Mon frère subit [la séropositivité VIH] depuis environ 5 ans. Il est parti à la montagne dans la région centrale. Il travaille et se désintoxique. De temps en temps il téléphone ou je l'appelle pour voir comment il va. Il m'a dit qu'il prend toujours le médicament, mais il travaille, gagne sa vie et achète le médicament. Je ne peux pas être proche de lui. Il est parti il y a environ 2 ans » (Discussion de groupe avec 6 frères et sœurs de séropositifs à Halong âgés de 35 à 43 ans).

Une alternative réside dans l'envoi en camp de désintoxication ou de rééducation. Cette option est cependant difficile et périlleuse. Redoutée par les jeunes, d'après les propos de leurs parents, elle est utilisée comme un moyen de pression interne à la famille et peut être adoptée en dernier recours lorsque les tensions deviennent trop fortes. Certaines familles infectées nous ont indiqué avoir envoyé leur fils en centre de désintoxication dans la province de Quang Ninh (île de Van Canh) ou des provinces voisines (commune de Chi Linh rattachée à la province de Hai Duong). Pour certaines, ces départs avaient eu lieu à l'initiative du consommateur de drogue. Mais ce remède s'est avéré à certains égards, pire que le mal. Les séjours sont très longs. Ils ne règlent pas toujours le problème ou seulement temporairement. De plus, ces tentatives génèrent parfois d'autres difficultés. Les conditions de vie y sont éprouvantes et la prise en charge très sommaire. Plusieurs familles dont certaines directement concernées, ont évoqué des jeunes renvoyés chez eux et morts quelques jours ou quelques semaines après leur retour après une forte dégradation de leur état de santé. Avec les faibles moyens dont ils disposent, ces centres constituent des vecteurs de transmission de l'épidémie VIH. Sans traitement approprié pour se sevrer, les pensionnaires entretiennent clandestinement des contacts avec des fournisseurs de stupéfiant situés à l'extérieur et sont incités, voire contraints de partager les quelques seringues dont la détention leur est interdite.

Similitude et association

L'absorption de psychotropes et la séropositivité comportent des similitudes dans les représentations. Toutes deux sont considérées par les participants aux discussions de groupe comme des « maladies sociales ». Une même expression est parfois utilisée pour la dépendance à la drogue et la séropositivité VIH, toutes deux « contractées » (*mắc*) comme peuvent l'être deux maladies, et que l'on « subit ». Un membre d'un foyer infecté nous a indiqué comment la découverte d'usage de stupéfiant par un employé peut entraîner le renvoi de celui-ci afin de prévenir toute propagation de la consommation de drogue, comme on le ferait avec une épidémie.

Les attitudes envers les consommateurs de drogue et les séropositifs présentent de nombreuses similarités. Ces individus sont désignés par l'utilisation de pronoms qui marquent un statut social dévalorisé. Ils sont considérés comme malades et nécessitant une prise en charge par les membres de leurs familles. L'absorption de stupéfiants est liée d'après les frères et sœurs de séropositifs à Halong, à un dégoût à l'égard de la vie, situation également décrite pour les séropositifs. Comme pour le VIH, les parents qui ont ou ont eu un enfant séropositif consommateur de drogue ont insisté sur le caractère primordial du support moral aux personnes atteintes. Ils ont mentionné l'importance de la disponibilité de la famille qui doit être prête à prendre en charge son proche, par exemple en cas d'overdose. De même, d'un côté les membres de ménages témoins préconisent un comportement d'aide et de soutien, de l'autre ils gardent de nombreuses réticences qu'ils peuvent difficilement exprimer. Cette posture ambivalente constitue un élément d'explication du paradoxe de la coexistence de l'affirmation de puissants liens de solidarité et la négation d'une stigmatisation avec le maintien d'une distance malgré ces déclarations. Cette situation est similaire à celle qui fait référence à la séropositivité VIH seule comme nous l'avons vu plus haut. Le cumul des deux phénomènes provoque un stigmate redoublé ressenti par les proches des personnes directement concernées :

> « Quand ils ont su qu'en plus mon enfant était séropositif VIH, ils ont stigmatisé encore plus » (Discussion de groupe avec 5 mères de séropositifs à Halong âgées de 46 à 57 ans).

Le sentiment qui domine au contact des consommateurs de drogue séropositifs est la peur, liée à la réputation de cupidité de ceux-ci. Pour les foyers témoins, l'exclusion vise à éloigner la source de la menace, en réaction à l'agressivité qu'ils perçoivent :

> « Quand ils se droguent ils sont comme des démons. Ils prennent tout. On est pauvre, on travaille, on n'a pas le temps de

> surveiller. (…) Donc on ne veut pas avoir de relations avec eux, on les stigmatise » (Discussion de groupe avec 7 pères et mères membres de ménages témoins à Dông Triêu âgés de 42 à 69 ans).

Les personnes interrogées font la distinction entre l'observation des convenances sociales qu'ils disent respecter et les sentiments éprouvés. Les contacts existent, mais les pratiques de consommation de drogue et la séropositivité constituent des obstacles infranchissables :

> « Il y a toujours une distance. Même si les enfants viennent jouer, rendre visite, acheter ceci ou cela, il y a toujours des limites, ça ne peut pas être très naturel » (Discussion de groupe avec 6 mères membres de ménages témoins à Halong âgées de 40 à 65 ans).

Dans certains cas, le refus de relations sociales est justifié par l'impossibilité de leur réciprocité. Ces attitudes ne sont pas incompatibles avec une compassion pour les familles infectées et la revendication d'une forte solidarité entre voisins. Comme pour une atteinte VIH/sida seule, la norme de non-stigmatisation est très prégnante dans les discours. Là aussi, les réactions dépendent de nombreux facteurs, notamment le comportement de la personne séropositive.

Comme pour le VIH/sida, l'autostigmatisation voire l'autodiscrimination est également observée chez les proches des consommateurs de stupéfiant. Ainsi, une mère a qualifié de « déshonorante » pour sa famille la présence au sein de son ménage d'un consommateur de drogue en faisant référence à son fils. A Halong, le père d'un séropositif décédé nous a affirmé qu'il souhaite écourter la scolarisation des petits-enfants dont il a la charge au premier cycle du secondaire. Il veut prendre cette mesure à cause du manque de moyens matériels, mais aussi de la stigmatisation dont ils sont victimes en tant qu'enfants d'un séropositif ancien utilisateur de drogue. Certaines personnes pensent que la présence d'un séropositif dans leur foyer les rend plus vulnérables à l'égard d'interlocuteurs mieux dotés sur les plans professionnels, sanitaires et sociaux. Leur sentiment d'impuissance est décuplé à l'occasion de conflits extérieurs aux problèmes liés à l'épidémie (délimitation des terres, querelle de voisinage). Ils attribuent les tensions à leurs difficultés à faire face au

VIH. Cependant, si la présence au sein d'un ménage d'une personne séropositive peut induire une dévalorisation de celui-ci, les avantages relatifs dont jouissent les autres familles imposent à celles-ci un respect de règles de convivialité et de cordialité pour pouvoir « tenir son rang ». Par ailleurs, la dissymétrie des relations entre les deux types de foyers n'est pas systématique, l'épidémie se conjuguant à des contextes de niveaux socioéconomiques variés.

Selon les frères et sœurs de séropositifs à Halong, une personne séropositive comme un consommateur de psychotrope peuvent être difficilement identifiables par des individus extérieurs, contrairement à ce qui se passe pour de nombreux problèmes de santé comme les infections pulmonaires considérées comme très fréquentes, comme nous l'avons vu plus haut. Ce rapprochement a cependant ses limites. Les parents dont au moins un enfant est ou a été séropositif et utilisateur de stupéfiant ont souligné lors des discussions de groupe la différence de visibilité entre les deux phénomènes. La dépendance à la drogue est, d'après eux rapidement perceptible. Si ce n'est par son usage, c'est par les conséquences de celui-ci. Le VIH au contraire peut rester souterrain pendant très longtemps et ne se manifester que quand la personne atteinte devient gravement malade. Si la séropositivité VIH fait l'objet de rumeurs et de spéculations, les membres des ménages témoins ne peuvent pas en vérifier la validité.

Des liens qui s'affaiblissent dans les représentations

Les représentations du VIH/sida évoluent vers une baisse des appréhensions et une dissociation progressive de l'épidémie d'avec des phénomènes qui lui étaient auparavant fortement associés, notamment la consommation de drogue et la sexualité transactionnelle. Cette transformation est due au caractère chronique qu'acquiert l'infection et à l'augmentation de la proportion de femmes parmi les personnes atteintes. Elle marque une banalisation de la séropositivité en lien avec la mise à disposition de traitements efficaces, alors même que la dépendance à l'égard des stupéfiants demeure un problème considéré comme grave et non résolu.

Le constat d'une baisse de la stigmatisation à l'égard des séropositifs est daté par les personnes interrogées du début des années 2000. Il a été fait par les membres des deux types de ménages dans les deux sites. La perception d'une diminution de l'effectif des séropositifs au cours des dernières années est attribuée par les personnes interrogées aux nombreux décès de celles qui étaient lourdement malades, mais également au meilleur état de santé des autres, qui peuvent prendre l'apparence de gens « normaux ». Le VIH est moins fréquemment considéré comme une crise aiguë conduisant à une mort rapide. Le fait pour des membres de ménages témoins de côtoyer des personnes atteintes qui ont un mode de vie peu différent du leur modifie leur vision du VIH/sida. Une explication supplémentaire tient à la diffusion du VIH à des populations moins spécifiques. La séropositivité est moins associée à des individus qui s'injectent de la drogue ou pratiquent la prostitution et plus souvent observée chez des femmes en union faisant l'objet d'aucune condamnation morale. L'un des participants aux discussions de groupe à Halong a évoqué pour illustrer ces changements le cas d'une jeune fille qui s'est mariée moins d'un an après le décès de son frère aîné du sida. D'autres ont mentionné l'exemple d'une femme séropositive qui a reçu jusqu'à ses obsèques l'aide de ses voisins. Ceux-ci peuvent prodiguer des soins ou fournir un appui financier comme cela se fait pour d'autres problèmes de santé. Au sein de la communauté, le refus d'acceptation d'une assistance par les séropositifs ou leurs proches en raison d'une peur de la stigmatisation tend à diminuer. Dans la commune de Dông Triêu, des personnes ont cité à ce sujet le cas d'une famille :

> « La Croix Rouge était venue, mais les gens n'acceptaient toujours pas. Ils disaient qu'ils [les membres de la Croix rouge] s'étaient trompés et ils rendaient les aides. (…) Même la mère disait que ce n'était pas son enfant. Ce n'est que maintenant qu'ils acceptent » (Discussion de groupe avec 7 pères et mères membres de ménages témoins à Dông Triêu âgés de 42 à 69 ans).

La hausse du niveau d'information et le développement d'activités communes sans expérience de transmission et sans manifestation de problèmes de santé spécifiques accroissent la certitude d'une absence de risque de propagation du VIH dans le cadre des contacts quotidiens. Aussi, l'impact du VIH sur les relations familiales est selon les personnes interrogées, moins fort qu'il y a quelques années. Ce constat a été fait par des participants des deux sites, qui en ont souligné les conséquences positives sur la prise en charge. Avec l'amélioration de la sensibilisation à la prévention, la séparation des objets au sein des foyers infectés tend également à être critiquée par les plus jeunes générations, notamment les frères et sœurs de séropositifs. L'un d'eux a cependant évoqué la lenteur des changements d'attitude à l'égard du VIH et des personnes atteintes.

La dichotomie qui caractérisait les représentations relatives aux séropositifs et aux séronégatifs s'est progressivement déplacée au sein du groupe des personnes atteintes. Avec l'augmentation de la transmission liée aux relations hétérosexuelles et la baisse de la part des cas dus à l'injection de drogue, les membres des ménages témoins distinguent deux types de séropositifs :

> « Les premiers, ce sont ceux qui ont probablement attrapé le VIH par leur conjoint, de la mère à l'enfant. (…) Les deuxièmes, il y en a beaucoup à Quang Ninh, ce sont en fait les plus importants au Viêt Nam, les drogués qui ont le VIH » (Discussion de groupe avec 6 pères de famille de ménages témoins à Halong âgés de 35 à 70 ans).

Les premiers sont perçus comme des gens « normaux » (*bình thường*), victimes d'un « accident », survenu lors d'une relation sexuelle occasionnelle impliquant une personne considérée comme « sage ». Ces patients suscitent de la compassion tandis que les deuxièmes sont fautifs. Parallèlement, plusieurs participants ont évoqué une baisse de l'effectif de consommateurs de drogue dans leur environnement :

> « Avant, il y avait beaucoup de dépendants à la drogue. (…) Dans les deux zones, il y avait 4, 5 jeunes. Et une année, il y a même eu environ 17, 13 personnes décédées dans les deux zones, c'était le maximum. » (Discussion de groupe avec 6 pères de séropositifs à Halong âgés de 50 à 60 ans).

Cette diminution est attribuée au succès des campagnes de sensibilisation, mais aussi à l'action rigoureuse d'une politique répressive provoquant le décès de nombreux séropositifs consommateurs de stupéfiant. La plupart de ceux qui sont encore vivants ont, d'après les personnes interrogées, été envoyés en cas de désintoxication. Ainsi, une distinction progressive s'opère entre transmission du VIH et absorption de drogue. Celle-ci constitue un problème visible, mais occulté auquel se heurtent les habitants des quartiers étudiés :

> « Vous n'allez pas le croire, mais derrière nos maisons, il y a des seringues des deux côtés de la rue. Je ne sais pas comment tout cela arrive là. Elles sont devant l'école, le lycée » (Discussion de groupe avec 6 mères membres de ménages témoins à Halong âgées de 40 à 65 ans).

En raison de la peur qu'elle suscite, l'injection d'héroïne par voie intraveineuse inhibe les réactions des riverains qui n'osent pas intervenir lorsqu'ils y sont confrontés :

> « A côté de chez moi, j'ai vu par hasard un jeune qui se piquait au bras. J'ai juste vu et j'ai eu très peur, (...) je n'ai rien dit, je suis partie » (discussion de groupe avec 6 mères de famille dans des ménages témoins à Halong, 38 à 52 ans).

Selon les ménages infectés, la consommation de drogue est favorisée par le caractère bon marché des produits proposés dont certains, qui viennent de Chine, sont réputés de mauvaise qualité. Aussi, l'absorption doit se faire par injection pour susciter l'effet attendu. Les membres des ménages infectés nous ont décrit le processus de socialisation qui amène un jeune à prendre des stupéfiants d'abord dans un cercle de connaissances avec des offres avantageuses avant que la dépendance ne s'installe. Pour eux, ces pratiques sont encouragées par l'accroissement d'inégalités entre ceux qui ont les moyens d'acheter de la drogue et d'autres plus démunis et en difficulté qui sont entraînés et influencés. Ce milieu n'est cependant pas toujours celui des réseaux d'amitié ou de relations informelles. Il peut être celui de groupes professionnels, comme l'indiquent les témoignages recueillis. C'est notamment le cas dans les mines où des psychotropes sont proposés par des collègues voire des supérieurs hiérarchiques comme une aide permettant de supporter des conditions de travail rudes, d'après les parents de séropositifs de Dông Triêu. La mobilité géographique que suppose l'exploitation du charbon créé aussi une concentration de jeunes célibataires masculins isolés de leurs milieux familiaux, ce qui facilite ces pratiques.

VERS UN CONTINUUM DE PRISE EN CHARGE

Elargir l'accès aux traitements et aux aides destinées aux séropositifs et à leurs proches est apparu comme une mesure importante qui nécessite néanmoins une participation sociale de l'ensemble de la population pour éviter un effet pervers. Elle suppose une nouvelle configuration des acteurs qui passe notamment par une décentralisation et une intégration des soins.

Vers une généralisation de la prise en charge ?

La généralisation de la prise en charge, demandée par un grand nombre de participants, suscite des tensions et pose des problèmes qui vont au-delà de la gestion de l'épidémie VIH/sida. L'une des principales requêtes des personnes interrogées à l'égard des pouvoirs publics concerne le besoin d'améliorer la prise en charge des problèmes liés à l'épidémie VIH. Les membres des ménages infectés ont souligné la nécessité d'étendre le dépistage du VIH et l'accès des séropositifs à des médicaments moins chers, voire gratuits parmi lesquels sont mis en avant les antirétroviraux. Ils veulent que des prix préférentiels soient pratiqués. Les procédures de recrutement sont considérées comme opaques, injustes et sources d'inégalités, en particulier entre milieux urbain et rural. D'après les parents de séropositifs interrogés à Halong, les hommes peuvent entrer en traitement lorsqu'ils atteignent un seuil de 200 CD4 tandis que les femmes doivent être descendues à 100. Par ailleurs, certains qui sont arrivés à 50 CD4 n'ont reçu aucune prise en charge. Ce qui est en cause ici est moins le principe qui ne prévoit aucune distinction (contrairement à ce que laissent sous-entendre les discours) selon le sexe que sa mise en œuvre, tributaire d'un environnement où les ressources sont restreintes. Par exemple, le fait que parmi deux frères séropositifs, seul celui dont la séropositivité a été diagnostiquée le plus récemment bénéficie d'un traitement en raison d'un état de santé permettant une meilleure efficacité est difficile à accepter. Les mesures adoptées nécessitent d'être accompagnées d'informations plus précises sur les protocoles et les raisons des choix effectués. De plus, la séropositivité devient progressivement susceptible de générer des bénéfices financiers, mais aussi symboliques et sociaux considérables. Les associations d'aide aux séropositifs notamment l'association Compassion développent l'attribution de prêts d'argent. Des salaires modestes versés aux responsables leur permettent d'assurer un fonctionnement régulier. Ces financements sont en partie rendus possibles par un apport de l'étranger. Les séropositifs engagés dans les activités centrales des associations perçoivent un revenu de 330 000 dôngs par mois (soit environ 15 euros à la date de l'enquête) selon la mère d'un séropositif de l'association des volontaires. Au sein des groupes de discussion avec des membres de ménages témoins, ces versements ont été source de controverses, les participants débattant sur l'origine de ces avantages auxquels ils ne peuvent pas prétendre. Certains ne comprenaient pas pourquoi les séropositifs bénéficiaient de subventions de l'Etat en plus de leur traitement. Les sommes sont jugées particulièrement élevées :

> « Le salaire mensuel [des séropositifs] est de quelques centaines de milliers de dôngs, ce n'est pas peu. C'est plus qu'une retraite ordinaire (rire) » (Discussion de groupe avec 6 pères de famille de ménages témoins à Halong âgés de 42 à 50 ans).

Les membres des associations mènent des actions d'entraide entre séropositifs. Ainsi, les membres actifs de l'association Fleur de cactus disposent de 400 000 dôngs par mois. Ces aides et la synergie qui se crée entre elles sont à l'origine d'une évolution des relations familiales et sociales. Une plus forte intervention des personnes vivant avec le VIH (Greater involvement of People living with HIV/AIDS, GIPA) s'est développée, encourageant la participation des personnes séropositives non seulement aux actions de lutte contre l'épidémie, mais également à la réalisation de travaux de recherche, à leur sélection pour financement. Ces échanges ont été favorisés par l'abandon de restrictions auparavant imposées à la circulation internationale de personnes se déclarant séropositives VIH (impliquant entre autres les Etats-Unis). Par ailleurs, la disponibilité des antirétroviraux a fondamentalement changé le vécu des personnes atteintes en transformant une pathologie aiguë en infection chronique. Les séropositifs sont alors considérés par certains comme « utiles pour la société ». Le modèle qu'ont cité les frères et sœurs de séropositifs à Halong est l'intervention de Pham Thi Thuê. Jeune femme originaire de Haiphong épouse d'un consommateur de drogue et mère d'un jeune garçon, séropositive et militante dans la lutte contre le VIH/sida, celle-ci a commencé par organiser le ramassage de seringues usagées sur la voie publique. Elle a créé ensuite un groupe et été nommée héroïne de l'année 2004 par le magazine *Times*.

Le traitement antirétroviral permet aux séropositifs de reprendre une activité et certains d'entre eux font des projets matrimoniaux et familiaux. Ainsi, un patient en traitement à Cao Xanh, considéré comme un excellent artisan au « caractère doux », selon les personnes interrogées, préparait son mariage au moment de l'enquête. Ce cas restait néanmoins marginal. Chez les frères et sœurs de séropositifs, la question relative aux aspirations matrimoniales des séropositifs a suscité des rires de la part des participants. Elle a dû être posée plusieurs fois avant de recueillir des réactions très réservées. Celles-ci visaient à mettre en garde les séropositifs contre un risque de transmission et les encouragements prodigués avaient pour but avant tout de les aider à vivre malgré les difficultés rencontrées. Les membres des ménages témoins ont évoqué l'exemple de séropositifs en union présents au sein d'associations de lutte contre le VIH/sida. De même, le père d'un séropositif décédé à Dông Triêu a expliqué comment le maintien du taux de CD4 de son fils lié à la prise d'antirétroviraux avait fourni à celui-ci des arguments pour que son père accepte qu'il se marie. Avec ce développement des traitements, les séropositifs deviennent plus craints et sont moins plaints, notamment en raison de la menace sanitaire et sociale qu'ils représentent pour les couples :

> « Maintenant la société à l'extérieur est très libérée. Et mon mari n'est qu'une personne normale. Est-ce qu'il pourra résister aux tentatives de séduction ? Car j'ai déjà vu. Les séropositifs qui ont eu [le VIH] par les relations sexuelles sont très nombreux. Ce ne sont pas des débauchés drogués du tout mais des personnes encore en bonne santé » (Discussion de groupe avec 7 jeunes femmes membres de ménages témoins à Halong âgées de 20 à 28 ans).

Ainsi, les aides aux séropositifs sont souhaitées, mais aussi critiquées et source de tension car elles sont susceptibles d'induire ou de supposer un renversement de situations, de valeurs et de jeux d'acteurs, favorisant un relâchement de la prévention, un ressentiment et un sentiment d'injustice chez les personnes qui n'en bénéficient pas.

Reconfigurer les liens entre les acteurs

La nouvelle configuration des liens sociaux est également caractérisée par une contribution élargie de multiples acteurs dont les attributions s'en trouvent reformulées. Les personnes interrogées ont souligné la nécessité de développer et d'articuler les interventions de lutte contre le VIH/sida afin d'assurer un continuum de prise en charge. Celui-ci passe selon elles par une décentralisation des soins et de l'accompagnement psychosocial, une promotion de la participation des associations et une plus grande intégration des services. En effet, les parents de séropositifs estiment en général qu'une trop grosse part de responsabilité incombe à la famille. Ils souhaitent être davantage soutenus par une politique d'aide. Les mesures préconisées consistent à mettre à disposition des familles des médicaments et outils tels que des gants, les conseils d'un professionnel qui les guide. Elles visent aussi à leur offrir la possibilité d'emprunter de l'argent ou encore l'accès à des consultations médicales. Pour les personnes interrogées, la mobilisation doit être générale afin de lutter contre l'auto-stigmatisation des séropositifs et de leurs proches. Les engagements entre famille et Etat doivent être réciproques. D'une part, la famille doit fournir un cadre adéquat à l'éducation des enfants et promouvoir la prévention de la transmission du VIH, d'autre part l'Etat doit jouer son rôle répressif :

> « L'Etat doit faire une gestion rigoureuse. Il doit être très strict dans le traitement des fléaux sociaux comme le trafic de drogue, les commerces, les lieux de prostitution (…) pour que la famille puisse les contenir (…). Il doit vraiment contenir l'ordre social du pays de façon rigoureuse pour que la famille puisse éduquer ses enfants » (Discussion de groupe avec 7 pères et mères de famille membres de ménages témoins à Dông Triêu âgés de 42 à 69 ans).

A terme, selon les parents des ménages infectés, l'aide de l'Etat doit viser à réintégrer les jeunes au sein de leurs familles et plus largement de la société. La promotion de la formation et de l'accès à l'emploi est apparue comme une mesure essentielle pour lutter indirectement contre le VIH/sida. Un meilleur soutien permettrait d'après eux de valoriser le potentiel que représentent les jeunes qui, sans cela, ne parviennent pas à développer d'autres centres d'intérêt. Les bénéficiaires pourront ainsi se maintenir en bonne santé et mener des actions utiles à eux-mêmes et à la communauté. Pour eux, ces politiques doivent être instituées de façon plus systématique. Les membres des foyers infectés estiment que l'Etat doit donner l'exemple en acceptant, dans les entreprises publiques, d'embaucher des séropositifs. Le conflit entre activité professionnelle et séropositivité est cependant relativisé par les témoignages de nombreuses expériences. Ceux-ci semblent indiquer que ce qui est en cause est moins le diagnostic que son annonce.

L'action des associations est perçue comme importante par les parents de séropositifs à Halong, mais encore insuffisante. Les membres des foyers infectés ont souligné la nécessité que soit assuré un continuum du suivi de la prise en charge. Or, les associations fonctionnent par projets. A ceux-ci succèdent des ruptures budgétaires. Si elles ne sont pas gérées par le démarrage immédiat de nouveaux programmes, ces lacunes doivent être compensées par les versements d'argent des membres, souvent très faibles. Ces discontinuités sont source de nombreuses difficultés et remettent en cause une partie des résultats obtenus, entraînant parfois le départ d'adhérents. La continuité des activités pourrait être renforcée par l'enchaînement des projets mais aussi une meilleure coordination des actions des associations entre elles. Celle-ci peut porter selon les membres des associations sur la sélection des jeunes séropositifs susceptibles de bénéficier d'un traitement et sur leur contrôle.

Cette politique pourrait utiliser les fonds fournis par les pays étrangers qui prévoient ce type d'aide mais également les apports d'une politique de redistribution interne au pays. Les personnes interrogées ont le sentiment que les programmes en place au niveau central ne se traduisent pas par des interventions locales significatives en dépit des moyens mobilisés :

> « Les Etats-Unis donnent beaucoup de fonds pour résoudre le problème des fléaux sociaux, pour fournir des médicaments aux personnes séropositives VIH. Mais localement, rien ne change » (Discussion de groupe avec 6 pères de séropositifs à Halong âgés de 50 à 60 ans).

L'intégration des services de lutte contre le VIH/sida est inscrite dans les programmes. En effet, le 6ème OMD qui porte sur la lutte contre le VIH/sida, est étroitement lié à l'éradication de la pauvreté extrême et la faim (1er OMD), la promotion de l'égalité de genre et le renforcement du pouvoir des femmes (3ème objectif), la réduction de la mortalité infantile (4ème objectif), l'amélioration de la santé maternelle (5ème objectif) et la mise en place d'un partenariat mondial pour le développement (8ème objectif). L'efficacité que confère à un programme son caractère vertical jusqu'ici privilégié dans la lutte contre le VIH/sida, a montré ses limites. L'intégration des services préconisée par les participants aux discussions de groupe existe dans une certaine mesure. En effet, la lutte contre le VIH/sida a bénéficié de campagnes de promotion du préservatif dans le cadre de la planification familiale. Après leur accouchement, certaines femmes ont reçu des informations sur ces deux domaines ainsi que des méthodes de prévention. Des liens existent entre les différents acteurs de la lutte contre le VIH/sida. A titre d'exemple, l'association Compassion à Halong comprend un cadre de santé élu qui mène des séances de sensibilisation et d'information sur le VIH/sida.

Les enjeux de la lutte contre la consommation de stupéfiant illustrent ce besoin d'intégration et les difficultés auxquelles se heurtent les programmes. L'interdiction de détention des seringues a posé problème, car elle contredit la politique de mise à disposition de seringues stériles. Les membres des ménages infectés ont mentionné une intervention pilote dont ils ont entendu parler dans les médias, inspiré de la Thaïlande visant à faire appel à des produits de substitution à la drogue. Les programmes de réduction des dommages mis en place consistaient au moment de l'enquête à Halong à échanger gratuitement des seringues propres contre des seringues usagées et à évaluer l'utilisation d'un produit de substitution à la drogue avec le financement entre autres de l'organisation Britannique DFID (Department for International Development). La distribution de seringues stériles était effectuée dans le cadre d'associations d'aide aux séropositifs à l'attention de populations spécifiques. Les habitants de Dông Triêu l'ont évoquée en lien avec la délivrance de préservatifs. Elle était réalisée par des pairs à destination de personnes qui font du commerce sexuel ou s'injectaient de la drogue par voie intraveineuse. A Halong, elle était assurée par le centre de santé de la ville, mais également par des associations auxquelles participaient certaines personnes interrogées. Aussi, les seringues étaient considérées comme très accessibles dans le quartier de Cao Xanh notamment, de même que les préservatifs.

Les dépistages autoritaires de jeunes consommateurs de stupéfiant et la communication de leurs résultats aux responsables du district parfois sans que la personne testée n'ait été informée ont été la source de nombreux problèmes de stigmatisation. Les pères des ménages témoins à Halong souhaitent que se développe une meilleure articulation entre d'une part les initiatives locales marquées par l'empathie et l'engagement personnel et d'autre part les programmes municipaux ou à plus grande échelle qui disposent de davantage de moyens logistiques et financiers. Ils soulignent la complémentarité des acteurs aux différents niveaux : l'arrondissement ou la ville peuvent lancer des actions ambitieuses encouragées localement et relayées par des individus qui apportent un appui aux bénéficiaires. Ils proposent de s'inspirer du modèle de lutte contre la drogue mis en place à Hô Chi Minh-Ville consistant en une aide à la désintoxication puis un accompagnement à l'emploi permettant une amélioration des conditions de vie de la population, mais aussi une utilisation plus optimale des ressources.

Le VIH/sida, a bénéficié et dispose encore d'infrastructures scientifiques, sanitaires, politiques qui lui sont entièrement ou majoritairement consacrées. Au Viêt Nam comme dans d'autres pays, certains hôpitaux sont spécialisés dans la lutte contre cette infection, des services lui sont dédiés, des soignants se coordonnent pour intervenir ensemble sur la prise en charge de ce problème (par exemple le GIP Esther), des associations de lutte contre l'épidémie se sont créées, des institutions de la lutte contre l'épidémie se sont développées aux niveaux national (programmes nationaux de lutte contre le VIH/sida) et international (Programme des Nations Unies pour la lutte contre le sida Onusida), des financements spécifiques ont été mobilisés (Fonds Mondial pour la lutte contre le Sida, la tuberculose et le paludisme, Programme du président des Etats-unis pour le sida PEPFAR). Cette situation a cependant eu tendance à s'atténuer au cours de ces dernières années marquées par une intégration progressive des services de santé et le regroupement des organes de coordination de la lutte contre l'épidémie, mais ce mouvement reste relativement récent et limité. Ce manque d'harmonisation entre services public a été souligné pour la lutte contre le VIH/sida en lien avec l'injection de drogue (Vuong et col. 2012).

UNE POLITIQUE PLUS SOCIALE DANS UN CONTEXTE PLUS CAPITALISTIQUE ?

La propagation de l'épidémie VIH/sida et les problèmes qui lui sont liés dans les représentations, au premier rang desquels figurent la consommation de drogue et la prostitution, sont placés par les personnes interrogées dans le cadre du développement d'une économie de marché jugée déshumanisante.

Des politiques sociales inadaptées, voire contreproductives

Les débats critiquant les actions menées à l'instigation du gouvernement en matière de lutte contre le VIH/sida et des phénomènes liés sont circonscrits à la question de la capacité des acteurs à appliquer la politique adoptée, sans remise en cause de ses fondements, bien que la nuance entre ces deux positionnements soit parfois ténue. Les commentaires portent sur l'inaptitude des autorités locales et centrales à combattre des problèmes sociaux. Elles décrivent un appareil répressif incohérent, inefficace ainsi que des mesures inadaptées, voire contreproductives. Les changements induits par les réformes du Renouveau entraînent d'après les personnes interrogées, de fortes inégalités qui s'accompagnent d'une application plus laxiste de la loi de la part des plus riches. Les hausses des prix sont perçues comme rapides et de grandes ampleurs, notamment dans le domaine de l'alimentation. Elles portent atteinte à la capacité des paysans à subvenir à leurs besoins quotidiens : malnutris, ils ne parviennent pas à accroître leurs rendements. Elles sont considérées comme particulièrement marquées dans le secteur sanitaire après la généralisation du paiement des soins. Les participants aux discussions de groupe à Dông Triêu ont évoqué les difficultés liées à l'augmentation des coûts de l'assurance maladie au cours des dernières années, qui compromet la souscription de certains d'entre eux. Certains pères de personnes séropositives ont fait le rapprochement entre la forme de développement suivie et l'apparition du VIH/sida. Certaines mères de jeunes séropositifs à Halong ont souligné la montée de problèmes moraux pendant la décennie passée. Les membres d'un groupe de discussion à Dông Triêu ont expliqué comment d'après eux l'économie de marché, en encourageant la recherche d'un profit matériel à court terme, nuit à l'éducation.

Devant un travail toujours plus exigeant, la scolarisation devient une contrainte croissante pour les parents. Le niveau d'étude nécessaire pour obtenir un emploi est considéré comme toujours plus élevé, y compris pour les postes ouvriers en usine. Ainsi, de nombreux habitants du milieu rural se sentent « piégés » dans une situation où ils ne parviennent ni à satisfaire leurs besoins quotidiens ni à offrir à leurs enfants la possibilité d'une instruction suffisante pour accéder à des conditions de vie plus favorables. Ces difficultés se heurtent à la valorisation auprès des jeunes de l'acquisition facile de biens qui contredit la morale de l'effort. La remise en cause du système proposé par les autorités étatiques prend donc chez certains participants des dimensions très profondes.

Un exemple permet d'illustrer les critiques formulées à l'encontre de l'application des politiques. Il concerne le mouvement national intitulé « Solidarité de tout le peuple pour édifier la vie cultivée » (« *toàn dân đoàn kết xây dựng đời sống văn hoá* ») lancé sous l'égide du Ministère de la Culture et de l'Information (Bộ Văn hoá - Thông tin 2006, Trưởng ban chí đạo phong trào Toàn dân đoàn kết xây dựng đời sống văn hoá 2000). Il vise à promouvoir une cohésion et est mené conjointement par les organisations de masse. Il consiste à attribuer à une famille, un village ou un quartier (*tổ dân phố*) le titre de « cultivé » pour un an renouvelable sur la base de critères de participation sociale, d'équipement et d'activités économiques. Pour cela, chacun doit exécuter de façon exemplaire des mesures prises par le Parti, la loi du pays et contribuer aux mouvements d'émulation. Ceci suppose entre autres l'absence de consommation ou de commerce de stupéfiant et plus largement de lien avec des « fléaux sociaux ». La famille qui constitue le premier échelon doit être caractérisée par une harmonie interne définie par l'égalité de genre entre époux, la scolarisation des enfants, la pratique de la planification familiale, une bonne hygiène de vie et une solidarité avec ses voisins. Enfin, ses membres doivent contribuer à leur bien-être matériel et moral. L'attribution du titre dépend des autorités locales. Pour le quartier ou le village, les critères varient selon qu'ils se situent en zone de montagne ou de plaine, en milieu urbain ou rural, mais ils reposent sur le même principe. Ils sont de trois types : une économie stable et en expansion, une vie saine sur le plan moral, notamment sans circulation ou utilisation de drogue et sans lien avec les « fléaux sociaux », où la scolarisation et la promotion de la santé sont effectives, un environnement propre (Bộ Văn hoá - Thông tin 2006). L'attribution de ce titre à une unité administrative répond à une logique d'emboîtement, ce qui exerce une pression sur l'échelon inférieur.

Ce mouvement a reçu de nombreuses critiques de la part de la population que nous avons interrogée. Il a été lancé en 2003 à Halong. A Cao Thang, les sections de l'Union des femmes, l'Union des jeunes, l'Union des Vétérans, la Croix rouge et l'Association des Seniors ont mené dans ce cadre des actions d'éducation auprès des familles, de la communauté et des quartiers. Sa mise en œuvre est critiquée. Le refus de la distinction de « cultivée » à une famille au motif que l'un de ses membres consomme des stupéfiants est perçu par les ménages témoins à Halong comme un acte de discrimination. De plus, la promotion des « villages cultivés » est considérée comme inefficace, voire contreproductive. Les personnes interrogées estiment que ce type de programme correspond à un effet de mode et une instrumentalisation, qu'il est susceptible d'entraver l'adoption de mesures adéquates de lutte contre la toxicomanie :

> « Ces messieurs nous rehaussent au niveau d'un « village cultivé ». La population doit accepter et d'ailleurs on n'y perd rien, mais on n'y gagne rien non plus. Et personne n'ose parler de cette ignominie [les utilisateurs de drogue] qu'il y a derrière [aux alentours du village], il faut la cacher. Mais après, cette chose cachée devient comme un furoncle (...) Personne ne peut y remédier. » (Discussion de groupe avec 7 pères et mères membres de ménages témoins à Dông Triêu âgés de 42 à 69 ans).

Selon les personnes interrogées à Dông Triêu, le développement de la sexualité transactionnelle est encouragé par une collusion entre les autorités locales policières et les intéressés. Malgré un dispositif législatif jugé rigoureux, ce laxisme est favorisé par la corruption. Celle-ci permet notamment aux prostituées d'obtenir des autorisations de séjour provisoires renouvelées périodiquement. Les participants des discussions de groupe à Dông Triêu évoquent la peur qu'ont les habitants de signaler des pratiques de toxicomanie ou de commerce sexuel, en raison de représailles possibles que les individus mis en cause pourraient exercer sur le dénonciateur ou les membres de sa famille. De même, les parents de séropositifs à Halong perçoivent la politique de l'Etat comme trop répressive et ne tendant pas suffisamment à promouvoir bien-être des jeunes et des familles.

La lutte contre le VIH/sida liée aux politiques sociales

La politique de lutte contre le VIH/sida est critiquée par la population, y compris les membres des ménages témoins, pour le rejet qu'elle suppose des séropositifs hors des activités sociales. Ces comportements semblent contredire les lois qui affirment le droit de chaque individu de s'insérer au sein de la communauté. Les personnes interrogées nous ont décrit des utilisateurs de stupéfiants séropositifs envoyés en prison sans que l'on examine leur état de santé. Un père nous a expliqué comment, malgré la présentation d'un certificat médical, la police avait refusé de libérer son fils qui venait d'être arrêté. Celui-ci est décédé peu de temps après. L'internement en centre de désintoxication est perçu comme disproportionné par rapport au délit commis dans le cas d'une absorption de psychotrope. Il est jugé inapproprié, car il ne permet aux jeunes de développer des centres d'intérêt et ne résout pas à long terme le problème de la dépendance aux stupéfiants. Quelques solutions locales ont néanmoins été mises en place, par exemple dans le district de Cao Thang où les autorités suivent 7 anciens consommateurs de drogue séropositifs.

Dans les deux types de ménage, certains ont souligné le caractère déterminant du niveau d'instruction, des moyens économiques, de la disponibilité des réseaux sociaux dans la prévention du VIH/sida et la prise en charge d'un séropositif. Or, ces facteurs sont perçus comme marqués par de fortes inégalités. Plusieurs participants aux discussions de groupe ont exprimé le souhait d'une intervention étatique plus prononcée dans un objectif de plus grande justice sociale. Les aides de l'Etat sont considérées comme relativement rares. Les pères de familles de ménages témoins à Halong ont observé qu'elles se développent, entre autres en faveur des séropositifs VIH/sida et des enfants handicapés. Elles restent cependant insuffisantes, comme l'est selon eux l'aide aux orphelins dont les parents étaient séropositifs, d'un montant de 180 000 dôngs par mois. Les membres des foyers témoins aimeraient que ces aides ne s'adressent pas seulement aux personnes séropositives mais aussi aux handicapés, aux personnes isolées. [64]Les programmes de lutte contre la pauvreté sont jugés limités dans la mesure où ils se déploient au niveau de la ville sans

[64] D'après les personnes interrogées, le seuil de pauvreté a été rehaussé de 290 000 à 350 000 dôngs par personne et par mois de 2005 à 2006, soit 17,5 euros ou 0,6 euros par jour.

prendre en compte les spécificités locales des quartiers. Leurs critères d'octroi sont considérés comme très restrictifs et soumis à l'accomplissement de lourdes formalités administratives. Certains ménages démunis qui n'y répondent pas se sentent victimes d'une injustice, car leur situation leur impose des conditions de vie très difficiles marquées en outre par le handicap, la vieillesse, l'isolement. Ainsi, les problèmes sociaux et la façon dont ils sont gérés à travers les programmes laissent entrevoir une évolution vers un modèle où, dans le contexte d'un détachement de la lutte contre le VIH/sida de la politique des fléaux sociaux, des inégalités économiques et sociales s'aggravent et conduisent à l'expression du besoin d'une intervention de l'Etat plus affirmée, mais surtout reformulée.

CONCLUSION

Si le VIH/sida revêt dans une certaine mesure un caractère exogène perceptible dans l'emprunt de termes étrangers pour le désigner, il n'en constitue pas moins un problème qui participe d'enjeux de santé et de société. Il n'est pas isolé, mais contribue à une dynamique sanitaire, socioéconomique et politique. Il donne lieu à l'expression de clivages sociétaux dont l'un des principaux est déterminé par la consommation de drogue, les autres étant marqués notamment par des écarts d'âge, des rapports de genre, des appartenances communautaires et familiales. Les discours sur les programmes de lutte contre le VIH/sida reflètent la forte imbrication du VIH/sida dans les questions de société. Ils font apparaître l'influence de la politique du Renouveau sur le fonctionnement social et indirectement sur la propagation de l'épidémie. Inversement, ils indiquent que le VIH/sida remet en cause certains fondements de cette politique caractérisée par une mise en concurrence et le développement de l'économie de marché. Ces relations sociales et familiales qui se nouent en lien avec une atteinte VIH/sida doivent maintenant être précisées et mises en correspondance avec des moments spécifiques de la prévention et la prise en charge des séropositifs.

CONCLUSION GÉNÉRALE

APPRÉHENDER UNE POPULATION PAR SES MAUX

Le consensus du Programme d'Action issu de la Conférence Internationale sur la Population et le Développement du Caire (1994) organisée par les Nations Unies a marqué le passage d'objectifs démographiques quantitatifs vers la satisfaction des besoins et préférences individuelles. Il suppose l'autonomisation des femmes au sein de leurs couples, leurs familles, leurs communautés et la protection de leurs droits. Parallèlement, on constate un maintien de la mise en réseau avec les membres de la parenté, d'où l'idée d'une famille « individualiste et relationnelle » (de Singly 1999). Quelle forme prennent au Viêt Nam ces phénomènes dans la perspective de la lutte contre le VIH/sida ? Les propos recueillis dans les groupes de discussion réalisés dans le cadre de l'étude menée à Halong et Dông Triêu apportent des éléments de réponse à cette question. Ils mettent en avant trois entités : la famille, la communauté et la société dont les rôles respectifs dans la solidarité en matière de santé s'expriment dans un contexte caractérisé par la montée d'un individualisme et la persistance de valeurs d'entraide. La famille occupe une place centrale. Lieu de tension entre tendances contradictoires, elle constitue une référence pour les relations de proximité et pallie les faiblesses du système de santé. Elle contribue à élaborer une « construction sociale de la séropositivité VIH/sida » dans la mesure où l'atteinte VIH est appréhendée autrement que comme une caractéristique attachée à un seul individu. A l'aide d'une enquête nationale et d'une approche cas-témoin, l'étude développée dans cet ouvrage identifie les spécificités associées à une séropositivité VIH et à l'appartenance à un ménage comportant une personne séropositive. Ces résultats sont complétés d'éléments de compréhension tirés de discussions de groupe et d'observation.

Le modèle du cycle de la santé et la maladie familiales (Doherty et coll. 1985) sur lequel s'appuie ce travail pour préciser la façon dont la famille gère la prévention du VIH/sida, la survenue d'une séropositivité et la prise en charge des problèmes qui lui sont liés permet une exploration spécifique de chaque phase. La première comprenant la promotion de la santé et la réduction des risques se traduit comme nous l'avons vu par des attitudes de distanciation et des difficultés de communication. La deuxième, caractérisée par la vulnérabilité et l'irruption de la maladie dans la famille suit plusieurs étapes avec l'apparition de symptômes et la réalisation d'un dépistage, processus dans lequel la famille est engagée à des degrés divers. La troisième phase au cours de laquelle la famille fournit un effort pour donner du sens au problème aboutit à reconnaître la gravité de l'atteinte biomédicale, mais également sociale, notamment après le stade asymptomatique. La quatrième phase marquée par les réactions immédiates émotionnelles implique dans une large mesure les parents de la personne séropositive et les membres cohabitants. Elle repose sur les contacts établis avec les acteurs extérieurs. Le choix critique concernant le recours éventuel à une aide dépend des programmes de prise en charge gratuite. Enfin, l'adaptation à long terme à la pathologie comprend des conséquences importantes sur les plans économiques et sociaux, et peut inclure le décès de la personne séropositive.

Les manifestations du VIH varient selon la période considérée. En effet, la signification conférée par la famille à la maladie change au cours des étapes du traitement. Les pratiques de prévention, de distanciation à l'égard de la personne atteinte sont plus strictes lors de l'apparition de symptômes, avec par exemple l'utilisation de gants en caoutchouc au moment de la survenue de problèmes dermatologiques. Si ces réactions doivent tenir compte de dynamiques de prévention et de prise en charge, elles sont aussi tributaires de phénomènes exogènes tels que les relations interpersonnelles au sein du voisinage, la disponibilité d'infrastructures sanitaires et communautaires, l'interaction de la séropositivité avec d'autres facteurs qui lui sont liés comme la consommation de drogue. Ces synergies définissent ce que nous avons appelé des « cumuls de vulnérabilités » également considérés comme des sources de « séries de risques » (Patterson 2002). Plus en amont, ces pratiques sont influencées par les changements sociopolitiques, sanitaires et démographiques qui peuvent être rapides et profonds, comme l'a été le passage d'un rattachement de la lutte contre le VIH/sida à la politique des fléaux sociaux vers la promotion d'interventions impliquant les individus atteints.

Cet aspect dynamique peu présent dans le modèle du cycle des réactions familiales à la maladie est mis en avant dans la théorie de la résilience familiale (Patterson 2002). En effet, cette résilience y est conceptualisée non comme une capacité, mais comme un processus. Elle prend en compte les ajustements dans le temps des réponses apportées par la famille. Cette approche accorde une large place à la subjectivité des membres et à leurs interactions. Par exemple, le sens donné à l'épreuve que traverse la famille constitue un facteur de résilience et évolue avec les expériences rencontrées. C'est effectivement le cas pour le VIH/sida lorsque les proches, d'abord anéantis par la nouvelle de la séropositivité, indiquent que celle-ci les a dans un deuxième temps rassemblés et a contribué à créer davantage de relations d'intérêt et d'entraide mutuels entre eux. Malgré les inconvénients que présente la vision dichotomique proposée par cette théorie, le principe d'un arbitrage opéré par la famille entre une mobilisation en faveur de la personne atteinte et une préservation de l'intégrité du groupe explique certains comportements, notamment la stigmatisation et la discrimination interne à la famille. Celles-ci peuvent aboutir au rejet complet de la personne séropositive par ses proches. Ce phénomène que nous n'avons pas rencontré dans le cadre de notre étude a été documenté dans le cas du Viêt Nam (Unesco 2003) mais semble de moins en moins prévalent en raison du développement des programmes gratuits de prise en charge. De façon moins extrême, les situations évoquées par nos informateurs décrivent des attitudes et comportements de stigmatisation et de discrimination internes à la famille marqués par une distance physique et un contrôle social accru, surtout lors des contacts avec l'extérieur.

A Quang Ninh, les discours recueillis mettent en avant le poids de la collectivité et la nécessité d'une conformité à une norme. Celle-ci prend la forme d'un impératif de solidarité entre voisins et d'entraide familiale qui coexiste avec un fort contrôle social. Le terme « normal » (*binh thuong*) a été très utilisé en opposition à des séropositifs sur lesquels pèse une condamnation morale. Dans une société où la proportion d'étrangers est très faible, où la culture de défense d'un territoire commun est mise en scène et rappelée de manière récurrente dans les médias, où les liens de sang sont valorisés notamment le côté paternel dit « intérieur » (*nôi*)[65], le VIH/sida montre les pressions générées par un événement perçu comme en partie exogène et perturbant le fonctionnement social. Il questionne le modèle familial en imposant une modification des relations entre parents et enfants. Il est considéré comme prenant en défaut les premiers dans leur tâche d'éducation et les seconds dans leur devoir d'assistance à leurs aînés âgés. Les attributions de responsabilité et de culpabilité suscitées par une atteinte ou un risque de transmission sont significatives d'un ordre. On a pu saisir la puissance de ces normes à travers les propos des personnes interrogées. Ces contradictions sont à l'origine de fortes tensions entre des idéaux favorisant la cohésion comme la hiérarchie, la complémentarité et l'entraide au sein de la famille et une tendance à la montée de l'individualisme et la recherche d'une plus grande intimité encouragées par la politique du Renouveau accompagnée d'une ouverture internationale et par conséquent l'arrivée d'idées modernes. Les citoyens surtout en milieu urbain sont de plus en plus conscients de leurs droits individuels (Zhang et coll. 2002). La flexibilité de la famille ou du ménage est quant à elle manifeste dans les adaptations relatives à la répartition des tâches qui obéit à un schéma largement déterminé par les relations de genre.

Un principe similaire s'applique au niveau de la communauté au sein de laquelle la famille s'efforce de se préserver une place et une « dignité » comme l'ont montré les discussions de groupe. Le voisinage, les habitants du hameau ou du quartier, les commerçants dans leur boutique ou au marché tentent de maintenir un contrôle qui s'exerce parfois aux dépens de la personne séropositive voire de ses proches. De façon générale, la cohésion sociale a été déterminante dans l'histoire du pays depuis plus d'un millénaire et réactivée lors des conflits survenus aux XIXe et XXe siècles. Ces valeurs sont entretenues par des discours de promotion de la solidarité communautaire fondée sur un système de distinction aux différents niveaux pour l'attribution du titre de « cultivé ». Cette politique reflète cette notion d'engagement collectif de la famille dans les conséquences du comportement d'un de ses membres. Au contraire, les programmes de régulation des entreprises et initiatives informelles de commerce en cours pourraient induire des changements importants dans les formes de sociabilité, avec un anonymat accru dont la contrepartie serait une plus grande intimité.

[65] Par contraste avec les liens maternels « extérieurs » (*ngoai*).

Cet impératif de cohésion est contrecarré par des forces centrifuges. La famille forme un lieu d'interactions et les étapes de sa réaction à un problème de santé ne sont pas vécues de manière homogène par ses différents membres. Ces divergences sont dues en partie à l'hétérogénéité liée au VIH dans les foyers affectés. Ceux-ci comprennent des compositions familiales diverses marquées par une moindre proportion de structures nucléaires. Comme nous l'avons vu, la présence de personnes séropositives relativement jeunes contraste avec celle de séronégatifs d'âges plus variables. Ceci suggère une cohabitation entre des personnes séropositives et des aînés qu'ils n'ont pas quittés ou qu'ils ont rejoints au sein du foyer parental comme ce qui a été observé en Thaïlande (Knodel et coll. 2009). Par ailleurs, la pertinence de la notion de dyade constituée d'un patient et d'un aidant est remise en cause par le groupe de prise en charge formé de plusieurs intervenants, ce qui représente la configuration la plus courante. La prégnance de cette pluralité coexiste avec des rapports privilégiés, d'une forme de sous-groupe incluant souvent le patient et sa mère ou son conjoint. Comme nous l'avons vu, les soins témoignent d'une forte implication des parents. Du point de vue du modèle familial, le VIH/sida exerce des effets contradictoires. Il s'accompagne de l'affaiblissement des liens conjugaux et renforce le modèle patrilinéaire, mais il met également en avant le rôle des femmes. Le taux de célibat et de rupture d'union plus élevé chez les séropositifs s'explique par un appel plus fréquent au groupe parental et dans une moindre mesure au groupe familial élargi, même parmi les séropositifs en union. A l'opposé, la place prépondérante des femmes dans la prise en charge est non seulement interne au foyer, mais aussi externe à travers leur recours à des ressources extérieures, qu'il s'agisse de réseaux sociaux ou de moyens financiers avec notamment la recherche d'emprunts. Ainsi, l'épidémie conforte le modèle de référence. L'un des grands clivages qui marquent les relations intrafamiliales et sont exacerbés avec le VIH/sida concerne les rapports de genre. Ce type d'écart est perceptible dans le profil des séropositifs, distinguant principalement les jeunes hommes célibataires cohabitant avec leurs ascendants des femmes en rupture d'union. Il apparaît aussi dans la répartition des rôles pour la prise en charge des problèmes de santé et particulièrement d'une séropositivité. Il est accentué par l'interaction entre atteinte VIH et consommation de drogue.

L'épidémie fonctionne donc comme un révélateur. Elle donne l'occasion aux protagonistes d'exprimer les fondements des liens qui les unissent. Son effet sur la cohésion familiale et plus largement sociale constitue un indicateur de la force et la forme de ces relations. L'accès aux traitements et aux informations témoigne de l'influence des différents canaux de diffusion de connaissances, du savoir-faire et des recours médicaux. Les circonstances qui conduisent au dépistage, la façon dont circulent les résultats sérologiques, les réactions lors de l'annonce et l'organisation des membres du foyer pour la prise en charge fournissent des enseignements sur les relations, mais également sur les notions d'intimité, de secret, d'entraide, de solidarité. A ce titre, la séparation des personnes atteintes d'avec leurs proches à l'intérieur du ménage renforce l'individualisation des ressources. De même, les besoins en soins soulignent les lacunes du système sanitaire au contact duquel se développe un secteur associatif peu visible, en partie informel et très actif. Les interactions au sein de la famille se traduisent par des usages particuliers des objets, qu'une atteinte VIH est susceptible de modifier, même si ces précautions n'ont pas de fondement quant à la possibilité d'une transmission biomédicale. C'est ce que l'on observe pour le partage de certaines affaires de toilettes (serviette, brosse à cheveux), ustensiles de cuisine (baguettes, bol), l'utilisation de lieux (lit, chambre) ou la manière dont est faite la lessive (en commun, séparée). Ces procédés matérialisent une évolution des relations intrafamiliales. La réaction à l'épidémie VIH/sida peut ainsi être déconstruite et analysée comme l'émergence de comportements, attitudes, opinions caractérisés par de nouveaux modes de transfert des informations, valeurs, pratiques, conduisant à une reformulation des liens familiaux et plus généralement sociaux.

De la même façon, les silences sur l'épidémie sont significatifs. Le plus marquant dans le contexte du VIH concerne l'homosexualité. Ce phénomène est totalement absent des discours que nous avons recueillis. Il n'est pas mentionné non plus dans les textes de loi relatifs à l'épidémie ni représenté sur les panneaux d'affichage des campagnes de sensibilisation sur les voies publiques. Etant donné le taux de prévalence du VIH observé chez les homosexuels masculins et sa tendance à la hausse, ce sujet constitue l'une des lacunes des politiques de lutte. Or, depuis la réalisation de notre enquête et la collecte des données que nous avons utilisées, plusieurs signes suggèrent une visibilité grandissante de ces pratiques au sein de la population et des instances de pouvoir. L'organisation de la première gay-pride à Hanoi en 2012, les débats au plus haut niveau sur l'éventuelle élaboration d'un texte de loi autorisant le mariage entre homosexuels qui ont suivi témoignent de l'émergence de cette problématique sur la scène publique. Cette thématique n'est pas nouvelle dans les médias, comme le montre la parution en 2000 dans le quotidien d'Etat « la Jeunesse » (*Tuổi Trẻ*) du témoignage d'un jeune homosexuel de 18 ans, suscitant de nombreuses lettres de soutien, ou encore le succès de films et séries télévisées traitant explicitement de cette question[66]. Ces résultats illustrent l'évolution rapide d'une société dont la population est jeune, et le manque de lien établi dans les représentations entre homosexualité et VIH, auquel il faudra certainement remédier rapidement pour éviter une propagation accrue de l'épidémie.

La diversité des propos recueillis au sujet de la stigmatisation avec une majorité de postures d'éloignement, de précaution vis-à-vis des séropositifs et de leurs familles, des sentiments de peur de la transmission, mais également des élans de compassion et la nécessité d'un soutien moral va à l'encontre d'une vision dichotomique. Cette pluralité contredit le modèle d'un environnement très marqué par le contrôle social, l'impératif de conformité à une norme que suggèrent les difficultés à identifier les personnes atteintes. Ainsi, quelques nuances sont observées et laissent entrevoir une relative complexité. La stigmatisation dépend en partie des relations préexistantes à l'infection et de la conduite des individus affectés ou infectés d'où l'intérêt de les contextualiser, comme cela a été fait pour la Thaïlande (Vanlandingham et coll. 2005), qui semble néanmoins moins défavorable aux personnes atteintes. Les comportements de l'entourage peuvent par ailleurs se traduire par des attitudes de « sur intégration » du séropositif, d'attention spécifique et de soins qui paraissent a priori contraires à un rejet, mais n'en introduisent pas moins une forme de distance (Vanlandingham et coll. 2005), ce qui permet d'avoir une perception plus englobante de la notion de stigmatisation.

Quelques questions demeurent concernant l'impact du VIH/sida et la vulnérabilité de la population à l'épidémie, ce qui revient à tenter d'établir le sens de la causalité entre phénomènes sociodémographiques et VIH, défi qu'il est nécessaire de renseigner (UNDP et coll. 2005 :50). Par exemple, l'association entre séropositivité et fécondité montre une corrélation positive entre

[66] Par exemple le film du réalisateur Huỳnh Nguyễn Đăng Khoa (2012) intitulé « Mes meilleurs amis gay » (« *Bộ ba đĩ thõa* ») et la série du réalisateur Bùi Anh Tuấn (2007) intitulé « Un monde sans femme » (« Một thế giới không có đàn bà ») tiré du roman éponyme paru en 2000.

rupture d'union et célibat d'une part, moindre fécondité d'autre part. Cependant ces deux champs entretiennent des relations complexes (Magadi et coll. 2010). Autre exemple, la prévalence du VIH est plus forte dans les ménages monoparentaux ou filiaux que dans ceux qui ont une structure nucléaire. L'épidémie peut en effet entraîner le décès d'un parent. Or, les entretiens ont suggéré une interprétation alternative puisque le défaut d'attention aux plus jeunes est évoqué pour expliquer la survenue de problèmes d'injection de drogue et par conséquent d'une infection VIH. Les discussions de groupe éclairent donc la façon dont la composition familiale peut exercer une influence en amont. Si les données qualitatives apportent des éléments de compréhension des interactions, une utilisation plus systématique de l'approche biographique pourrait dans ce domaine répondre à certaines questions, en précisant les liens d'antériorité entre atteinte VIH individuelle ou du ménage et événements du cycle de vie, notamment les ruptures d'union, le maintien en célibat, le renforcement de relations entre personnes âgées et leurs enfants adultes. Comme nous l'avons vu, une telle étude nécessite de définir pour chaque étape les contours de la famille selon que l'on fait référence aux individus cohabitant, à la structure nucléaire ou élargie, tout en s'interrogeant sur la place respective de chaque membre et les articulations des rôles de l'ensemble des acteurs de la lutte contre le VIH/sida.

Ces différents aspects soulignent le fait que, loin de constituer un phénomène individuel, la séropositivité VIH/sida est fortement mobilisatrice en termes de relations familiales et sociales. Elle engendre de profonds bouleversements et est révélatrice de dynamiques collectives. Son exploration permet par conséquent une approche spécifique de la société vietnamienne contemporaine. Dans ce pays, les enjeux de la lutte contre le VIH/sida montrent que la portée des réformes du Dôi Moi dépasse largement le domaine initialement à vocation essentiellement économique et modifie de façon significative les dynamiques socioculturelles. Celles-ci peuvent être saisies au niveau macro social mais aussi microsocial à travers les relations interindividuelles et jusque dans des facettes très intimes de la vie quotidienne. En ce sens, les études microsociales et méso sociales éclairent des pans très généraux de la société.

BIBLIOGRAPHIE

ATTANE, Isabelle; BARBIERI, Magali; 2009. "La démographie de l'Asie de l'Est et du Sud-est des années 1950 aux années 2000. Synthèse des changements et bilan statistique » in *Population-F*, vol. 64, n°, INED, Paris, pp. 7-154.

BANENS, Maks; 2000. *Vietnam: reconstitution of its 20th century population history*, Asian History Statistics (AHSTAT) COE project, Institute of Economic Research, Hitotsubashi University, Tokyo, 47 p.

BARBIERI, Magali; 2009. "Doi Moi and the ederly: intergenerational support under the strain of reforms" in *Reconfiguring Families in contemporary Vietnam*, Magali Barbieri and Danièle Bélanger eds, Contemporary issues in Asia and the Pacific, Stanford University Press, March, pp. 133-165.

BARBIERI, Magali; 2007. « De l'utilité des statistiques démographiques de l'Indochine française (1862-1954) » in *Annales de démographie historique*, vol. 1, n°113, pp. 85-126.

BARBIERI, Magali; ALLMAN, James; PHAM, Bich San; NGUYEN Minh Thang; 1995. "La situation démographique du Viêt Nam" in *Population*, vol. 3, INED, Paris, pp. 621-652.

BATES, Lisa Michelle ; HANKIVSKY, Olena ; SPRINGER, Kristen W.; 2009. "Gender and health inequities: a comment on the final report of the WHO Commission on the Social Determinants of Health" in *Social Science and Medicine*, vol. 69, pp. 1002-1004.

BECKER, Howard ; 1985. *Outsiders, étude de sociologie de la déviance*, Métailié, Paris, éd. Seuil, 1ère éd. en anglais 1963, 248 p.

BELANGER, Danièle ; BARBIERI, Magali ; 2009. « Introduction : state, families and the making of transitions in Vietnam » in *Reconfiguring Families in contemporary Vietnam*, Magali Barbieri and Danièle Bélanger eds, Contemporary issues in

Asia and the Pacific, Stanford University Press, March, pp. 1-44.

BELANGER, Danièle; 2006. « La préférence pour les garçons en Asie au-delà des indicateurs agrégés: l'apport du qualitatif » in *Les approches qualitatives dans les études de population. Théorie et pratique*, Myriam de Loenzien et Simon-David Yana dir., éditions des Archives contemporaines, Paris, pp. 47-50.

BERESFORD, M.; 2008. "Economic transition, unevendevelopment, and impact of reform on regional inequality", in *Postwar Vietnam: dynamics of a transforming society*, edited by Luong Van Hy. Singapore: ISEAS, pp. 55-80.

BỘ VĂN HOÁ - THÔNG TIN; 2006. *Quyết định của Bộ trưởng Bộ Văn hoá - Thông tin về việc ban hành Quy chế công nhận danh hiệu"Gia đình văn hóa", "Làng văn hóa", "Tổ dân phố văn hóa"* [Ministère de la Culture et de l'Information. 2006. *Décision du Ministre de la Culture et de l'Information à propos de la délivrance du titre de « famille cultivée », « village cultivé », ilôt cultivé »*], n°62/2006/QD-BVHTT, République Socialiste du Viêt Nam, 9 p.

CALDWELL, John C.; CALDWELL, Pat; ORUBULOYE, I.O.; 1992. "The family and sexual networking in sub-Saharan Africa: historical regional differences and present-day implications" in *Population Studies*, vol. 46, pp. 385-410.

CHINH PHU; 2000. "Quyêt Dinh cua thu tuong Chinh phu sô 136/2000/QD-TTg vê viêc phê duyêt "Chiên luoc quôc gia vê cham soc suc khoe sinh san giai doan 2001-2010" [Gouvernement. 2000. "decision n°136/2000/QD-TTg du premier ministre sur la decision de la "stratégie nationale sur les soins de santé de la reproduction pour la période 2001-2010"], 3 p.

COMMITTEE FOR POPULATION, FAMILY AND CHILDREN; 2003. *Demographic and Health Survey 2002*, Population and Family Health Project, Hanoi, September, 231 p.

CRAIG, David ; 2002. *Familiar medicine. Everyday health knowledge and practice in today's Vietnam*, University of Hawai Press, Honolulu, 288 p.

DAVIS, Kingley; BLAKE, Judith; 1956. "Social structure and fertility: an analytic framework" in *Economic development and cultural change*, vol. 4, n°3, April, The University of Chicago Press, pp. 211-235.

DEAN, Hazel D. ; FENTON, Kevin A. ; 2010. "Adressing social determinants of health in the prevention and control of HIV/AIDS, viral hepatitis, sexually transmitted infections, and tuberculosis" in *Public Health Reports*, vol. 125, suppl. 4, pp. 1-5.

DEOLALIKAR, Anil ; 2009. « Health care and the family in Vietnam » in *Reconfiguring Families in contemporary Vietnam*, Magali Barbieri and Danièle Bélanger eds, Contemporary issues in Asia and the Pacific, Stanford University Press, March, pp. 75-94.

DOHERTY, William J. ; McCUBBIN, Hamilton I. 1985. "Families and health care: an emerging arena of theory, research, and clinical intervention" in *Family Relations*, vol. 34, pp. 5-11.

EL BASSEL, Nabila; TERLIKBAEVA, Assel; PINKHAM, Sophie; 2010. « HIV and women who use drugs : double neglect, double risk » in The Lancet, vol. 376, July 31, pp. 312-313.

ELIAS, Norbert; 1998. *La société des individus*, ed. Pocket, Paris, 301 p.

EPSTEIN, Brynn G. ; 2004. « The Demographic Impact of HIV/AIDS" in *The Macroeconomics of HIV/AIDS*, Markus Haacker ed., International Monetary Fund, November, pp. 1-40.

FAMILY HEALTH INTERNATIONAL; 2007. *Scaling up the continuum of care for people living with HIV in Asia and the Pacific. A toolkit for implementers*, USAID, Bangkok, 113 p.

GENERAL STATISTICS OFFICE; 2011. Viet Nam Population and Housing Census 2009. *Age-sex structure and marital status of the population in Viet Nam*, Ministry of Planning and Investment, Hanoi, 166 p.

GENERAL STATISTICS OFFICE; 2008. *The 2007 population change and family planning survey: major findings*, Hanoi, March, 230 p.

GENERAL STATISTICS OFFICE 2001. *Tông Diêu tra dân sô và nhà o Viêt Nam 1999. Kêt qua diêu tra toàn bô. Population and housing census Vietnam 1999, completed census results*, Nhà xuât ban thong kê, Hà Nôi, UNFPA, 646 p.

GENERAL STATISTICS OFFICE; NATIONAL INSTITUTE OF HYGIENE AND EPIDEMIOLOGY, ORC MACRO; 2006. Vietnam Population and AIDS Indicator survey, GEORGE, Pierre; 1975. "La conférence mondiale de la population de Bucarest (août 1974). Réalités démographiques et débats politiques » in Annales de géographie, vol. 84, n°461, janvier-février, pp. 1-23.

GO, Vivian Fei-Ling; VU, Minh Quan; CHUNG, A; ZENILMAN, Jonathan; VU, Thi Minh Hanh; CELENTANO, David; 2002. "Gender gaps, gender traps: sexual identity and vulnerability to sexually transmitted diseases among women in Vietnam" in *Social Science and Medicine*, vol. 55, pp. 467-481.

GHUMAN, Sharon ; 2005. « attitudes about sex and marital sexual behavior in Hai Duong province, Vietnam" in Studies in Family Planning, vol. 36, n°2, June, pp. 95-106.

GUILMOTO, Christophe Z.; 2012. "Son preference and kinship structures in Viet Nam", *Population and Development Review,* 38, 1, 31-54.

HANNAH, Joe ; 2007. *Local non-governement organizations in Vietnam: Development, civil society and state-society relations*, Ph.D. in Geography, University of Washington, Seattle, 292 p.

HAUB, Carl ; Phuong, Thi Thu Huong ; 2003. *Population et développement au Viêt-Nam*, Population Reference Bureau, Vietnamese National Committee for Population and Family Planning, 8 p.

HIV and AIDS Datahub; 2011. *Vietnam Country Review*, Evidence to action, December, 14 p.

JAMIESON, Neil J. ; 1995. *Understanding Vietnam*, University of California Press, Berkeley, 428 p.

JOHANSSON, Annika ; NGUYEN, Thu Nga ; TRAN, Quang Huy ; DOAN, Du Dat ; HOLMGREN, Kristina ; 1998. « Husbands' involvement in abortion in Vietnam » in *Studies in Family Planning*, vol. 29, n°4, December, Population Council, pp. 400-413.

KAWACHI, Ichiro ; 2002. « What is social epidemiology ? » in *Social Science and Medicine*, vol. 54, pp. 1739-1741.

KESPICHAYAWATTANA, Jiraporn ; VANLANDINGHAM, Mark ; 2003. "Effects of coresidence and caregiving on health of Thai parents of adult children with AIDS" in *Journal of Nursing Scholarship*, vol. 35, n°3, pp. 217-224.

KHUAT, Thi Hai Oanh; 2007. *HIV/AIDS Policy in Vietnam. A civil society perspective*, Open Society Institute, Public Health Watch, New York, 65 p.

KHUAT, Thi Hai Oanh; ASHBURN, Kim; 2008. *Improving Hospital-based Quality of Care in Vietnam by Reducing HIV-related Stigma and Discrimination*, Institute for Social Development Studies, International Center for Research on Women Horizons Program, USAID, The Population Council, 130 p.

KLEINEN, John ; 2001. « La comédie de l'Etat-Parti. Le Viêt-Nam depuis la réunification » in *Raisons politiques*, n°3, août, Presses de la Fondation nationale des sciences politiques, pp. 37-54.

KNODEL, John; KESPICHAYAWATTANA, Jirapon; DAENGTIENCHAI, Chanpen; WIWATWANICH, Suvinee; 2009. *Older-age parents and the AIDS epidemic in Thailand. Changing impacts in the era of antiretroviral therapy*, United Nations ESCAP, Bangkok, 71 p.

KNODEL, John; SAENGTIENCHAI, Chanpen; 2002. *Older aged parents: the final safety net for adult sons and daughters with AIDS in Thailand*, report n°02-503, May, University of Michigan, 35 p.

KNODEL, John; VU, Manh Loi; JAYAKODY, Rukmalle; VU, Tuan Huy; 2005. "Gender roles in the family" in *Asian Population Studies*, March, vol. 1, n°1, pp. 69-92.

KROWOLKI, Nelly ; 1999. « Du dedans au dehors : le vocabulaire de parenté » in *Mông Phu, un village du delta du Fleuve Rouge*, éds. L'Harmattan, coll. Recherches asiatiques, Paris, pp. 109-135.

LABOURIE-RACAPEE, Annie; LOCOH, Thérèse; 1999. « Genre et démographie : nouvelles problématiques ou effet de mode ? » in *Théories, paradigmes et courants explicatifs en démographie, Chaire Quetelet 1997*, Université Catholique de Louvain, Louvain-la-Neuve, Academia/Bruylant/l'Harmattan, pp. 65-92.

LE, Bach Duong ; KHUAT, Thu Huong ; BACH, Tan Sinh ; NGUYEN, Thanh Tung ; Center for Social Development Studies ; 2002. *Civil Society in Vietnam*, unpublished, 26 p.

LE, Phuoc Dung ; 2005. *Viêt Nam administrative atlas*, Nhà xuât ban ban dô, Cartographic publishing house, Hanoi, 121 p.

LI, Li ; SHENG, Wu ; ZUNYOU, Wu ; SUN, Stéphanie ; CUI, Haixia ; MANHONG, Jai ; 2006. « Understanding family support for people living with HIV/AIDS in Yunnan, China in *AIDS and Behavior*, vol. 10, n°5, September, pp. 509-517.

LI, Li; JI, Guoping; LIANG, Li-Jung; DING; Yingying; TIAN, Junru; XIAO, Yongkang; 2011. “A multilevel intervention for HIV-infected families in China: together for empowerment activities (TEA)” in *Social Science and Medicine*, vol. 73, pp. 1214-1221.

LOENZIEN, Myriam de; 2009a. "Family: the cornerstone of the current fight against HIV/AIDS epidemic in Vietnam" in *Reconfiguring Families in contemporary Vietnam*, Magali Barbieri and Danièle Bélanger eds, Contemporary issues in Asia and the Pacific, Stanford University Press, March, pp. 97-132.

LOENZIEN, Myriam de ; 2009b. « Institutionnalisation d’un continuum dc prise en charge des séropositifs VIH/sida à Hanoi (Viêt-Nam) » in *Cahiers d'études et de recherches francophones / Santé* vol. 19, n° 3, juillet-août-septembre 2009, pp. 141-148.

LONDON, Jonathan D. ; 2008. « Reasserting the state in Viet Nam : health care and the logics of market-leninism » in *Policy and* Society, vol. 27, Elsevier, pp. 115-128. http://www.viet-studies.info/kinhte/LonLon_Market_Leninism.pdf (accessed 25 09 2011 at 18:54).

LONG, Lynellyn D. ; LE, Ngoc Hung ; TRUITT, Allison; LE, Thi Phuong Mai ; DANG, Nguyen Anh ; 2000. *Changing gender relations in Vietnam’s post Doi Moi era*, Policy research report on Gender and Development, working paper series n014, the World Bank, June, 147 p.

LUONG, Hy Van ; 1989. « Vietnamese kinship : structural principles and the socialist transformation in Northern Vietnam » in *The Journal of Asian Studies*, vol. 48, n°4, November, The Association for Asian Studies, pp. 741-756.

LUU, Bich Ngoc ; 2010. *La famille vietnamienne face au VIH/sida : connaissances, stigmatisation et exclusion (Étude de cas à Ha Long, province de Quang Ninh, Viêt Nam)*, thèse de doctorat en démographie sous la co-direction de Maria-Eugenia Cosio-Zavala et Myriam de Loenzien, Université Paris Ouest Nanterre la Défense, 421 p. + 50 p. d'annexes.

MACRO INTERNATIONAL; 2011. *HIV/AIDS Survey Indicators Database*. http://www.measuredhs.com/ hivdata/, 24 novembre 2011.

MARR, David G.; 2000. "Concepts of 'individual' and 'self' in twentieth-century Vietnam" in *Modern Asian Studies*, vol. 34, n°4, October, Cambridge University Press, 769-796.

MARR, David G. ; 1981. *Vietnamese tradition on trial 1920-1945*, University of California Press, Berkeley, 468 p.

MERLI, Giovanna M.; 1998. "Mortality in Vietnam, 1979-1989" in *Demography*, vol. 35, number 3, August, pp. 345-360.

MILLER, Riva; MURRAY, Derval; 1999. "The impact of HIV illness on parents and children, with particular reference to African families" in *Journal of family therapy*, Blackwell publishers, vol. 21, pp. 284-302.

MINISTRY OF HEALTH; 2007. *Program of Action on HIV/AIDS surveillance, monitoring and evaluation*, Hanoi, 37 p.

MINISTRY OF HEALTH; 2009. *Viet Nam HIV/AIDS estimates and projections 2007-2012*, Ha Noi, Viet Nam Administration of HIV/AIDS control, 91 p.

MINISTRY OF HEALTH; HEALTH PARTNERSHIP GROUP; 2008a. *Joint Annual Health Review 2007*, Hanoi, January, 95 p.

MINISTRY OF HEALTH; HEALTH PARTNERSHIP GROUP; 2008b. *Joint Annual Health Review 2008. Health financing in Viet Nam*, Hanoi, November, 147 p.

MINISTRY OF HEALTH; HEALTH PARTNERSHIP GROUP; 2010. *Joint Annual Health Review 2010. Vietnam's Health System on the Threshold of the five-year plan 2011-2015*, Hanoi, December, 254 p.

MINISTRY OF HEALTH; HEALTH PARTNERSHIP GROUP; 2011. *Strenghtening policymaking, health financing reforms and universal health insurance, Joint Annual Health Review 2011*, Hanoi, September, 210 p.

MINISTRY OF PLANNING AND INVESTMENT ; 2008. *Vietnam continues to achieve the millennium development goals*, December, Hanoi, 118 p.

MOORE, Ami R.; HENRY, Doug; 2005. "Experiences of older informal caregivers to people with HIV/AIDS in Lome, Togo" in *Ageing International*, Spring, vol. 30 n°2, pp. 147-166.

NATIONAL COMMITTEE FOR POPULATION, FAMILY AND CHILDREN; 2003. *Vietnam Demographic and Health Survey* 2002, Hanoi, September, General Statistics Office, ORC Macro, 124 p. + 94 p. appendices.

NATIONS UNIES; 2010. *Objectifs du Millénaire pour le développement, rapport 2010, New York, Département des affaires économiques et sociales des Nations Unies*, juin, 76 p.

NGUYEN, Du ; 1994. *Kim Vân Kiều*, traduction en français par Nguyễn Văn Vĩnh, Nhà xuất bản Văn học,Hanoi, 796 p.

NGUYEN, Huy Lai Joseph; 1981. *La tradition religieuse spirituelle sociale au Viêt Nam*, éd. Beauchesne, Paris, 525 p.

NGUYEN, Thu Anh; OOSTERHOFF, Pauline; HARDON, Anita; NGUYEN TRAN, Hien; COUTINHO, Roel A.; WRIGHT, Pamela; 2008. "A hidden HIV epidemic among women in Vietnam" in *BMC Public Health*, Januray, 11 p.

NGUYEN, Trân Hiên; NGUYEN, Thanh Long; TRINH, Quang Huan; 2004. "HIV/AIDS epidemics in Vietnam: evolution and responses" in *AIDS education and prevention*, vol. 16, suppl. A, pp. 137-154.

NGUYEN, Trân Lâm ; 2003. *The dynamics of AIDS risk and gender relations among intravenous drug users in Northern Vietnam*, Amsterdam Master in Medical Anthropology, University of Amsterdam, Supervisor Pr. Pieter Streefland, April, 121 p.

NGUYEN, Văn Ký; 1995. *La société vietnamienne face à la modernité. Le Tonkin de la fin du XIXe siècle à la seconde guerre mondiale*, éd. L'Harmattan, Paris, 432 p.

NORLUND, Irene ; 2007. *Filling the gap: the emerging civil society in Viet Nam*, Hanoi, January, 36 p.

OKOMURA, Junko; WAKAI, Susumu; UMENAI, Takusei ; 2002. « Drug utilisation and self-medication in rural communities in Vietnam" in *Social Science and Medicine*, vol. 54, pp. 1875-1886.

OMS ; 1946. Constitution de l'Organisation Mondiale de la Santé, 19 p. accès le 2 septembre 2011 à http://whqlibdoc.who.int/hist/official_records/constitution.pdf

OMS; 2008. *Combler le fossé en une génération. Instaurer l'équité en santé en agissant sur les determinants sociaux de la santé*, Commission des determinants sociaux de la santé, rapport final, Genève, 23 p.

PATTERSON, Joän M. ; 2002. « Integrating family resilience and family stress story » in *Journal of Marriage and Family*, vol. 64, n°2, May, pp. 349-360.

PHAM NGUYEN, Ha; PHARRIS, Anastasia; NGUYEN, Thanh Huong; NGUYEN, Thi Kim Chuc; BRUGHA, Ruairi; THORSON, Anna; 2010. "The evolution of HIV policy in Vietnam: from punitive control measures to a more rights-based approach" in *Global Health Action*, vol. 3, pp. 1-10.

PHINNEY, Harriet M.; 2008. ""Rice is essential but tiresome; you should get some noodles": Doi Moi and the political economy of men's extramarital sexual relations and marital HIV risk in Hanoi, Vietnam" in *American Journal of Public Health*, vol. 98, n°4, April, pp. 650-660.

POPULATION REFERENCE BUREAU ; 2011. 2011 *World Population data sheet. The world at 7 billion*, USAID, Washington, 15 p.

PROSCHAN, Frank ; 2002. « Syphilis, opiomania and pederasty : colonial constructions of Vietnamese (and French) social diseases" in *Journal of the History of Sexuality*, vol. 11, n°4, October, The University of Texas Press, pp. 610-636.

QUỐC HỘI; 2000. Luât hôn nhân và gia dinh, Công hoa Xa hôi Chu nghia Viêt Nam, [Assemblée nationale, loi sur le mariage et la famille, République socialiste du Viêt Nam], 27 p.

QUỐC HỘI ; 2005. *Bộ luật dân sự 2005* [Assemblée nationale ; 2005. *Loi sur les Affaires civiles* 2005], 157 p.

QUỐC HỘI; 2006. *Luât phong chông nhiêm vi rut gây ra hôi chung suy giam miên dich mac phai o nguoi (HIV/AIDS*), sô 64/2006/QH11, Công hoa Xa hôi Chu nghia Viêt Nam, [National Assembly, law on HIV/AIDS prevention and control, Socialist Republic of Viet Nam] 19 p.

REID, Gary; COSTIGAN, Genevieve; 2002. *Revisiting 'the hidden epidemic'. A situation assessment of drug use in Asia in the context of HIV/AIDS*, The Center for harm reduction, The Burnet Institute, Australia, Januray, 18 p.

RYDSTROM, Helle; 2004. "Female and male "characters": images of identification and self-identification for rural Vietnamese children and adolescents" in *Gender practices in contemporary Vietnam*, Lisa Drummond and Helle Rydstrom eds., Singapore University Press, pp. 74-95.

SCHULER, Sidney Ruth; HOANG, Tu Anh; VU, Song Ha; TRAN, Hung Minh; BUI, Thi Thanh Mai; PHAM, Vu Thien; 2006. "Constructions of gender in Vietnam: in pursuit of the 'three criteria'" in *Culture, Health and Sexuality*, September-October, vol. 8 n°5, Routledge, pp. 383-394.

SCORNET, Catherine; 2009. "State and the family: Reproductive policies and practices" in *Reconfiguring Families in contemporary Vietnam*, Magali Barbieri and Danièle Bélanger eds, Contemporary issues in Asia and the Pacific, Stanford University Press, March, pp. 47-74.

SEN, Gita; 2009. "Health inequities gendered puzzles and conundrums. The 10th annual Sol Levine Lecture on Society and health, October, 6, 2008" in *Social Science and Medicine*, vol. 69, pp. 1006-1009.

SEN, Gita; OSTLIN, Piroska; 2010. "Gender as a social determinant of health. Evidence, policies, and innovations" in *Gender equity in health. The shifting frontiers of evidence and action*, Gita Sen and Pirosla Ostlin eds., Routledge, New York, pp. 1-46.

SINGLY, François de; 1999. "Les résistances théoriques des sciences sociales devant le changement familial" in *Théories, paradigmes et courants explicatifs en démographie, Chaire Quetelet 1997*, Université Catholique de Louvain, Louvain-la-Neuve, Academia/Bruylant/l'Harmattan, pp. 551-564.

SOCIALIST REPUBLIC OF VIET NAM; 2005. *Viet Nam achieving the Millenium Development Goals*, 91 p.

SOCIALIST REPUBLIC OF VIET NAM; 2010. *Declaration of Commitment on HIV and AIDS adopted at the 26th United Nations Assembly Special Session in June 2001 (UNGASS), Reporting period: January 2008-December 2009*, Hanoi, March, 151 p.

TAYLOR, K. W. ; 2006. "Preface" in *Gender, household, State : Dôi Moi in Viêt Nam*, Jane Werner and Danièle Bélanger eds, Cornell University, Southeast Asia Program, New York, pp. 7-11.

TOMA, Bernard; THIRY, Etienne; 2003. "Qu'est-ce qu'une maladie émergente?" in *Epidémiologie et santé animale*, vol. 44, pp. 1-11.

TRAN, Thi Thu Ha ; MULHALL, Brian P.; MACASKILL, Petra: NGUYEN, Thanh Quang; 2005. "Risk factors for HIV infection in a gynaeco-obstetric population in Victnam – a case-control study" in *Sexual Health*, vol. 2, pp. 71-75.

TRƯỞNG BAN CHÍ ĐẠO PHONG TRÀO TOÀN DÂN ĐOÀN KẾT XÂY DỰNG ĐỜI SỐNG VĂN HOÁ; 2000. *Quyết định của Trưởng ban chí đạo phong trào Toàn dân đoàn kết xây dựng đời sống văn hoá Về việc ban hành Kế hoạch triển khai phong trào Toàn dân đoàn kết xây dựng đời sống văn hoá*, [Comité de direction du mouvement de construction solidaire d'une vie cultivée ; 2000. Décision du responsable du comité de direction du mouvement de construction solidaire d'une vie cultivée], Hanoi, 12 p.

UNION INTERNATIONALE POUR L'ETUDE SCIENTIFIQUE DE LA POPULATION; 2010. *Rapport annuel d'activités et de gestion 2010*, UIESP, Paris, 18 p.

UNAIDS; 2008. *Prevalence (15-49) per country per year*, June 23rd, Excel spreadsheet, 3 p.

UNAIDS; 2009. *UNAIDS Annual report 2009*, June, Geneva, 82 p.

UNAIDS; 2010. *Global report. UNAIDS report on the global AIDS epidemic*, UNAIDS, WHO, Geneva, 174 p. + 168 p. appendices.

UNAIDS; 2011. *UNAIDS data tables*, Geneva, 36 p.

UNDERWOOD, Carol, SKINNER, Joanna; OSMAN, Nadia; SCHWANDT, Hilary; 2011. "Structural determinants of adolescent girls' vulnerability to HIV: views from community members in Botswana, Malawi, and Mozambique" in *Social Science and Medicine*, vol. 73, pp. 343-350.

UNDP; AusAIDS; 2005. Impact of HIV/AIDS on household vulnerability and poverty in Vietnam, report of UNDP-AusAid supported project VIE/98/006, Hanoi, August, 72 p.

UNESCO; 2003. *Vietnamese cultural approach to HIV/AIDS prevention, support and care in selected areas of Ho Chi Minh city and Quang Ninh province*, Studies and reports, special series, issue n°19, Division of cultural policies and intercultural dialogue, UNESCO/UNAIDS research report, 119 p.

UNFPA; 2009. *Recent change in the sex ratio at birth in Viet Nam. A review of evidence*, Hanoi, August, UNFPA, 55 p.

UNITED NATIONS; 2002. *Millenium development goals: bringing the MDGs closer to the people*, November, Hanoi, 55 p.

UNITED NATIONS; 2008. *World urbanization prospects: The 2007 Revision Population Database*, accès le 25 10 2010 à http://esa.un.org/unup/p2k0data.asp

UNITED NATIONS; 2009. W*orld Population Prospects: the 2008 revision, vol.1: comprehensive tables*, United Nations Department of Economic and Social Affairs, Population Division, New York, 801 p.

UNITED NATIONS; 2011. *World Population Prospects: the 2010 Revision*, Department of Economic and Social Affairs, Population Division, April, CD-ROM Edition.

VANLANDINGHAM, Mark J.; WASSANA, Im-Em; CHANPEN, Saengtienchai; 2005. Community reaction to persons with HIV/AIDS and their parents: an analysis of recent evidence from Thailand, *Journal of Health and Social Behaviour*, vol. 46, n°4, December, pp. 392-410.

VIETNAM COMMISSION FOR POPULATION, FAMILY AND CHILDREN; MINISTRY OF HEALTH; POPULATION REFERENCE BUREAU; 2006. *HIV/AIDS in Viet Nam*. Hanoi, 55 p.

VU, Minh Quan ; NGUYEN, Tran Hien ; GO, Vivian F. ; 2008. « The HIV epidemic in Vietnam: Past, present, and opportunities” in *Public Health Aspects of HIV/AIDS in low and middle income countries*, D.D. Celentano and C. Beyrers eds., Springer Science + Business Media, pp. 457-479.

VUONG, Thu; ALI, Robert; MILLS, Stephen; 2012. “Drug policy in Vietnam: a decade of change?” in *International Journal of Drug Policy*, vol. 23, pp. 319-326.

WANG, Wenjuan; SULZBACH, Sara; DE, Susna; 2010. *Utilization of HIV-related services from the private health sector: a multi-country analysis*, DHS working papers, USAID, n°67, February, 34 p.

WELLS-DANG, Andrew; 2011. *Informal pathbreakers: civil society networks in China and Vietnam*, University of Birmingham, Thesis submitted for the degree of Doctor of Philosophy, March, 355 p.

WERNER, Jayne; 2004. “Managing womanhoods in the family: gendered subjectivities and the State in the Red river delta in Vietnam” in *Gender practices in contemporary Vietnam*, Lisa Drummond and Helle Rydstrom eds., Singapore University Press, pp. 26-46.

WERNER, Jayne; BELANGER, Danièle; 2006. “Introduction: gender and Viêt Nam studies” in *Gender, Household, State: Dôi Moi in Viêt Nam*, Cornell University, South-East Asia Program, New York, reprinted in 2006, pp. 13-28.

WILLIAMS, Nathalie; KNODEL, John; KIRY KIM, Sovan; PUCH, Sina; SAENGTIENCHAI, Chanpen; 2008. “Overlooked potential: older-age parents in the era of ART” in *AIDS Care*, vol. 20 n°10, November, pp. 1169-1196.

WHO; 2006. *Mortality Country fact sheet 2006*, 2 p.

WHO; UNAIDS; UNICEF; 2008. *Epidemiological Fact Sheet on HIV and AIDS. Core data on epidemiology and response. Viet Nam. 2008 Update*, June, Geneva, 21 p.

WHO; UNAIDS; UNICEF; 2010. *Towards universal access. Scaling up priority HIV/AIDS interventions in the health sector, Progress report 2010*, Geneva, 145 p.

WORLD BANK ET COLL. 2001. *Vietnam. Growing healthy: a review of Vietnam's health sector*, produced by the World Bank, Sida, AusAID and the royal Nederlands Embassy in cooperation with the Ministry of Health, Vietnam, May, Hanoi, 202 p.

WORLD HEALTH ORGANIZATION; UNAIDS; UNICEF; 2008. *Towards universal access. Scaling up priority HIV/AIDS interventions in the health sector, Progress report 2009*, Geneva, 162 p.

ZHANG, Heather Xiaoquan ; LOCKE, Catherine ; 2002. "Contextualising reproductive rights challenges: the Vietnam situation" in *Women's Studies International Forum*, vol. 25, n°4, pp. 443-453.

ZIMMER, Zachary ; DAYTON, Julia ; 2003. *The living arrangements of older adults in sub-saharan Africa in a time of HIV/AIDS*, Population Council, Working papers n°169, 36 p.

TABLE DES MATIÈRES

Sociologie et questions de société

aux éditions L'Harmattan

Dernières parutions

COLLÉGIENNES EN QUÊTE DE BEAUTÉ
Entre devoir social, expression identitaire et hédonisme
Bouaiss Rachida
Maquillage, parfum, coiffure : les jeunes filles accèdent de plus en plus tôt à l'univers de la beauté. Pourquoi ces jeunes filles s'intéressent-elles si tôt à leur apparence ? Que recherchent-elles ? Quels rôles tiennent la beauté et l'apparence dans leur construction et leur expression identitaires ? Quelles sont leurs pratiques quotidiennes ? Ont-elles des codes spécifiques ? Voici une étude menée auprès de collégiennes de 10 à 15 ans.
(Coll. Logiques sociales, 24.00 euros, 196 p.)
ISBN : 978-2-336-30163-1, ISBN EBOOK : 978-2-296-53782-8

RISQUE (LE)
Journées de la Maison des sciences de l'homme Ange-Guépin
Sous la direction de Fabien Tripier
Le risque est omniprésent dans les débats publics. Les chercheurs en sciences humaines et sociales se sont emparés de ce thème comme en témoignent ces actes des journées thématiques de la Maison des sciences de l'homme de Nantes (2011). Les contributions présentées se sont rassemblées autour de cinq thèmes : le risque en santé publique ; les perspectives critiques et politiques publiques ; les comportements face au risque ; l'entreprise et les collectivités ; les questions de finance.
(31.00 euros, 304 p.)
ISBN : 978-2-343-00945-2, ISBN EBOOK : 978-2-296-53927-3

RITES DE PASSAGE (LES)
Des Dogons aux francs-maçons
Fontaine Jacques
Cet ouvrage mène l'enquête sur les rites de passage, avec un autre regard, depuis les travaux des grands ethnologues aux découvertes récentes. D'abord, il fait le tri entre ce qui est «culturel» et ce qui est «naturel». Puis, grâce à l'analyse structurale, il compare près de 30 rites de passage, en s'apercevant qu'au-delà du temps et de l'espace, les rites se regroupent pour délivrer des messages frappants. Peu à peu, il nous fait découvrir les racines des rites, logées dans notre psychisme le plus profond.
(19.00 euros, 190 p.)
ISBN : 978-2-343-00636-9, ISBN EBOOK : 978-2-296-53796-5

POLITIQUES (LES) À L'ÉPREUVE DES SOCIOLOGUES
Vocation sociologue - Sous la direction de Yamina Meziani et Pierre Vendassi ; introduction de Didier Lapeyronnie
Ces contributions questionnent des réformes politiques menées depuis 2007 sous la présidence de Nicolas Sarkozy en adoptant un regard scientifique sur les actions entreprises par son gouvernement, dans les domaines de la santé, de l'éducation et de l'intégration. Ce livre questionne enfin la place et la manière dont la recherche en sciences sociales est en mesure de rendre compte et de tirer des analyses des évènements politiques qui ont marqué le dernier quinquennat.
(Coll. Logiques sociales, 18.00 euros, 188 p.)
ISBN : 978-2-343-00747-2, ISBN EBOOK : 978-2-296-53813-9

POLITIQUE, INSERTION ET JEUNESSE : L'ESPOIR DU MONDE
Loubeyo Dreyfus
Comment réussir l'insertion sociale et professionnelle des jeunes ? Être au plus près de la population et des acteurs socio-économiques d'un territoire est sans conteste l'une des clés nécessaires à la réussite de l'insertion. Nous vivons actuellement une crise économique et sociale sans précédent. À cette crise majeure et face à une compétitivité grandissante des entreprises, la jeunesse se trouve confrontée à des emplois précaires et accède difficilement à un premier emploi stable.
(Coll. Questions contemporaines, 16.50 euros, 160 p.)
ISBN : 978-2-343-00842-4, ISBN EBOOK : 978-2-296-53933-4

POUR UNE PARTICIPATION DES JEUNES À LA VIE PUBLIQUE
Engagez-vous ! Réengagez-vous !
Kherraz Ahmed
Cet ouvrage propose de revenir sur l'expérience militante de jeunes issus d'horizons divers mais ayant pour points communs d'être ou d'avoir été engagés personnellement pendant plusieurs années. Il sera question plus généralement de la place qu'occupent les jeunes dans notre société ainsi que du rôle censé être le leur comme dans n'importe quelle société démocratique qui se respecte.
(Coll. Questions contemporaines, 15.50 euros, 150 p.)
ISBN : 978-2-343-00502-7, ISBN EBOOK : 978-2-296-53767-5

FORMATION (LA) DES GROUPES DE JEUNES DANS L'ESPACE URBAIN
Ferrand Alexis
L'ouvrage propose un modèle qui articule socioéconomie marxiste, théorie de la pratique de Bourdieu, sémiologie de l'espace, et psychanalyse des phénomènes collectifs pour expliquer les activités des groupes de jeunes dans l'espace urbain, montrant les rapports de domination qui fondent le double jeu des institutions de socialisation et d'encadrement des loisirs, et les tensions entre jeunes pour l'appropriation des espaces.
(Coll. Logiques sociales, 19.00 euros, 198 p.)
ISBN : 978-2-343-00689-5, ISBN EBOOK : 978-2-296-53815-3

TRENTE ANS DE POLITIQUE DE LA VILLE, ET APRÈS ?
Manquements d'une politique d'État, réponses locales
Exemple de la ville de Roubaix
Kherraz Ahmed, Kessili Samir - Préface de Pierre Dubois et Pierre Mathiot
Roubaix constitue un laboratoire urbain au carrefour de multiples enjeux économiques et sociaux. Pauvreté et exclusion s'y manifestent comme dans d'autres agglomérations françaises connaissant un chômage de masse. L'État a mis en place il y a trente ans la politique de la ville. À l'origine politique de redynamisation territoriale, elle s'est recentrée petit à petit pour ne concerner quasi exclusivement que les quartiers relégués. Quelles sont les limites de cette politique aujourd'hui ?
(18.00 euros, 180 p.)
ISBN : 978-2-336-30161-7, ISBN EBOOK : 978-2-296-53736-1

IL ÉTAIT UNE FOIS MA CITÉ
Depuis 4 ans, les habitants de la Coudraie à Poissy se battent pour empêcher la destruction de leur cité. En juillet 2007, des sans-logis les ont rejoints dans leur combat. Ils ont aménagé un campement au pied des immeubles. Une action symbolique alors que 400 logements sont inoccupés dans la cité. À travers ce film, la parole des habitants et l'histoire de ce combat deviennent mémoire. Une mémoire empreinte, indélébile.
(20.00 euros)
ISBN : 978-2-336-29430-8

DANS LES JARDINS DE BABEL CITY
Claudon Philippe
C'est en 1896 que l'abbé Jules Lemire a organisé les premiers jardins ouvriers en France. Presque un siècle plus tard, après plusieurs décennies de déclin, ces jardins - devenus familiaux - connaissent un nouvel essor. Aujourd'hui, ce mouvement, qui colonise nos friches urbaines avec encore plus d'ampleur est significatif d'une mutation sociale plus profonde qu'il n'y paraît…
(20.00 euros)
ISBN : 978-2-336-29428-5

RÉSONANCES
De Gandillac Civa
Trois courts métrages. *Paris par cœur* (2009, 10 min.). Une plongée dans un Paris subjectif, un Paris populaire, un Paris cosmopolite... *Résonances* (2005, 27 min.). Nouvel antisémitisme, discrimination sociale, compétitivité entre devoirs de mémoires, identité juive... *Il était une fois Marc et Lotti* (2002, 26 min.). Il était une fois Marc et Lotti... et leur âne. À l'heure où le pétrole flambe, voici un bel exemple d'écocitoyenneté et d'autonomie...
(20.00 euros.)
ISBN : 978-2-336-29437-7, ISBN EBOOK : 978-2-296-53965-5

SOCIOLOGIE (LA) D'INTERVENTION
Le sociologue au cœur des organisations associatives, sportives et de loisirs
Bernardeau Moreau Denis
Cet ouvrage traite de l'utilité de la sociologie d'intervention. A partir d'études de terrain conduites dans les fédérations et clubs professionnel, les collectivités

territoriales et les entreprises de loisirs, l'auteur tente d'éprouver la portée explicative et compréhensive de quelques modèles théoriques majeurs issus de la sociologie des organisations. Sa démarche, à la foi scientifique, épistémologique et pragmatique, vise à souligner l'importance du lien entre la sociologie et la demande sociale.
(Coll. Logiques sociales, 28.00 euros, 286 p.)
ISBN : 978-2-336-00725-0, ISBN EBOOK : 978-2-296-53868-9

VIOL-LOCATION (LE)
Liberté sexuelle et prostitution
Martine Joëlle
Acheter le consentement sexuel d'autrui, est-ce l'expression d'une liberté sans tabou ou un abus de pouvoir d'achat ? Sur quelles bases est-il légitime, ou pas, de considérer la prostitution comme un travail ? Que répondre à la misère sexuelle des personnes handicapées ? En Suède la pénalisation des clients a-t-elle enfermé les prostituées dans la clandestinité ? Aux Pays-Bas la reconnaissance d'un statut professionnel a-t-elle fait reculer les réseaux mafieux et la prostitution hors statut ?
(Coll. Sexualité humaine, 15.50 euros, 152 p.)
ISBN : 978-2-343-00618-5, ISBN EBOOK : 978-2-296-53939-6

POUR LES CHRYSANTHÈMES, ON VERRA PLUS TARD...
Guide humoristique à l'usage des seniors
Ancelet Alain
Ce livre brosse une désopilante description des petits malheurs et des grands bonheurs que traversent tous les seniors qui n'évoluent pas toujours au même rythme que la vie quotidienne à laquelle ils sont confrontés, sur des routes parfois cahotantes. Mais l'humour s'avère le plus confortable des airbags pour amortir les chocs. Ce n'est pas parce qu'on a les cheveux blancs qu'il faut avoir les idées noires...
(11.50 euros, 82 p.)
ISBN : 978-2-343-00743-4, ISBN EBOOK : 978-2-296-53771-2

TRAVAIL, SANTÉ, ÉDUCATION
Individualisation des parcours sociaux et inégalités
Sous la direction de Servet Ertul, Jean-Philippe Melchior et Eric Widmer
Cet ouvrage explore le nouveau concept de «parcours social», concept particulièrement efficient pour observer les inégalités de toutes sortes que subissent les hommes et les femmes dans des domaines aussi variés que le travail, la santé, l'éducation et la formation. Il apparaît que le processus d'individualisation mis en œuvre par les politiques publiques et les nouvelles formes de management favorise l'émergence, le maintien ou l'aggravation de ces inégalités dans nos sociétés.
(Coll. Logiques sociales, 30.00 euros, 296 p.)
ISBN : 978-2-343-00484-6, ISBN EBOOK : 978-2-296-53533-6

L'HARMATTAN ITALIA
Via Degli Artisti 15; 10124 Torino

L'HARMATTAN HONGRIE
Könyvesbolt ; Kossuth L. u. 14-16
1053 Budapest

L'HARMATTAN KINSHASA
185, avenue Nyangwe
Commune de Lingwala
Kinshasa, R.D. Congo
(00243) 998697603 ou (00243) 999229662

L'HARMATTAN CONGO
67, av. E. P. Lumumba
Bât. – Congo Pharmacie (Bib. Nat.)
BP2874 Brazzaville
harmattan.congo@yahoo.fr

L'HARMATTAN GUINÉE
Almamya Rue KA 028, en face du restaurant Le Cèdre
OKB agency BP 3470 Conakry
(00224) 60 20 85 08
harmattanguinee@yahoo.fr

L'HARMATTAN CAMEROUN
BP 11486
Face à la SNI, immeuble Don Bosco
Yaoundé
(00237) 99 76 61 66
harmattancam@yahoo.fr

L'HARMATTAN CÔTE D'IVOIRE
Résidence Karl / cité des arts
Abidjan-Cocody 03 BP 1588 Abidjan 03
(00225) 05 77 87 31
etien_nda@yahoo.fr

L'HARMATTAN MAURITANIE
Espace El Kettab du livre francophone
N° 472 avenue du Palais des Congrès
BP 316 Nouakchott
(00222) 63 25 980

L'HARMATTAN SÉNÉGAL
« Villa Rose », rue de Diourbel X G, Point E
BP 45034 Dakar FANN
(00221) 33 825 98 58 / 77 242 25 08
senharmattan@gmail.com

L'HARMATTAN TOGO
1771, Bd du 13 janvier
BP 414 Lomé
Tél : 00 228 2201792
gerry@taama.net

Achevé d'imprimer par Corlet Numérique - 14110 Condé-sur-Noireau
N° d'Imprimeur : 106078 - Dépôt légal : février 2014 - *Imprimé en France*

www.ingramcontent.com/pod-product-compliance
Lightning Source LLC
LaVergne TN
LVHW011301061026
849535LV00005B/1347
* 9 7 8 2 3 4 3 0 2 9 5 6 6 *